柳吉忱诊籍纂论

柳少逸　编著

中国中医药出版社

·北　京·

图书在版编目（CIP）数据

柳吉忱诊籍纂论/柳少逸编著.—北京：中国中医药出版社，
2016.2

ISBN 978-7-5132-3092-6

Ⅰ.①柳…　Ⅱ.①柳…　Ⅲ.①医案-汇编-中国-现代

Ⅳ.①R249.7

中国版本图书馆 CIP 数据核字（2016）第 008112 号

中 国 中 医 药 出 版 社 出 版
北京市朝阳区北三环东路 28 号易亨大厦 16 层
邮政编码　100013
传真　010 64405750
三河市西华印务有限公司印刷
各地新华书店经销

*

开本 880×1230　1/32　印张 11.75　字数 280 千字
2016 年 2 月第 1 版　2016 年 2 月第 1 次印刷
书　号　ISBN 978-7-5132-3092-6

*

定价　30.00 元
网址　www.cptcm.com

專治產婦無乳方　實驗

專治產婦無乳方　實驗

當歸三千　熟地三千　橘葉三千　石羔三千
冬虫炒，蜇珠草炙　漏芦二千　通艸三千
黃酒頓服發夹汗乳叫有矣

專治小兒痘疹
大棗蘭三個烧遠研末　寒婚
用白二馬尿煎滾冲服
重者三四服即能愈

鹿胎丸
專治婦科各疾
大熟地八千　山药五女　芋肉五女　茯苓三女　澤乂三女

榨樹炭一司　玄旄索一司　赤芍一司

當歸(歸酒洗)　香附末　蒲黃

熟地五芳子　酒芍

生地黃　莪木　乳香

大黑豆　藏紅花　沉香

芎藭每付三匁元闊還不喬僅促婦人一月內有效

禁忌小麥飯生冷湘賦忌二月

永感德

防風子甘艸ノ子　　共磨細末白服二三錢甫用

壽治初起風火眼療及傷火疼

水遠不召婦女服虚弱小児宜少用之

防風ノ子　荊芥ノ子　皂ノ子夏枯草ノ子

共前水の罐内に熟萃氣用手前膵失薑去汗藥次

時以院熟次即愈極強　上三方皆秘方好

蔡松江難産神効方

熟地黄切真此茂宣艾當眉ノ子白芷神　三4

吉浩味樂長方

專治大小男婦傷暑痢疾頭痛腹疼胸滿心冷熱不和此

封荷穗茂□字

大生砲主治　　　去熱砲武

□□□　　　　三七根□平

永前服

蒼□字　窒正此子　陳皮此子　枳壳此字　學樸平

枯萩八字　檳柳字　乳香此字　藿香二百戰扎□子

三棱○子　台烏○子　□子□此字　西砂八字　云連○子

　　　　　　　　　　　　　　　　　　　　　　　砂製

吳萸此字　烏葯此字　□□子神曲　力青皮此字

永臧德．

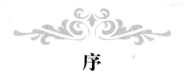

序

唐·柳宗元有"养树得养人术"之论，意谓从培养树木中悟出培养人材的法则。余父母恪守"父母威严而有慈，然子女畏慎而生孝"之家风，并以《周礼·三行》"亲父母""尊贤良""事师长"戒之，而祖父恒宝公则明示"认真读书，老实做人"乃柳氏家训。家父吉忱公按其意愿从小就对余进行国学及医学启蒙教育，动辄从文字源流谈《说文》，从数字组合说《河图》《洛书》，从古人结绳记事讲八卦及神农尝百草的传说。20世纪50～60年代，中、小学的学习环境比较宽松，故余有暇诵读《药性赋》等医学启蒙书籍，并对人体经络模型产生极大的兴趣，对上面标出的经脉循行线和多如繁星的穴位百看不厌。同时，耳濡目染吉忱公为患者诊病，其高尚的医德，精湛的医术，博得世人的敬重，亦坚定了余继承父业的志向。

明·宋濂尚云："古之医师，必通三世之书。所谓三世者，一曰《针灸》，二曰《神农本草经》，三曰《素女脉诀》。《脉诀》所以察证，《本草》所以辨药，《针灸》所以祛疾，非是三者不可以言医。"故当余从父习医时，家父课徒先从中医典籍起，强调必须打下一个坚实的理论基础方可言医。并以"理必《内经》，法必仲景，药必《本经》"为训，余亦一头扎进书堆里。一部《伤寒论》，书中三百九十七条，一百一十三方，每日必背诵一遍，从不间断。继而背诵《内经知要》《金匮要略》《难经》的重点条文。而《本草经》《脉经》《温病条辨》《时病论》亦要熟读能详。就一部《伤寒论》而言，是在余背诵如流后，方授课说难。递次讲授成无己《注解伤寒论》、柯琴《伤寒来苏集》、尤在泾《伤寒贯珠集》及恽铁樵《伤寒论辑义按》，让余从《伤寒论》六经辨证说理间，潜移默化地感悟其辨证论治大法，家父称之为"神读"，意在应用经方时，能深究博览，独探奥蕴。其后，在余研读汉以降历代医籍时，要求"凡书理有未彻者，须昼夜追思，方可有悟"。并告云此即"心悟"也。并谓"元·王好古'盖医之为道，所以续斯人之命，而与天地生生之德，不可一朝泯也'；明·龚信'至重惟人命，最难却是医'，乃历代医家必守之训"。故在随父习医时，庭训多在旁征博引说理间。从而造就了余"至重惟人命，最难却是医"之立品；"学所以为道，文所以为理"之学风。而今编撰《柳吉忱诊籍纂论》，传其术，彰其法，亦"而与天地生生之德，不可一朝泯也"之谓也。

《列子·力命》云："一曰矫氏，二曰俞氏，三曰卢氏，诊其所疾。"殷敬顺释"诊"，"候脉也"。《汉书·艺文志》云："太古有岐伯、俞跗，中世有扁鹊、秦和，盖论病以及国，原诊以知政。"颜师古注："诊，视验，谓视其脉及色候也。"明·归有光《水利论》云："太仓公为人治疾，所诊期决死生。故诊者，候脉察病之谓也。"《史记·扁鹊仓公列传》中，记有仓公淳于意之语："今臣意所诊者，皆有诊籍。"由此可知，诊籍，即今之医案，是医者诊治疾病的真实记录。在此《传》中仓公有云："所以别之者，臣意所受师方适成，师死，以故表籍所诊，期决死生，观所失所得者合脉法，以故至今知之。"余汇集家父吉忱公之验案，并解读之，此即编撰《柳吉忱诊籍纂论》之心结也！即观"所得者合脉法，以故至今知之"之谓也。以冀读者读之，而对吉忱公临证理、法、方、药之思路晓然于心。虽说"医之有案，如弈者之有谱"，可按而复之，然余编撰《柳吉忱诊籍纂论》，记述公治病之方，而更重于表述其治病之法也！诚如明·李士材《伤寒括要》所云："方者，定而不可易也；法者，活而不可拘者也。非法无以善其方，非方无以为其症。"

本集所选之医案，多系 1973 年余调回烟台市莱阳中心医院后侍诊所录，部分医案系从公之学术论文及著述中而选。公于 1995 年西去，余即着手选案编辑。后因应学师张奇文公之邀，共同主编《名老中医之路续编》工作而耽搁。今《续编》第四辑付梓，故《纂论》得以有暇，爰诸于笔。

《荀子·君道》云："纂论公察则民不疑。"故纂者，乃汇集、编辑、编撰之谓也。纂论，乃汇集议论之谓也。今汇集吉忱公之验案，解读其治验，故结集名之曰《柳吉忱诊籍纂论》。清·薛福成《庸盦笔记》有云："凡所纂论，均惬人意。"此余编辑此集之愿也。然余才疏学浅，而未能让读者"均惬意"，故望广大读者见谅。

值《柳吉忱诊籍纂论》付梓，以清·陆九芝《世补斋医书》语与读者共勉："案者，断也，必能断，乃可云案；方者，法也，必有法，乃可云方。"

乙未年孟夏柳少逸于三余书屋

柳吉忱小传

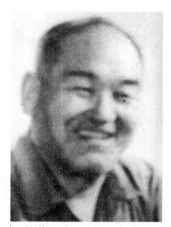

　　柳吉忱（1909—1995），名毓庆，号济生，以字行，山东栖霞人。6 岁入本族私塾，民国入高小，中学，后拜儒医李兰逊先生为师，尽得其传。曾先后毕业于天津于稼谦、上海恽铁樵国医班。1941年参加抗日工作，以教师、医师身份为掩护从事地下革命活动。新中国成立后历任栖东县立医院、栖霞县人民医院院长，烟台市莱阳中心医院中医科主任、主任医师。受山东省莱阳专员公署委派，1954 年至 1958 年，负责莱阳专区的中医培训工作，主办了七期中医进修班，并亲自授课，讲授《内经》《伤寒论》《金匮要略》《本草经》《温病条辨》和《中国医学史》，为全地区培养了大批中医骨干，一部分成为筹建山东省中医药学校的骨干教师，一部分成为组建半岛地区县级医院的骨干中医师。20世纪 60 ~ 70 年代，又教子课徒十余人，故山东诸名医多出自其门下。

　　自 1955 年起，历任山东省中医学会理事、烟台市中医药学会副理事长、莱阳市政协常委。学贯《内》《难》《本草》，仲景诸经之旨及唐宋以后医籍，临证澄心用意，穷幽造微，审证候之深浅，明药性之紧缓，制方有据，每收效于预期。诊务之暇，勤于笔耕，著述颇丰。先后著有《内经讲稿》《伤寒论讲稿》《金匮要略讲稿》《温病学讲稿》《本草经讲稿》。尚著有《风火简论》《中医外治法集锦》《济众利乡篇》《热病条释》《柳吉忱医疗经验》《脏腑诊治纲要》《周易卜筮》等书。并撰写了"运气学说之我见""哮与喘的证治""癫狂痫痴的证治""崩漏治验"等几十篇学术论文。1983 年离休，仍以济世活人为己任。1987 年，受山东中医界的重托，创办山东扁鹊国医学校并出任校长，开创新中国成立后民办中医教育之先河。

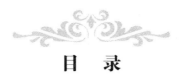

目　录

1. 时 病

伤风（桂枝汤证）案

宋某，女，52 岁，职工，1959 年 2 月 13 日就诊。

昨夜宴宾客，于今天早饭后，即在院落洗涤餐具，头身汗出，始感身爽，旋尔烦满，啬啬恶寒，淅淅恶风，翕翕发热，遂回房间卧息，继而头痛，发热，汗出，恶风，伴全身不适。故由家人陪同来诊。查体温 37.8℃，舌淡红，苔薄白，脉浮缓。

证属风邪客卫，而致伤风。治宜解肌散表之法。

1. 点刺出血，泻足太阳经之经穴昆仑；补足少阴之输穴、原穴太溪；点刺督脉之陶道出血。

2. 予桂枝汤。

处方：桂枝 12g，制白芍 12g，炙甘草 10g，生姜 3 片，大枣 4 枚，为引。2 剂水煎，以热稀粥送服。

2 月 15 日复诊，患者欣言相告：首剂初服即微汗出，则发热、烦满、头身痛息，自觉周身轻松。翌日续服 1 剂，病臻痊愈。

解读：《灵枢·五变》篇云："黄帝曰：人之善病风厥漉汗者，何以候之？少俞答曰：肉不坚，腠理疏，则善病风。"意谓皮不致密，肉理粗疏，致风邪厥逆于内，而为漉漉之汗。

盖因太阳之津气，运行于肌肤体表，若"肉不坚，腠理疏"，则津泄而为汗。《素问·评热病论》云："帝曰：有病身热，汗出烦满，烦满不为汗解，此为何病？岐伯曰：汗出而身热者，风也；汗出而烦满不解者，厥也。病名曰风厥。"由此可见，本案患者既属张仲景《伤寒论》中风邪伤卫之证，又属《内经》风厥之证。雷丰《时病论》称为时病，"时病者，乃感四时六气为病之证也，非时疫之时也。故书中专论四时之病，一切瘟疫，概不加载。尚遇瘟疫之年，有吴又可先生书在，兹不复赘。"由此可知，"时病"与"时疫"之畔界。

风邪初客于卫，头先受之，故有头痛之证；风并于卫，营弱卫强，故有发热汗出之症；汗出则腠疏，故有恶风之候；脉浮主表，缓主风，故用解肌散表之法，以祛卫外之风。桂枝汤有《伤寒论》第一方之誉，以桂枝为主药而得名，由桂枝甘草汤、芍药甘草汤，加姜枣而成。经谓"风淫所胜，平以辛，佐以苦，以甘缓之"。该方以桂枝甘草汤辛甘化阳，芍药甘草汤酸甘化阴，姜枣具酸甘辛之味，而和营卫。故诸药合用，共奏解肌祛风，调和营卫之效。故而《金镜内台方议》有"用桂枝为君，以散邪气而固卫气；桂枝味辛甘性热，而能散风寒，温卫气，是辛甘发散为阳之义也；芍药味酸性寒，能行营气，退热，理身痛，用之为臣；甘草、大枣味甘而性和，能谐荣卫之气而通脾胃之津，用之为佐；姜味辛性温，而能散邪佐气，用之为使"之精析。啜粥、温覆以助药力，即益汗源，又防伤正，乃相得益彰之功。故本案用之首剂初服即微汗出，则发热、烦闷，头身痛息。

《素问·骨空论》云："黄帝问曰：余闻风者百病之始也，以针治之奈何？岐伯对曰：风从外下，令人振寒，汗出头痛，身重恶寒，治在风府，调其阴阳，不足则补，有余则泻。"对"风厥"之治，《素问·评热病论》云："巨阳主气，故先受邪，少阴与其为表里也，得热则上从之，从之则厥也。""治之奈何？""表里刺之，饮之服汤。""表里刺之"，即刺足太阳膀胱经之经穴昆仑，用泻法，以解太阳经之风邪；刺与膀胱经相表里之足少阴肾经之输穴、原穴太溪，此乃"五脏有疾，当取之十二原"之谓也；点刺督脉与足太阳交会穴陶道，以解振寒头痛。故针刺、汤剂共调治之。此即"表里刺之，饮之服汤"而愈病之谓也。

春温（葱豉百花汤证）案

迟某，女，41 岁，初中教师。1974 年 2 月 16 日就诊。

患者素体尚健康。去年季冬，因学生统考，日间疲于辅导学生，寒夜忙于批改作业，遂感倦怠日渐。春节前"忙年"，疲劳甚。3 日前感寒而发热恶寒，遂头痛，身痛，无汗，口渴，咳嗽，舌苔浮白，脉弦微紧。

证属冬受微寒，伏于肌肤，来春复感外寒，触动伏气而发春温。宜辛温解表之法。予葱豉百花汤化裁。

处方：防风 6g，桔梗 6g，炒杏仁 6g，陈皮 6g，淡豆豉 12g，葱白 12g，炙紫菀 10g，炙百部 10g，炙冬花 10g。水煎服。

2 月 20 日，服药 1 剂，微汗出，遂发热恶寒，头痛身痛缓。续服 2 剂，发热恶寒，头身痛悉除，咳嗽微作，仍宗原意，续服 3 剂。

2 月 23 日，续服 3 剂，诸症悉除。

解读：《素问·生气通天论》云："冬伤于寒，春必温病。"意谓冬天感受寒气，到了春天易发作温病。去岁，1973 年，癸丑年，终之气主客气均为太阳寒水，又于冬夜劳作，故感寒较重，因其体尚健康，而寒伏于肌肤未发病。《素问·金匮真言论》云："夫精者，身之本也，故藏于精者，春不病温。"意谓精气是人体生命活动的根本，能顾护住精气者，春天就不至于发生温热病。反之，则如清·雷丰《时病论》所云："因冬不藏精，春必病温是也。"本患者于季冬"日间疲于辅导学生，寒夜忙于批改作业"，此即雷丰所称的"冬令劳苦动作"之人，耗神伤精，故成"冬不藏精"之人。故雷丰有"此即古人所谓最虚之处，便是容邪之处"之记。故此案患者既属"冬伤于寒"之案，又属"冬不藏精"之例。故于1974年2月13日，春感微寒亦必发春温。雷丰在《时病论·冬伤于寒春必病温大意》中云："风温、春温发于大寒至惊蛰，温病、温毒发于春分至立夏。"其由，盖因"大寒至惊蛰，乃厥阴风木司权，风邪触之，发为风温；初春尚有余寒，寒邪触之发为春温。春分至立夏，少阴君火司令，阳气正升之时，伏气自内而出，发为温病、温毒；晚发仍是温病，不过较诸温晚发一节也。"要言"以上五证，总在乎夏至之先"，即"冬伤于寒，春必病温"之五证也。其理源自《素问·热论》，"凡病伤寒而成温者，先夏至日者为病温，后夏至日者为病暑"之谓也。而本案患者发于2月13日，乃立春前19日，为大寒之后，惊蛰之前，感癸丑冬之余寒而发春温。故其治吉忱公宗先贤雷丰"辛温解表法"，其治"以防风、桔梗，祛其在表之寒邪；杏仁、陈皮开其上中之气分；淡豆豉、葱白，即葱豉汤，乃《肘后方》之良方；用代麻黄，通治寒伤于表，表邪得解，即有伏邪，亦冀其随解耳。"因其兼咳嗽，故吉忱公合入紫菀百花汤（紫菀、百部、款冬花），以三药皆辛温，入肺经气分，兼入血分，开泄肺郁而止咳。于是，辨证精慎，方对药效，而收卓效。

伤暑（加味葱豉汤证）案

梁某，男，72岁，干部，1978年7月26日就诊。

年迈体虚，自入伏以来，天气炎热，汗水遍身，遂风扇纳凉不停。于昨日始感头痛，恶寒，肢体拘挛，关节痛，心烦，身大热，而无汗，微咳，舌淡红，苔白，脉浮弦有力。

证属纳凉伤暑之候。治宜辛温解表之法。师雷丰加味豉葱汤意。

处方：香薷 15g，藿香 15g，桔梗 10g，制杏仁 10g，陈皮 10g，淡豆豉 10g，葱白 10g。水煎服。

7 月 29 日，首剂头服，即汗出，而头痛、身痛、发热、心烦诸候得缓。3 剂服后，诸症若失，嘱其避风扇直吹。予以桔梗 6g，淡豆豉 6g，葱白 6g，生甘草 3g。续服 3 剂，以善其后。

解读：《素问·热论》云："凡病伤寒而成温者，先夏至日者为病温，后夏至日者为病暑，暑当与汗皆出，勿止。"《素问·刺志论》云："气虚身热，得之伤暑。"此患者年迈体弱，居室纳凉，风扇劲吹，此即静而得之为"伤阴暑"也。故以辛温解表除暑之法。方用雷丰之加味葱豉汤治之，因非风寒而致，故去防风而以香薷、藿香代之。香薷辛温芳香，既能发表散寒，又能和脾化湿，宣外和内，发越阳气，凡夏令受凉，阳气为阴邪所遏，见恶寒发热，头痛胸闷，腹痛吐泻而无汗者常用之药，故誉为夏令"阴暑"之良药。藿香具芳香化湿之功，而为暑令常用之药。其辛散发表而不峻烈，微温化湿而不燥热，被历代医家誉为散暑湿表邪，醒脾开胃，和中止呕之要药。吉忱公谓"二药之效，即'轻可去实'之谓也。"方佐之桔梗开提肺气，宣胸快膈。陈皮，味辛苦而性温，气芳香入脾肺，开上中焦之气分；杏仁，苦微温，清肃肺气，共为外邪犯肺致咳之用药。葱白、豆豉，乃《肘后方》之葱豉汤，方药平和，虽辛温而不燥烈，无伤津之弊，深为历代医家所重。费伯雄有"本方解表通阳，最为妥善，勿以其轻而忽之"

之论。故雷丰《时病论》中第一方——辛温解表法，即由此方加味而成。吉忱公名之曰"加味豉葱汤"。

吉忱公谓："疗暑病，当细读《时病论》'夏伤于暑大意'一节。"不可率意均以"藿香正气散（丸）"治之。雷丰云："夏伤于暑者，谓季夏、小暑、大暑之令，伤于暑也。其时天暑地热，人在其中，感之皆称暑病。夫暑邪袭人，有伤暑、冒暑、中暑之分；且有暑风、暑温、暑咳、暑瘵之异。伤暑者，静而得之为伤阴暑；动而得之为伤阳暑。"本案患者居室纳凉而发，故属"伤阴暑"之证也。于是理明、法符、方对、药准，而收效于预期。诚如清·张山雷《论方案》所云："病者本有一定之病理，识理毕真，认证确药，自然敢下断语，案无遁情，则所立之方，也必配合停匀，有条不紊，而后药能中病。"

暑令感冒（桂苓甘露饮证）案

张某，女，31 岁。1954 年 8 月 26 日就诊。

时值长夏，伏暑挟湿，外感高热 3 日不解。头痛，目眩，烦渴，纳呆，胸痞恶心，小便赤涩而短，便下溏泄，舌淡，苔白腻，脉浮滑有力。

证属暑热外袭，内伤脾胃，气化失司。予桂苓甘露饮加味调之。

处方：茯苓 30g，滑石 30g，炒白术 15g，泽泻 15g，桂枝 10g，石膏 30g，寒水石 10g，知母 10g，猪苓 15g，藿香 12g，甘草 10g，水煎服。

8 月 30 日，服药 3 剂，身热退而未尽，便泻已减，余症已除，脉象浮数。仍宗原意，原方加佩兰 10g，贯众 10g，续服。

9 月 5 日，患者欣言相告：续服 3 剂，病臻痊愈。

解读：《素问·气交变大论》云："岁土太过，雨湿流行……饮发中满，食减……病腹满，溏泄，肠鸣。"而1954年，为甲午年，岁土太过，雨湿流行。8月26日，古历为7月28日，乃长夏之季，四之气时，主客之气均为太阴湿土。中暑受湿，而见诸症。故有《宣明论》桂苓甘露饮之用，方由六一散合五苓散加石膏、寒水石而成。方中以《伤寒标本》之六一散（滑石、甘草）祛暑利湿，佐石膏、寒水石以清热泻火，除烦止渴；用《伤寒论》之五苓散，以桂枝温阳化气，白术健脾燥湿，二苓、泽泻利水祛湿止泻，则气化有序，湿邪得除。吉忱公于甘露饮中加知母、石膏以清热润燥；加藿香、佩兰、贯众，增其清热化浊除暑之功。

1963年，余在栖霞县人民医院工作时，接诊一月经不调患者，其门诊病历有吉忱公任栖霞县人民医院业务院长时之诊籍，遂追询之，笔录之，而有此案之录。后以此案之记，请公解之，亦录之，故有此案之笔记。余验之临床，亦多收卓效。

暑疟（清营捍疟汤证）案

倪某，男，38岁，农民，1948年9月5日就诊。

七月大暑前两日上午于田间劳作，烈日炎炎，劳累烦热，遂去地头树荫下纳凉，倚树歇息，遂入睡。倏尔一阵风吹，寒栗而醒，遂感全身不适，随后返村回家休息。昨日上午去临县高瞳"赶集"，回家时已近中午，口渴引饮，即汲井水暴饮。餐后于"过道"纳凉午休，午休后遂感恶寒壮热，休作有时，复感口渴引饮，着衣则烦热，去衣则寒凛。查舌淡，苔白，脉来弦象。

证属长夏纳凉，感受阴暑，暑汗未出，邪伏于内，入秋饮冷纳凉而发。师雷丰清营捍疟法治之。

处方：连翘12g，淡竹叶10g，扁豆衣15g，青蒿10g，木贼 10g，黄芩 10g，青皮 12g，西瓜翠衣 1 片为引。水煎服。

　　首剂初服，即微汗出，余症亦悉减。继服 5 剂，则恶寒壮热偶发。续服 5 剂，病臻痊愈。

　　解读：《素问·生气通天论》云："夏伤于暑，秋必痎疟。"意谓夏天感受暑气，到了秋天，每生疟疾。痎疟，乃各种疟疾的总称。纠其病因《素问·疟论》有"疟气随经络沉以内薄，故卫气应乃作"之论。对此，雷丰在《时病论·夏伤于暑秋必痎疟大意》一节中对痎疟之病因病机，则有评论："经云'夏伤于暑，秋必痎疟。'谓夏令伤于暑邪，甚者即患暑病，微者则舍于营，复感秋气凉风，与卫并居，则暑与风凉合邪，遂成痎疟矣。景岳云：'痎者，皆也，总疟之称也；疟者，虐也，凌虐之义也'。疟之为病，非止一端，当分析而治之。考古有暑疟、风疟、寒疟、湿疟、温疟、瘅疟、痺疟、牝疟、痰疟、食疟、疫疟、鬼疟、虚疟、劳疟、疟母、三日疟之名，临证之时，不可不辨治也。"1948 年，岁戊子年，岁火太过之年，炎暑流行，该年"少阳司天，火气下临"，"火淫所胜"故有"火淫所胜"之运与气。长夏纳凉，入秋饮冷，加之"天符之年"故暴病暑疟。此案名暑疟，其病机诚如《素问·疟论》所云："夏伤于大暑……因遇夏气凄沧之水寒，藏于腠理皮肤之中，秋伤于风，则病成矣……先伤于寒而后伤于风，故先寒而后热也，病以时作。"对此病之状，雷氏有"暑疟者，恶寒壮热，烦渴引饮也"之记。对该病之成因，雷氏有如下记载："暑疟者，多因长夏纳凉，感受阴暑，暑汗不出，则邪遂伏于内，直待秋来，加冒凉气而发。"鉴暑气内舍于营，其治则师雷氏"清营捍疟法"，并名其方曰"清营捍疟汤"。"君以翘、竹清心，却其上焦之热；臣以扁衣解暑，青蒿祛疟；佐以木贼发汗于外；黄芩清热于内。古云疟不离乎少阳，故使以青皮引诸药达少阳之经；瓜翠引伏暑透肌肤之表"。于是诸药合用，恶寒壮热得除，口渴引饮得解而病愈。

2. 疫病

恽氏犀角黄连汤证案

韩某，男，11 岁，1968 年 11 月 9 日就诊。

患儿以身热，手冷，头痛，恶心呕吐，烦躁无汗，头摇，口噤，皮肤瘀点之症就诊。传染科以流行性脑脊髓膜炎收入院治疗。时倡中西医结合，故请中医会诊。见患儿神志不清，烦躁不宁，抽风，项强，口不能合，时发抽搐，面色苍白，四肢厥逆，唇指青紫，皮肤有大片瘀斑，舌绛，苔黄，脉细数。

证属热邪传入营分，火热炽盛，气血两燔之候。治宜清热解毒，凉血息风。予恽氏犀角黄连汤化裁。

处方：犀角 1.5g（研冲），羚羊角 1.5g（研冲），黄连 6g，龙胆草 3g，菊花 60g，生地黄 10g，当归 6g，生甘草 6g，4 剂。水煎服。

11 月 13 日复诊：服药 4 剂，热退痉止，神志已清，余症悉除。去羚羊角，原方犀角减至 1g，菊花 15g，续服 4 剂，以固疗效。

解读：此案系流行性脑脊髓膜炎，简称"流脑"，是一种常见急性呼吸道传染病。因其是感染温热疫疠之邪致病，故以中医"温病"论治。又因其具项强，惊厥之候，故又属"痉病"范畴。火热炽盛，气血两燔，故见壮热心烦；火性炎上，故见头痛；邪入心包，闭塞清窍，则见神昏；热极生风，风胜则痉，故抽风项强；疫毒内陷，血热妄行，故皮肤见大片瘀斑；舌绛脉细数亦为热毒炽盛之象。故吉忱公予恽铁樵之犀角黄连汤治之，主以犀角清解血分热毒，兼以清心安神；辅以黄连、菊花、龙胆草清热泻火解毒，且现代研究表明龙胆草有预防和治疗流行性脑脊髓膜炎之用；佐以生地黄清热滋阴，为热病入营血之必用；当归活血通脉，以其引血归经之功，而皮肤瘀斑可解；使以生甘草，增其清热解毒之用。吉忱公以此案壮热神昏之候剧，故方加羚羊角佐犀角以"解乎心热""清乎肺肝"，故 1 剂则"热退痉止，神志已清"。续服而病愈。

白虎银翘清营汤证案

贾某，男，6 岁。1962 年 7 月 21 日就诊。

时值伏暑新凉，阴雨连绵。患者头痛，发热已 4 天，初以夏季感寒经治未效。自昨日神智昏聩，继而不省人事，嗜睡腹泻，抽搐，牙关紧闭，无汗，高烧不退，舌质红，上被褐色苔芯，苔黄厚而腻，脉细数。瞳孔调节反射、对光反射迟钝，凯尔尼格征阳性，提睾反射尚存在。血液检查：白细胞 $21 \times 10^9/$L，中性粒细胞 0.9，淋巴细胞 0.1。脑脊液无色混浊，白细胞数 $0.25 \times 10^9/$L，中性粒细胞 0.84，淋巴细胞 0.18，潘氏试验阴性。传染科以化脓性脑膜炎入院，邀中医会诊。

证属暑热兼湿，伤气入营，蒙蔽心窍。治宜清热化湿，救营醒神，佐以芳香化浊。

处方：生石膏 60g，金银花 30g，鲜生地黄 30g，连翘 12g，知母 9g，钩藤 10g，菖蒲 12g，川黄连 6g，大黄 10g，薏苡仁 15g，风化硝 6g（冲服），甘草 6g。4 剂，水煎 2 遍，合剂分 4 次鼻饲。

并配服紫雪丹 3g，分 2 次，药汁冲服。

7 月 26 日会诊。患儿服药当日即热退神清，续服 3 剂，而诸症豁然。予以原方加贯众 10g，续服以固疗效。

解读：化脓性脑膜炎，是婴幼儿时期常见的急性感染性疾病，是由各种化脓菌引起的脑膜炎症。以其病因病机属中医温病范畴，而此案患者之临床见证，公以暑热兼湿，伤气入营认证。故以清热化湿，救营醒神为治，佐以芳香化浊之法，而收效于预期。因温邪"伤营入卫"，故公予《伤寒论》之白虎汤，合《温病条辨》之银翘散，以清热生津之功，除卫分之热；合入《温病条辨》之清营汤，清营透热，养阴活血，以除伤营之热邪。三方同用，吉忱公名曰"白虎银翘清营汤"。而药用钩藤凉肝息风定搐；菖蒲芳香开窍而醒神；大黄、风化硝泻火通便；紫雪丹，清热开窍，镇痉安神，为治温病热邪内陷心包，高热烦躁、神昏谵语、痉厥抽风之效方。20世纪50年代，公受山东省莱阳专员公署委任负责胶东地区的中医培训工作，亲自讲授《内经》《本草经》《伤寒论》《温病条辨》及《中国医学史》等主要课程。公治温热病的临床经验丰富，被写入了20世纪50～60年代省及国家传染病中药治疗大法。1960年又受聘于省中医学院讲授温病学，以"伤寒为法，法在救阳；温病为法，法在救阴"两大法门启迪学生，并倡临证治寒温于一炉。临床中不墨守成规，胶柱鼓瑟，由此案可见其临证之一斑。

清瘟败毒饮证案

林某，男，9岁，1964年8月3日就诊。

患者于昨日感觉全身不适，继而头痛高烧，恶心，呕吐，抽风。今日病剧，意识不清，于上午10时来院诊治。查体温39℃，发育正常，营养良好，神志不清，眼结膜稍充血，瞳孔对光反射存在，咽部轻度潮红，无假膜，颈淋巴结不肿大，项强直，心肺正常，腹平坦柔软，肝脾无肿大，腹壁反射消失，凯尔尼格征阴性，巴宾斯基征阳性，血液：白细胞 $256 \times 10^9/$ L，中性粒细胞0.92，淋巴细胞0.08，脑脊液：白细胞数0.56

×10⁹/L，舌赤，苔黄，脉弦数。传染病科以流行性乙型脑炎收住院治疗。西医予以青霉素肌注及 10% 水合氯醛灌肠治疗。

证属热邪内陷，津液耗伤之气血两燔证。治当清热解毒，镇痉息风，凉血养阴之法。予以清瘟败毒饮合犀角地黄汤化裁。

处方：广犀角 6g，生地黄 15g，赤芍 12g，牡丹皮 12g，金银花 30g，元参 15g，石膏 30g，黄连 10g，黄芩 10g，栀子 12g，连翘 12g，知母 10g，生甘草 10g。

以水先煎犀角、生石膏 15 分钟，再纳诸药，煎煮 2 遍，分数次口服，每 2 小时 1 次。

同时佐服牛黄至宝丹半丸，早晚各 1 次。

治疗 3 日，体温正常，神志清，抽风息，纳食亦可。仍守方继服。

续治 3 日，诸症悉除，予清瘟败毒饮，停服牛黄至宝丹。9 月 12 日，痊愈出院。

解读：流行性乙型脑炎，中医属温热病中的暑温、伏暑的范畴，大凡按温病卫气营血辨证施治。此案患者，属极重型气血两燔证。热入血分，故方以犀角地黄汤以清营凉血；温热疫毒炽盛，致气血两燔，故合清瘟败毒饮，以清热泻火，凉血解毒；因其高热，神志不清，痉厥抽搐，故佐服至宝丹，以祛痰开窍，辟秽解毒，止痉定搐。

在 20 世纪 50～60 年代，家父吉忱公对流行性乙型脑炎的治疗已积累了丰富的临床经验，根据临床的证候，或按卫气营血，或按三焦辨证，均有相应的理、法、方、药。在传授余温病治疗心法时，强调临证贵在临机之通变，不执成模。强调治病之要，在方剂，则活法中有定法，在加减，则定法之中有活法。临证用方，公又常以《医宗金鉴·凡例》语训之："立一方必有一方之精意存于其中，不求其精意而徒执其方，是执方而昧法也。"故本案有犀角地黄汤合清瘟败毒饮之证治。

白虎清营汤证案

倪某，男，6岁，1958年8月13日就诊。

今晨开始高热，精神不振，纳呆，时有呕吐，呕吐呈喷射性。下午急诊就诊，经检查诊为乙型脑炎，请中医会诊，中药治疗。查患儿壮热无汗，嗜睡，狂躁不安，小便短赤，大便不行，时有抽搐，两目上翻，呼吸短浅，四肢不温，唇燥、色赤绛而干裂，舌质绛红，苔白腻而厚，中有黄褐苔芯，脉沉细而濡短。

证属湿热内侵，气血两燔，肝风已动，邪传心包。治宜清营退热，透邪涤暑，开窍清心，镇肝息风。

处方：生石膏60g，知母10g，金银花24g，石菖蒲10g，钩藤15g，滑石10g，香薷6g，全蝎45g，蝉衣6g，淡竹叶10g，竹茹45g，生地黄15g，元参15g，芦根10g，粳米15g，甘草3g，灯芯草2g为引，水煎服。配服安宫牛黄丸半粒。

8月18日，服药4剂，高热得退，神志得清，诸症豁然。效不更方，予原方加大青叶30g，紫草10g，贯众10g，连翘10g，续服。

8月22日，病日渐痊愈，予以滋肾生津，滋液息风之剂，以善其后。

处方：生地黄10g，山萸肉10g，山药10g，白芍10g，茯苓10g，牡丹皮6g，知母6g，黄柏6g，麦冬10g，白茅根15g，生牡蛎10g，生龟板6g（先煎），生鳖甲6g（先煎），阿胶6g（烊化），甘草3g。水煎服。

解读：本案发病急骤，传变迅速，热毒之邪入侵后，而见热燔阳明高热之候。倏尔形成神昏、惊厥、狂躁不安等气营两燔诸症。故吉忱公予以透邪涤暑，清营退热，开窍清心，镇肝息风之法，师白虎汤合清营汤意化裁，吉忱公名之曰"白虎清营汤"。以石膏、知母、银花、竹叶清热泻火；粳米、竹茹养胃和中；安宫牛黄丸、菖蒲清心解毒，以解高热神昏之候；元参、生地黄清营热；滑石、香薷、芦根、灯芯草透邪涤暑；钩藤、全蝎、蝉衣解痉定搐。故诸药合用，而收效于预期。为增其清热泻火之力，二诊时合入紫草、大青叶诸味，增其清热凉血之功。待其向愈，予以知柏地黄汤合大定风珠加减，以滋肾、生津、息风之治，而建愈病之功。

3. 麻疹

清瘟败毒饮证案

柳某，男，8 岁，1941 年春就诊。

时岁麻疹流行，吉忱公从北海军区返故里，路过一族兄门口，见其抱谷草欲裹一患麻疹刚死的儿子，闻其子刚死，急入室，见患儿耳后发际出疹，由上而下，已及前胸，疹色暗，乃不能透发之象，面色苍白，肢冷，鼻息已无，如死人状，诊其趺阳脉，脉微欲绝，属气虚阳脱证。急用三棱针点刺人中、中冲、委中出血，患儿喉中痰鸣，有痰涎吐出而复苏。又急灸神阙、百会、关元、食窦、太溪、太白、足三里，而阳回脉复，家人甚喜。旋即处以清瘟败毒饮合银翘散。

处方：银花 15g，连翘 15g，黄芩 10g，紫草 10g，蝉衣 6g，芦根 15g，生石膏 20g，犀角 6g，栀子 10g，桔梗 10g，丹皮 10g，淡竹叶 6g，赤芍 10g，生甘草 10g，水煎 3 遍，分 6 次饮之（2 小时/次）。

5 日后得知，服药 1 剂汗出疹透，高热退。继服 3 剂，病愈。乡里皆称神奇，称为"神医"。

解读：1970 年余回老家同二叔过春节，拜年时一族兄拉着余之手语云："我 8 岁时得麻疹已死了，幸遇你家大叔得救了！"于是述说了 28 年前的上述往事，待回莱阳，复说此事，家父讲述了此案的诊治过程。

此案患者，当时为出疹期，疹出不透，心力衰竭而休克，故家人认为其已死亡。因其胃气未败，趺阳脉尚存，故急刺人中诸穴开窍醒神，透散热邪；急灸神阙诸穴，以回阳救逆，故患者得以脉复阳回而苏醒。继而予《温病条辨》之银翘散，以清热解毒透发皮疹，使邪毒外泄；因瘟疫疹毒，充斥内外，气血两燔，故合入《疫疹一得》之清瘟败毒饮，于是，疫邪得清，火毒已败，血热得凉，病臻痊愈。当谈到被乡里誉为"神医"时，公淡笑而语云："望患者神色而知病之所在，为神化不测之谓。"复云："医者，理也，意也。盖理明则意得，意得则审脉处方无所施而不中。"

4. 低 热

四逆加猪胆汁汤证案

吕某，女，55 岁，1982 年 7 月 24 日初诊。

主诉晨起即逐渐发热，日落前即逐渐觉凉。症见面黄体愈，头昏眩，纳呆乏力，舌淡无苔，脉细微而弱。体温低于 39℃。

证属阴虚阳越，阴盛格阳之证，予以通脉四逆加猪胆汁汤服之。

处方：炙甘草 12g，制附子 12g，干姜 10g，猪胆汁 6g，前 3 味水煎 2 遍，合之猪胆汁，分 2 份，早晚温服。

7 月 28 日复诊，自觉热减，纳振，头眩仍存，脉沉细而微，舌淡无苔，佐以清热生津，益气和胃之药，乃甘温除热之法为治。

处方：红参 10g，白术 10g，茯苓 12g，黄芩 10g，麦冬 10g，石膏 30g，知母 12g，附子 10g，甘草 10g，生姜 3 片，大枣 2 枚，加小麦 1 把为引。4 剂。水煎服。

8 月 2 日，药后昼热悉退，脉复而有力。予以陶氏升阳散火汤化裁。

处方：红参 10g，白术 10g，茯苓 12g，黄芩 6g，当归 10g，麦冬 10g，陈皮 10g，柴胡 6g，炙甘草 6g，生姜 3 片，大枣 2 枚。水煎服。

8 月 12 日，患者欣然相告：续服 8 剂，诸症悉除，体健神定，纳可。予以补中益气丸续服，以善其后。

解读：患者纳呆，昏眩，舌淡无苔，脉细微而弱，均属脾肾阳虚之候；自晨至暮而发热，此乃阴寒内盛，虚阳外越之证。对此，明·张景岳有云："阳浮于外而发于皮肤肌肉之间者，其外虽热而内则寒，所谓格阳之火也。"公先予《伤寒论》通脉四逆加猪胆汁汤，以回阳救逆，益阴和阳，故有 3 剂而热减之效。此即《医宗金鉴》"以其大壮元阳，主持内外，共招外热返之于内"之谓。

虽然虚阳外越之证减，然热耗气阴，故二诊时则宗大、小白虎汤意，以清热生津。补中益气汤具甘温除热，益胃生津之功。景岳尝云："阳虚者亦能发热，此以元阳败竭、火不归源也。"故公宗参附汤意而处方。诸药合用。药仅 4 剂，而热退脉复，诸症若失。为善其后，予陶氏升阳散火汤，乃"火郁发之"之意。

接诊之初，患者体温昼热夜凉，吉忱公不以"以寒治热"，反而"以热治热"，此即"从其病者，谓之反治"。故余在侍诊时请公释谜。公以景岳语解之："治有逆从者，以病有微甚。病有微甚者，以证有真假也。寒热有真假，虚实有真假，真者正治，知之无难，假者反治，乃为难耳。""治病之法，无逾攻补，用攻用补，无逾虚实。"

《伤寒论》中之白虎汤，在《汤液经法》中名"小白虎汤"，竹叶石膏汤名"大白虎汤"。"陶氏升阳散火汤"为陶节庵所立，方由人参、白术、茯神、当归、白芍、柴胡、黄芩、麦冬、陈皮、甘草、生姜、大枣组成。此方实乃小柴胡汤之变方。因此案之发热，为"晨起渐热，日落前逐渐觉凉"。此热属"往来寒热，休作有时"之特殊热型证，为小柴胡汤的主证之一，属小柴胡汤的使用范围，服用 8 剂而病告痊愈。故今多用于治低热起伏兼中气不足之证。

加味桂枝汤证案

林某，女，35 岁。1973 年 11 月 6 日就诊。

1 月前因流产行刮宫术，失血甚多，头昏心悸，体倦。旬日来发热，形寒恶风，动辄自汗出，汗出后恶风益甚，天明热稍退时，更是大汗淋漓，头昏、心慌、疲倦、面色无华，舌淡苔白，脉浮取虚大，重按缓弱。体温均低于 39℃。

证属失血伤营，导致营卫失和，冲任失调，而致低热之证。治宜和营卫，补气血，益冲任之剂。方用桂枝汤合当归补血汤治之。

处方：桂枝 12g，制白芍 20g，黄芪 30g，当归 6g，炒枣仁 12g，五味子 6g，浮小麦 30g，炙甘草 10g，生姜 3 片，大枣 4 枚，水煎服。

服药 1 剂，当夜即得熟睡。续服 1 剂，自汗、恶风显著减轻，体温降至正常。隔日复诊，予人参养荣汤，服药旬日而愈。

解读：此案因人工流产，失血过多，伴发热汗出，头昏、心悸、疲倦诸症。此即《伤寒论》第 54 条所云："患者脏无它病，时发自汗出而不愈者，此卫气不和也。"证属失血伤营，致营卫失和之气虚发热。故公予以桂枝汤和营卫，则发热自汗之症可解；当归伍黄芪，以当归补血汤之功而益气养血；药用五味子、浮小麦、炒枣仁，敛心阴，益心气，而自汗、心悸等症可解。

此案之发热，公不用麻黄、桑菊之剂；汗出之证，不用玉屏风、牡蛎诸散。公谓该患者因"人流"失血伤营及卫，因营卫失和而发热自汗出，故有《伤寒论》之桂枝汤合《内外伤辨惑论》之当归补血汤之用。使气充血足，营卫自和而愈疾。此即清·张路玉之论："夫病有不见经论之异证，则其治亦必有不由绳墨之异法。"

5. 咳 嗽

小青龙汤证案

刘某，女，46 岁，1990 年 12 月 15 日就诊。

夙恙饮喘，已有十余年。自冬季复感风寒已有 3 日，胸脘痞闷，呕恶眩晕，咳呛气急，不得平卧，声如拽锯，恶寒发热，无汗，咳痰多而稀，舌淡苔白滑，脉浮。

证属肺肾素虚，又感外邪，引动浊痰，致肺肃、肾纳、脾运失常。治宜解表蠲饮，止咳平喘之法。师小青龙汤加减。

处方：麻黄 10g，制杏仁 10g，细辛 3g，五味子 12g，干姜 6g，桂枝 10g，姜半夏 10g，橘红 10g，茯苓 12g，制白芍

10g，炙甘草 10g，生姜 3 片，大枣 4 枚，为引。

以水 800mL，先煮麻黄，减 100mL，去上沫，内诸药，煮取 100mL；复煎煮，亦取 100mL，合煎液分 2 次，早晚温服。

12 月 21 日，服药 5 剂，恶寒发热已除，咳喘缓，无咳呛之象。予以原方加炙紫菀 10g，炙冬花 10g，炙百部 10g，续服，乃紫菀百花汤之伍。

12 月 29 日，患者欣然告云：续服 7 剂，咳喘缓，咳痰爽，病已基本痊愈。因虑其素有痰饮咳喘之证。嘱服金匮肾气丸，辅以《金匮要略》桔梗汤：桔梗 6g，甘草 10g，代茶饮，以固疗效。

解读：《素问·六节藏象论》云"肺者气之本，魄之处也，其华在毛，其充在皮。"《素问·五脏生成》篇云："诸气者皆属于肺。"《素问·至真要大论》云："诸气膹郁，皆属于肺。"故肺合皮毛，为气之主。本案患者，素有痰饮，复感风寒，肺卫不舒，而作咳喘。若发汗解表则痰饮不除，蠲化水饮则外邪不解，唯有发汗蠲饮，内外合法，方为正法，故公用小青龙汤加味治之。因其伴有"胸脘、痞闷"诸症，故合入《局方》之二陈汤，以理气和中，化痰燥湿。于是方证相符，服药 5 剂，则外证已解，内饮得化，而诸症豁然。因外感伤肺，咳嗽仍作，故二诊时入紫菀百花汤，方中紫菀、款冬花、百部三药蜜炙，药性温而不热，质润而不燥，入肺经气分，兼入血分，以其开泄肺郁，降逆定喘，而为滋肺润燥、化痰止咳之良方。

金匮肾气丸以其"益火之源，以消阴翳"之功，而有温阳化饮，益阴生津之效，为治痰饮咳喘之良方；桔梗汤乃止咳化痰利肺系之小剂，故合二方之用，而为痰饮、咳喘缓求长安之良方。

杏苏散证案

王某，女，16 岁，初中学生，1974 年 10 月 20 日就诊。

深秋之晨，去学校上早自习，感凉而发咳嗽，时有恶寒发热，咳嗽声重，咳痰白而稀，咽痒。舌质淡，苔薄白，脉浮紧。

证属金秋燥凉之邪袭肺，而致咳嗽。治宜宣肺散寒，止咳化痰之法。予以《温病条辨》杏苏散易汤化裁。

处方：苏叶 10g，姜半夏 10g，白茯苓 15g，前胡 10g，桔梗 10g，枳壳 6g，陈皮 12g，制杏仁 10g，炙紫菀 10g，炙冬花 10g，炙百部 10g，炙甘草 10g，生姜 3 片，大枣 4 枚，为引。

10 月 26 日，服药 5 剂，恶寒发热愈，咳嗽缓，仍咽痒，脉浮缓。予原方加清咽散结之射干 10g，续服。

11 月 2 日，续服中药 5 剂，咽清咳息，病告愈。

解读：深秋初凉，凉燥犯肺，肺失宣发肃降，而致咳嗽，故吉忱公有杏苏散易汤加味之治。因凉燥袭肺，治宜清宣凉燥，宣肺化痰，故方中主以苏叶、前胡以解表邪，微发汗；杏仁、桔梗开达肺气，润燥止咳；姜半夏、茯苓伍生姜，乃《金匮要略》之小半夏加茯苓汤，为豁痰化饮之伍；陈皮伍茯苓、半夏、甘草，乃《局方》之二陈汤，以成燥湿化痰，理气和中之剂；枳壳宽中下气，佐陈皮，以理气宽中；生姜、大枣、甘草调营卫，和诸药。故诸药合用，则外邪得除，痰咳以息，而收效于预期。本案之治，公尚辅以验方紫菀百花汤而收卓功，方中取紫菀温而不燥，入肺经气分，兼入血分，以其开泄肺气之功，而为止嗽化痰之要药；百部甘润苦降，新久、寒热之咳嗽均可用之；款冬花辛甘而温，专入肺经，以其温而不热，辛而不燥之性，为润肺化痰止咳之良药。本案取二方之力，而收效于预期。

凉燥犯肺，久则肺气失宣，肺系咽部蕴热，故有咽痒咳喘之症。二诊时，药加射干，取其苦能降泄，寒能清热，功于降火解毒，消肿而利咽喉。公谓本案二诊处方加射干，尚寓《金匮要略》之射干麻黄汤（射干、麻黄、生姜、细辛、紫菀、款冬花、五味子、大枣、半夏）之伍；又寓《千金方》之射干汤（射干、麻黄、紫菀、桂心、半夏、甘草、生姜、大枣）之用。因本案唯咳无喘，故弃麻黄。

竹叶石膏汤证案

马某，男，29 岁。1974 年 12 月 3 日就诊。

因寒冬冒风雪在山间拾草，汗出冒风，旋即寒战，高热，急速返家。查体温 39℃，服用扑热息痛、复方新诺明，仍高烧不退，继而出现胸部刺痛，随呼吸和咳嗽加剧。急来院就诊，以大叶性肺炎入院治疗。证见高热口渴，渴欲饮水，咳嗽胸痛，气喘不得平卧，咯铁锈色痰，略带血丝，干呕恶心，小便赤，舌红苔黄，脉洪大。

证属邪热壅肺。治宜清热宣肺为法。师竹叶石膏汤意予之。

处方：竹叶 15g，生石膏 45g，姜半夏 10g，麦冬 12g，党参 10g，白花蛇舌草 30g，鱼腥草 15g，粳米 15g，羚羊角 2g（研冲），炙甘草 10g。水煎服。

服药 1 剂，体温得降，口渴、咳嗽、胸痛悉减，续服 12 剂，诸证悉除，病愈出院。

解读：本案患者高热不退，且热邪耗阴，而致气阴两伤。故予以《伤寒论》之竹叶石膏汤，以清肺生津，益气润肺，止咳定喘。清·莫枚士《经方例释》解云："此麦门冬汤去大枣，加竹叶、石膏也。故以竹叶石膏二味立方之名。"另据陶弘景所云，竹叶石膏汤在古医籍《汤液经法》中名曰"大白虎汤"，以"治天行热病，心中烦闷，时自汗出，口干，渴欲饮水"之证。今用治"大叶性肺炎"，药用竹叶、石膏清热除烦；党参、甘草、麦冬、粳米益气生津；半夏和胃降逆止呕。诸药合用，清热宣肺，以除壅肺之邪热，故收效于预期。

清宣金脏汤证案

迟某，女，51 岁。1954 年 7 月 29 日（甲午岁大暑后 6 日）就诊。

日前发热，口渴，胸闷胁痛，继而咳嗽。今日咳嗽加剧来诊。查：发热，咳逆，胸闷，舌苔微黄，脉濡滑微数，寸脉有力。

证属暑热袭肺刑金，肺失清宣而致暑咳。治宜清宣金脏法。

处方：牛蒡子 10g，川贝 12g，马兜铃 6g，制杏仁 12g，瓜蒌皮 15g，桔梗 10g，桑叶 15g，炙枇杷叶 10g，前胡 10g，生甘草 6g，水煎服。

服药 3 剂，诸症悉除，守法减马兜铃、枇杷叶、前胡、川贝，续服 3 剂，以善其后。

解读：岁时甲午年，少阴君火司天；大暑后 6 日，四之气太阴湿土当值，而少阴君火余火仍临，故暑热之气先伤上焦。肺为五脏六腑之华盖，暑热之邪袭之，肺先病。此即《素问·宣明五气》篇所云："五气所病……肺为咳。"《素问·咳论》篇云："皮毛者，肺之合也；皮毛先受邪气，邪气以从其合也。"《河间六书·咳嗽论》云："寒、暑、燥、湿、风、火之气，皆令人咳喘。"此即暑热之气犯肺，肺失清宣，而见发热、咳嗽诸候；火热之邪犯肺灼津，故见口渴；肺肝之络布胸胁，金郁失宣，肺火耗伤肺肝之阴，其络脉失濡，故有胸闷胁痛之症；脉濡滑而数，乃暑热之邪所致；肺脉应寸，而寸脉有力，乃"诸气膹郁，皆属于肺"之谓也。治之之法，吉忱公宗《时病论》之"清宣金脏法"治之。其用，清·雷丰有如下之解："夏日炎暑，火旺克金，宜乎清热宣气，保其金脏，法中蒡、贝、兜铃，清其肺热；杏、蒌、桔梗，宣其肺气。夫人身之气，肝从左升，肺从右降，今肺被暑热所烁，而无降气之能，反上逆而为咳矣，故佐桑叶以平其肝，弗令左升太过；杷叶以降其肺，俾其右降自然。升降如常，则咳逆自安。"吉忱公以此法名方，曰"清宣金脏汤"。因炎暑之火刑金，肺气膹郁致咳。"金郁泄之"，当宣泄肺气，故方加前胡，以其苦辛微寒入肺，而清热宣肺、降气除满；入杷叶，以其苦平入肺性降，而清肃肺气以止咳化痰。故诸药合用，寓清宣金脏汤、《温病条辨》桑杏汤二方之效。于是，暑火得清，肺气得宣，而咳嗽诸候得除，病臻痊愈。

麻黄二陈汤证案

胡某，女，39 岁。1975 年 11 月 26 日就诊。

素有慢性咳嗽之疾多年，近日因外感风寒，而发咳嗽。微有气急鼻扇，夜间加剧，不得平卧之症。痰呈泡沫样，并有恶寒鼻塞，口渴喜热饮，纳呆食少，大便稀薄诸候。舌苔薄白而腻，脉浮弱微弦。X 线胸透示：慢性支气管炎急性发作。

证属脾肺两虚，湿痰凝滞，而为喘咳。治宜健脾益气，止咳化痰，宣肺定喘。

处方：麻黄 10g，桂枝 10g，白芍 6g，杏仁 10g，细辛 3g，橘红 10g，茯苓 15g，沙参 12g，白术 10g，砂仁 6g，炒苏子 10g，姜半夏 10g，炙甘草 6g，大枣 3 枚，生姜 6g，水煎服。

用药 1 周，咳喘息，恶寒、鼻塞诸症得解，予以守方续服。

复治 1 周，病臻痊愈。予以金匮肾气丸安和五脏，以防复发。

解读：本案患者，素有咳嗽顽疾，近因外感风寒辄发，而见咳嗽诸症。《素问·病机气宜保命集》云："咳谓无痰而有声，肺气伤而不清也；嗽是无声而有痰，脾湿动而为痰也；咳嗽是有痰而有声，盖因伤于肺气，动于脾湿，咳而为嗽也。"故公有此理、法、方、药之治。主以麻黄汤宣肺散寒，止咳定喘；二陈汤乃治疗湿痰之首方，用以燥湿化痰，理气和中，合二方之用，吉忱公名方曰"麻黄二陈汤"。处方中尚寓桂枝汤，具和营卫，调气血之功，外可达邪外出，内可安和五脏，以成扶正祛邪之用；药用细辛佐其散寒之功；茯苓、白术、沙参，以成健脾渗湿，润肺生津之用；砂仁、苏子有利膈宽胸之效。故守方十余剂，新病顽疾得除。公谓："古云：'名医不治喘，谁治谁丢脸。'盖因其病易复发也，故愈后当以益元填精，健脾渗湿之金匮肾气丸常年服之，功于安和五脏治未乱也。"

芪附六君子汤证案

陈某，男，59 岁。1973 年 11 月 3 日就诊。

素有咳嗽痰喘史，曾以肺源性心脏病并发心衰，在本院内科住院治疗。近因外感咳嗽加剧，伴有心悸气短，两下肢出现浮肿，按之如泥，陷而不起，咳嗽，痰涎上壅，咯痰不爽，怕冷畏寒，四肢不温，脉沉微滑，唇暗红微干，苔灰白厚腻。

证属肾元不足，心脾阳虚，痰浊阻肺，水湿泛滥。治宜温阳利水，宣肺化痰，止咳平喘。

处方：熟附子 10g，生黄芪 15g，葶苈子 30g，杏仁 12g，姜皮 10g，茯苓 30g，炙紫菀 15g，姜半夏 10g，白术 10g，橘红 12g，红参 10g，麦冬 10g，鲜芦根 30g，炙甘草 10g，生姜 3片，大枣 4 枚，水煎服。

11 月 9 日，服药 5 剂，咳喘诸症豁然，效不更方，嘱其续服。

　　经治 1 月，体健一如常人。嘱常服金匮肾气丸以固疗效。

　　解读：《医学从众录》云："肺如华盖，司呼吸以覆脏腑。凡五脏六腑外受之邪气，必上干于肺而为咳嗽，此咳嗽之实证也。凡五脏六腑损伤之病气，亦上熏于肺而为咳嗽，此咳嗽之虚证也。"而本案之患者因其往有肺心病史，近因外感而具咳嗽、心悸、气短、浮肿、咯痰不爽诸症，属虚实相兼之证也。故主以附子强心回阳；伍以大补元气之黄芪，名芪附汤；伍以红参，名参附汤。三药共为主药，以治心悸气短，怕冷畏寒之症。人参伍白术、姜、草，乃《金匮要略》人参汤，法于补中助阳，以救中焦阳气衰微之证；人参伍术、苓、草，乃《局方》之四君子汤，以健脾益气，杜生痰之源；橘红、半夏、苓、草，乃《局方》之二陈汤，以理气和中，燥湿化痰。诸方合用，吉忱公名方曰"芪附六君子汤"。本案之治，止咳化痰尝有紫菀、杏仁；止喘利水有芦根、葶苈子。生姜、茯苓用其皮者，以治下肢浮肿之候。诸药合用，有众方之妙；病症之多，而有一药多证之用，此吉忱公临证处方用药之特点也。

　　案中用药，有附子、半夏之伍，读者或有"乌头反半夏"之质疑。鉴于现代研究表明，乌头与半夏配伍给药，动物实验无明显毒性反应。且二药相伍，不绝于历代文献，如《金匮要略》之附子粳米汤，《局方》之十四味健中汤，《千金方》之大五皮饮及半夏汤，《圣济总录》之大半夏丸，《证治准绳》之小半夏丸等。

川连茯苓汤证案

　　刘某，男，44 岁，海阳发城人。1976 年 5 月 31 日就诊。

　　丙辰年，岁感寒邪，邪害心火。症见咳喘，身热、烦躁、咽痛，手足反寒，心腹胀满，咳痰不爽，痰黏稠略黄，寝汗出，舌淡苔白兼黄，脉浮数。

证属寒盛火郁之候，故有川连茯苓汤之用。

处方：黄连 10g，茯苓 10g，麦门冬 15g，通草 6g，远志 12g，清半夏 12g，黄芩 10g，炙甘草 10g，生姜 3 片，大枣 4 枚，为引。水煎服。

6 月 5 日，服药 5 剂，咳喘减，身热、烦躁、手足寒、自汗、腹胀诸症已除。效不更方，合入紫菀百花汤（炙紫菀 10g，炙百部 10g，炙冬花 10g）、橘红 10g 续服。

6 月 11 日，欣然相告：续服 5 剂，病臻痊愈。

解读：丙辰岁，为岁水太过之年，又称为流衍之纪。《素问·气交变大论》云："岁水太过，寒气流行，邪害心火。民病身热烦心躁悸，阴厥，上下中寒……甚则……喘咳，寝汗出，憎风。"意谓丙年水胜，火受克，故有"邪害心火"诸症。公不以辛热益心阳之剂，而予陈言《三因方》中之川连茯苓汤。其理吉忱公以缪问之解释曰："岁水太过，寒气流行，邪害心火。此而不以辛热益心之阳，何耶？""六丙之岁，太阳在上，泽无阳陷，火发待时""少阳在上，炎火乃流。阴行阳化，皆寒盛火郁之会也。故病见身热，烦躁，谵妄，胫肿，腹满等症，种种俱水湿郁热见端。投以辛热，正速毙尔，丙为阳刚之水，故宗《内经》气寒气凉，治以寒凉立方，妙在不理心阳而专利水清热。以黄连之可升可降，寒能胜热者，平其上下之热。更以黄芩之可左可右，逐水湿清表里热者，祛其内外之邪；茯苓、半夏通利阳明；通草性轻，专疗浮肿；车前色黑，功达水源；甘草为九土之精，实堤御水，使水不上凌于心，而心自安也。心为君主，义不受邪，仅以远志之辛，祛其谵妄，游刃有余。心脾道近，治以奇法也。但苦味皆从火化，恐燥则伤其娇脏，故佐以麦冬养液保金，且以麦冬合车前，可已湿痹，俱见导水功能。土气来复，即借半夏之辛温以疏土。实用药之妙，岂思议所可及哉。"公谓此乃六丙年太羽运，岁水太过，寒气流行，水胜土复所生病，故宜以此方治之。

《素问·至真要大论》云："太阳司天，客胜则胸中不利，出清涕，感寒而咳。"盖丙辰年，太阳寒水司天，六淫之邪为水，故丙辰年五运六气均为寒水太胜，且六气季属三之气，客气太阳寒水，主气为少阳相火，故客气胜，而陈言有"邪害心火"之论。故在三之气所属的这一段时间中，寒邪束肺，肺失宣降，而出现"咳"的病候，故谓"感寒则咳"。5 剂后咳喘证虽减，然未愈，故佐之紫菀百花汤、橘红而愈。

6. 喘证

益气复脉定喘方证案

衣某，男，70 岁，栖霞退休干部。1994 年 2 月 26 日初诊。

咳喘频作，已有二十余年。近 2 周来，咳喘剧，夜寐不宁，动则气喘，有喘憋欲死之感，面唇爪甲发绀，足跗浮肿。心电图示：肺型 P 波，心律失常。X 线检查诊断为：慢性喘息性支气管炎，肺气肿，肺心病，心力衰竭。舌暗，舌下紫络粗大，苔白腻，脉濡细无力。

证属肺肾气虚，心阳衰微，虚阳夹痰浊上扰而致喘证。予以益气扶阳镇逆，温阳化饮，纳气定喘之治。

处方：红参 10g，肉桂 6g，制附子 10g，蛤蚧 1 对，麦冬 20g，五味子 10g，肉苁蓉 12g，熟地黄 15g，茯苓 12g，炙黄芪 20g，赤灵芝 10g，黄精 20g，炒白芥子 6g，炒苏子 12g，葶苈子 10g，陈皮 10g，枳壳 6g，炒白术 15g，炙甘草 10g。水煎服。

3 月 5 日，服中药 1 周，气逆稍平，仍动则气喘，足跗浮肿未消。予以上方去麦冬，加补骨脂 10g，核桃仁 10g，茯苓皮 20g，泽泻 15g，续服。

4 月 2 日，续服中药 3 周，气逆渐平，足跗之肿消退，唯夜寐不安，难以平卧。拟续以益气扶阳，纳气定喘之法。

处方：红参 10g，蛤蚧 1 对，炙黄芪 20g，五味子 10g，肉桂 6g，陈皮 10g，制半夏 10g，炒白术 15g，补骨脂 12g，核桃仁 10g，麦冬 15g，炙甘草 10g。水煎服。

佐服金匮肾气丸。

解读：本案患者，系一年高久患肺心病之人，以其为阳虚阴弱虚喘之证，故公有以上之治。肾乃气之根，肾虚气不归源。对此，明·赵献可《医贯》有"真元耗损，喘出于肾气之上奔"之论。故初治以桂、附、熟地、寸芸，益元荣肾，扶阳填精以治其本，扶其根；《素问·至真要大论》云："诸气膹郁，皆属于肺。"肺为气之主，肺损气无依附，故有蛤蚧纳肾气、补肺气以定喘逆；红参、麦冬、五味子乃生脉饮之伍，益气养阴而心脉得充；扶阳益肾，补肺益气，生脉补血之治，尤重培土，故予黄芪、黄精、灵芝，均以其甘温之性，益气升阳，调补气血，以培后天之本；脾恶湿为生痰之源，湿去脾健，则痰自化，而无痰湿之弊，故用陈皮，以其性温气芳香入脾肺，功于健脾和胃，理气燥湿。同参、芪则补气；同桂、附则扶阳；同茯苓则渗湿；同三子则肃降。故陈皮为脾肺气滞、胸闷脘痞证必用之品。诸药合用，而收预期之效。公名其方曰"益气复脉定喘方"，乃其为肺气肿、肺心病之立方。

二诊时，足跗浮肿不减，因麦冬性微寒，于化湿浊不利，故去之；加茯苓皮、泽泻，以淡味涌泄之功，而除水肿；补骨脂乃脾肾阳虚、下元亏损之要药；核桃仁为肺肾虚喘常用之药。李时珍谓"破故纸属火……能使心包之火与命门之火相通，故元阳坚固……胡桃属木，润燥养血……佐破故纸，有木火相生之妙"。故二药相伍，相辅相成，为大补肝肾、阴阳气血双补之药对。续治3周，喘止，肿消，心宁。

阳和饮证案

鲍某，女，36岁。1964年3月9日初诊。

禀赋不足，自幼病喘，嗽而痰多清稀有泡沫，呼吸急促，甚则张口抬肩，纳呆脘痞，腰膝疲软，动则心悸，脑转耳鸣，诸药鲜效。查：舌质淡，苔薄白，舌体浮胖有齿痕，脉象沉细。X线诊断：慢性支气管炎并肺气肿。

证属肺肾阳虚，痰浊壅滞。治宜益肾温阳，健脾宣肺，豁痰平喘。

处方：熟地黄30g，肉桂3g，制附子10g，鹿茸3g（研冲），炙麻黄3g，白芥子6g，人参15g，山萸肉15g，菟丝子10g，茯苓12g，胡桃仁30g，川贝6g，白果9g，海浮石10g，炙甘草9g。水煎服。

3月15日，上方连进5剂后，喘咳大减，痰声渐息，仍宗原意续服。

3月21日，续进5剂，喘咳平，诸症瘥，嘱服金匮肾气丸缓补，以资巩固疗效。

解读：《东医宝鉴》尝云："肾虚为病，不能纳气以归原，故气逆而上，咳嗽痰盛，或喘或胀，髓虚多唾，足冷骨痿，胸腹百骸俱为之牵制。"本案证属肾元亏虚，寒痰凝滞之证，故必藉真火以煦和，真水以濡养，同时佐以化痰开结、平喘止咳之品。前人有"久病及肾""标在肺本在肾"之说，虽"脾为生痰之源""肺为贮痰之器"，然肾司蒸化，固藏摄纳，实居首位。故本案借以阳和饮，纳气归源，则喘咳得除，而收效于预期。

阳和饮由阳和汤合右归饮加减组成。方中熟地黄益肾填精，大补阴血，俾化气有源，摄纳有机，任为主药。"诸角皆凉，惟鹿独温"，鹿茸"禀纯阳之质，含生发之机"，乃血肉有情之品，生精补髓，养血助阳，有阴阳双补之能；附子峻补下焦元阳，具助阳化气之功；肉桂补火助阳，备引火归原之效，三药为辅，则补肾益元之功倍。菟丝子禀气中和，平补足之三阴；山萸肉涩温质润，补益肝肾；核桃肉甘温润涩，补益肺肾，三药既可补阳又可滋阴，为阴阳双补，阴中求阳之品。人参补益脾肺；茯苓健脾和中，以杜生痰之源；麻黄宣肺平喘；白芥子豁痰化饮，则标症可疗，共为佐使药。于是，主、辅、佐、使朗然，俾饮中之阳得温，散失之真阳得收，肾充，肺肃，脾健，痰除，则哮喘得瘳。而药用海浮石、川贝、白果，乃清肺化痰之伍。

加味右归阳和饮证案

张某，女，49 岁，鞋厂工人。1975 年 3 月 11 日就诊。

气喘经年，时发时止。近日发作，嗽而痰多，清稀有泡沫，呼吸急促，张口抬肩，伴脘痞纳呆，胸闷短气，动则心悸，腰膝酸软，舌质淡，苔薄白，舌体胖伴齿痕，脉沉细微弦。X 线示：慢性支气管炎并肺气肿。

证属肺肾气虚，痰浊壅滞，肺气膹郁而致咳喘。治宜益肾宣肺，豁痰化饮，止咳平喘之剂。

处方：熟地黄 20g，肉桂 3g，制附子 10g，鹿角胶 10g（烊化），龟板胶 10g（烊化），炙麻黄 6g，白芥子 6g，茯苓 15g，红参 6g，菟丝子 15g，山萸肉 12g，芦根 15g，葶苈子 10g，陈皮 10g，胡桃仁 10g，海浮石 6g，白果 10g，川贝 6g，炙甘草 10g。水煎服。

3 月 18 日，服药 7 剂，咳嗽痰多已减，动则仍见气喘，脉仍见弦。予以原方加黄芪 15g，赤灵芝 10g，继服。

3 月 26 日，继服 7 剂，咳息喘平，胸闷脘痞症悉除，唯动则仍有短气心动悸之感。予以原方加蛤蚧 1 对，制成蜜丸以为续治。

解读：元·朱震亨《丹溪心法》云：“有脾肾俱虚，体弱之人，皆能发喘。”盖因肺为气之主，肾乃气之根。肾虚气不归源，肺损气无依附，孤阳浮泛作喘，肺气膹郁作咳。《恽铁樵演讲录·哮喘咳嗽》篇云：“肺肾同源，哮喘之证，多由肾不纳气，故宜温肾。”故公有阳和饮之用，作益元荣肾，纳气定喘，宣肺止咳，温阳化饮之治。肾阳虚弱，肾精不足，痰饮壅滞者，必借以真火以煦和，真水以濡养，同时佐以化痰逐饮之品。咳喘一证，前人有“久病在肾”，“其标在肺，本在肾”之说，虽云“脾为生痰之源，肺为贮痰之器”，然肾司蒸化，固藏摄纳，实属首位。右归阳和饮由右归饮合阳和汤，及《济生方》之人参胡桃汤（人参、胡桃）组成。方中熟地黄益肾填精，大补阴血，俾化气有源，摄纳有司，任为主药；“诸角皆凉，惟鹿独温”，鹿角“禀纯阳之质，含生发之机”，乃血肉有情之品，生精补髓，养血助阳，有阴阳双补之能；附子峻补下焦元阳，具助阳化气之功；肉桂补火助阳，备引火归原之效，三药为辅，则补肾益元之功倍增。菟丝子禀气中和，平补足之三阴；山萸肉涩温质润，补益肝肾；核桃肉甘温润涩，补益肺肾，三药既可补阳又可滋阴，为阴阳双补，阴中求阳之品。人参补益脾肺，茯苓健脾和中，以杜生痰之源；麻黄宣肺平喘，白芥子豁痰化饮，则标证可疗，共为佐使药。于是，主、辅、佐、使朗然，俾肾中之阳得补，散失之真阳得收；肾充，肺肃，脾健，痰除，则哮喘得瘳。而方加龟板胶，辅鹿角胶、人参诸药，乃“龟鹿二仙胶”之伍，以成填精补阴，益气壮阳之功；药用陈皮、海浮石、川贝、白果，乃清肺化痰之用。

黄芪，《本草经》以其甘温之性，谓其具“补虚”之功；赤灵芝，《本草经》以其苦平之性，谓其具“主胸中结，益心气，补中，增慧智"之效。故二诊时，药加黄芪、赤灵芝二味，吉忱公名芪灵煎，以健脾益气和中之功，而补后天之本，以杜生痰之源。

清·宝辉《医医小草》记云："方有膏丹丸散煎饮汤渍之名，各有取义。膏取其润，丹取其灵，丸取其缓，煎取其下达，饮取其中和，汤取其味，以涤荡邪气，渍取其气，以流连病所。"三诊时，方加补肺益肾之蛤蚧为丸剂，乃"丸取其缓"，作防复发之用。《素问·四气调神大论》云："是故圣人不治已病治未病，不治已乱治未乱，此之谓也。夫病已成而后药之，乱已成而后治之，譬犹渴而穿井，斗而铸锥，不亦晚乎！"本案乃"慢性气管炎合并肺气肿"患者，为器质性病变，以"汤取其味，以荡邪气"，而咳喘息，乃"截乱"之治也。而"丸取其缓"，乃吉忱公"治未乱"之举也。

右归阳和丸证案

马某，女，43岁，教师。1969年3月10日就诊。

往有慢性气管炎病史，患者近来胸闷短气，喘促日久，呼多吸少，张口抬肩，每于半夜后加剧，纳呆脘痞，腰膝疲软，动则心悸，脑转耳鸣，形疲神惫，兼有痰嗽，肢冷面青，舌淡胖有齿痕，脉沉细。X线诊断：慢性支气管炎并肺气肿。

证属肾虚气不归元，肺损气无依附，孤阳浮泛作喘。治宜补肾益肺养肝，纳气定喘之法。师右归饮合阳和丸化裁。

处方：熟地黄30g，肉桂6g，白芥子6g，炙麻黄6g，鹿角胶10g（烊化），山药15g，云苓12g，红参15g，菟丝子15g，五味子10g，山萸肉15g，附子6g，核桃仁4个，炮姜3g。水煎服。

3月22日，连进6剂，喘促渐平，脉神形色俱起，肾气摄纳有机。仍宗原意，上方加补骨脂12g。

4 月 3 日，续进 10 剂，喘促已定，咳痰见多。予以上方加入竹沥 10g，化痰而生津。

4 月 15 日，继服 10 剂，诸症悉瘳。予以上方为末，蜜丸10g。早晚各 1 丸，服用 3 个月，以资善后。

解读：肺乃气之生，肾乃气之根，肾虚气不归原，孤阳浮于上可据，故法当纳气归原。"呼出心与肺，吸入肾与肝"，故予右归饮合阳和丸治之。方中以熟地黄滋肾填精，山萸肉滋肾益肝，山药滋肾补脾，三药肾、肝、脾并补而重在滋阴补肾；附子、肉桂温补下焦元阳，以生肾气，此"益火之源，以消阴翳"之谓。诸药合用，此乃"温阳补肾，使元阳得以归其原"，故名"右归"。佐以菟丝子、五味子滋肺肾、敛肾气，茯苓为健脾渗湿之用。阳和丸方出《外科全生集》亦麻黄剂，方由麻黄、肉桂、炮姜组成，以成开腠理，解寒凝，通经脉之功，俾阳和一解，则阴分之邪自可化解。本案之用药，除麻黄一味，均非止咳定喘之药，然收效于预期，在于益肺脾，养肝肾，肾气得充，肺气有生而愈疾。

本案为陈疾顽证，病机复杂，病候繁多，其治众法备焉。阅读吉忱公此案之治方用药，几近"一味不可减，亦一味不必加"之境界。此即明·张景岳"治病用药，本贵专精"，清·魏之琇"药不在多，贵得其宜"之谓也。

7. 咯血

麦门冬汤证案

唐某，女，25 岁。1978 年 6 月 22 日就诊。

1978 年，岁戊午年，炎暑流行，遂感火热之邪，致发热，身痛，胸中痛，咳嗽而短气，咽燥而干，继而咯血，痰壅，耳聋，胸胁满，痛连肩背，舌红苔黄，脉洪数。西医内科诊为"支气管扩张"。

证属炎暑流行，热甚则燥，肺金受邪，而致咯血、咳嗽诸疾。师麦门冬汤意予之。

处方：麦门冬 12g，白芷 10g，清半夏 6g，竹叶 10g，桑白皮 15g，炙紫菀 12g，红参 10g，钟乳石 10g，炙百部 10g，炙冬花 10g，炙甘草 10g，生姜 3 片，大枣 4 枚，为引。水煎饭前服。

6 月 27 日，服药 5 剂，发热、咳嗽诸症悉减，咯血咽痛不减。予以原方加三七 6g，桔梗 10g，穿心莲 15g，水煎服。

7 月 3 日，续服 5 剂，病愈。予以紫菀百花汤续服 5 剂，以固疗效。

解读：戊午岁，乃为岁火太过之年，《素问》又称赫曦之纪。《素问·气交变大论》云："岁火太过，炎暑流行，金肺受邪……民病疟……咳喘，血溢……耳聋，中热……甚者胸中痛，胁支满胁痛，膺肩背肩胛间痛，两臂内痛，身热骨痛而为浸淫。"此乃火邪乘金，肺失清肃而见咳嗽诸症；肺热灼津而见咽燥而干；肺络受损，故见咯血；邪犯肌腠故有胸胁肢体疼痛之症。其治一在抑火，一在救金，故公予以《三因方》之麦门冬汤加味治之。其治必阴阳并补，麦门冬养肺之阴，人参益肺之气，故无金败水竭之弊；桑皮甘寒，紫菀微辛，开其膹郁则咳喘可除，并借以止血之功，而除咯血；半夏、甘草益脾土燥湿化痰；白芷辛芳，缪问谓其"能散肺家风热，治胁痛称神"；竹叶性升，引药上达；钟乳石性通达，入肺经而治咳嗽喘息。方加百部、冬花、紫菀，乃紫菀百花汤之用，增其润肺止咳之功，故 5 剂诸症悉减。二诊时，因咯血、咽痛之症不减，故加三七、桔梗、穿心莲三味，增其清热利咽，润燥止血之功，故续5剂，而病臻痊愈。

正阳汤证案

李某，女，44岁，胜利油田职工。1990年5月26日就诊。

岁为庚午年夏月，天气炎热，汗后纳凉（吹电风扇），遂致发热恶寒、咳嗽，继而咳喘咯血，心胁痛不能转侧，目赤眦疡，咽干喉痹。经治发热恶寒解，然时而仍作咳嗽、咯血、咽干喉痹等症，某医院诊为"支气管扩张"。今由人介绍，请吉忱公诊之。时公因白内障目盲，故由余侍诊笔录。

庚午岁，少阴君火司天，阳明燥金在泉之年，热气下临，肺气上从，故火热刑金伤肺，而病作咳嗽、咯血诸候。师《三因方》正阳汤之治化裁。

处方：白薇12g，元参12g，桑白皮15g，当归12g，制白芍12g，川芎10g，旋覆花10g（包），制杏仁10g，麻仁10g，炙甘草10g，生姜3片为引。水煎服。

6月4日，服药1周，目赤眦疡、咽干喉痹悉除，咳嗽、咯血亦减。守方加炙百部10g，炙冬花10g，炙紫菀10g，花蕊石10g。

续服1周，病臻痊愈。予以紫菀百花汤续服以善后。

解读：《素问·咳论》云："五脏六腑皆令人咳，非独肺也。"又云："人与天地相参……乘夏则心先受之……心咳之状，咳则心痛，喉中介介如梗状，甚则咽肿喉痹。"意谓夏天火热之邪而致心咳之状。《素问·至真要大论》云："少阴司天，热淫所胜，怫热至，火行其政。民病胸中烦热，嗌干，右胠满，皮肤痛，寒热咳喘……唾血……甚则疮疡胕肿，肩背臂臑及缺盆中痛，心痛肺䐜，腹大满，膨膨而喘咳，病本于肺。"意谓子午岁，少阴君火司天，火热之邪淫胜而致发热、咳喘、唾血等候。子午岁，三之气时，主气为少阳相火，客气为少阴君火，其为病《素问·六元正纪大论》有"天时，大火行，热气时至""民病，厥热心痛，寒热更作，咳喘，目赤"的记载。其治当予清热泻火，润燥滋阴之法，故宋·陈言《三因方》有正阳汤之用。其方之功效，吉忱公以谬问之解释曰："少阴司天之岁，经谓热病生于上，清病生于下，寒热固结而争于中。病咳喘，血溢泄，及目赤心痛等证，寒热交争之岁也。夫热为火性，寒属金体，用药之权，当辛温以和其寒，酸苦以泄其热，不致偏寒偏热，斯为得耳。君当归，味苦气温，可升可降，止诸血之妄行，除咳定痛，以补少阴之阴；川芎味辛气温，主一切血，治风痰饮发有神功；元参味苦咸，色走肾，而味入心，偕旋覆花之咸能软坚、白薇之咸以泄热者，合《内经》咸以调其上之法也；白芍酸苦微寒，主邪气而除血痹，偕桑皮之泻肺火而散瘀血者，合《内经》酸以安其下之义也。诸药既有维持上下之功，复加甘草、生姜，一和一散，上热下清之疾骨髓矣。""三之气加麻、杏二味，一以润燥，一以开肺。"于是理、法、方、药朗然，服药 1 周，诸症悉除。因咳嗽、咯血症尚存，故伍紫菀百花汤（紫菀、百部、款冬花）以增其润肺止咳之功，花蕊石以其酸涩收敛之功而止咯血。续治 1 周，而病臻痊愈，予紫菀百花汤以预后。

降血汤证案

乔某，男，43 岁。1974 年 4 月 3 日就诊。

往有咳嗽史，近因支气管感染而咳嗽加剧 1 月。患者每于晨起及临睡时咳嗽及咳痰较多，常反复咯血，甚恐之，急就医。X 线胸片及支气管镜检查诊为"支气管扩张"。行西药控制感染治疗罔效，而转中医科诊治。证见咳嗽喘息反复发作，咳声重浊，痰多黏稠中带有血丝，时见咯血，伴胸闷胁胀，脘痞呕恶，烦躁易怒，口苦咽燥，舌质红少苔，脉弦数而细。

证属肺为虚火所遏，是以血从痰出而致咳血。予《儒医指掌》降血汤合乌龙散。

处方：生地黄 20g，当归尾 12g，丹皮 10g，制白芍 10g，元参 10g，白茅根 10g，犀角 6g（研冲），怀牛膝 30g，侧柏炭 10g，藕节炭 10g，紫菀 10g，百部 10g，款冬花 10g，甘草 6g。水煎冲服乌龙散 10g。

乌龙散：川军酒炒成炭，细末 30g，人参、三七各 10g，同研冲汤，每次内服 10g。

4 月 11 日，服药 1 周，咳嗽咯血诸症悉减。予以原方加白及 10g，阿胶 10g（烊化）续服。

4 月 26 日，续治 2 周，咳息血止，诸症悉除。变通《儒医指掌》续调之法，每日阿胶 10g（烊化），白及 10g，茯苓 10g，黄芪 10g，甘草 10g，水煎 2 遍，取汁 500mL，糯米 30g，作粥服之，日 2 次，早、晚服，以固疗效。

解读：《素问·咳论》云："肺咳之状，咳而喘息有音，甚则唾血……肝咳之状，咳则两胁下痛。"又云："五脏之久咳，乃移于六腑……胃咳之状，咳而呕。"故本案之临床见证，属《内经》"肺咳""肝咳""唾血""胃咳"之候。《丹溪心法·咳血》篇云："咳血者，嗽出痰内有血者。"故从咳血病论治。盖因患者烦躁易怒，伴胁胀，口苦，脉弦数，示肝火偏旺，肺失清肃，肺络受损，故有咳嗽、咳血之候；木火刑金犯肺，肝肺阴虚而致火旺，火热灼肺，此即孙侗在《儒医指掌》中所论："肺为虚火所遏，血从痰出故也……盖肺脏以气为主，本多气而少血……又火逼而出之，则肺以枯，而无以领一身之气矣。"而见咳嗽息急，胸闷脘痞，脉细诸症。因肝肺阴虚，而见舌红少苔之候。故吉忱公有清肝润肺，凉血止血之治。孙氏降血汤，方由生地黄、归尾、牡丹皮、白芍、元参、白茅根、犀角、怀牛膝、侧柏、藕节组成。"凡见血从上失,如吐血、呕血、鼻衄、咳血、咯血"证者,孙氏均用此方,并有详细的临证用药之法。考降血汤乃取《千金方》之犀角地黄汤(犀角、生地黄、乌药、牡丹皮)意,主以清热凉血之用。其用诚如《血证论》所云:"犀角土属而秉水精,地黄土色而含水质,皆得水土之气,能滋胃阴而清胃火,乃治胃经血热之证。然君火之主在心,故用丹皮以清心,相火所寄在肝,故用白芍以平肝,使君相二火,不凑集于胃,而胃自清而血安。"由此可见,犀角地黄汤乃为血热吐衄之良方。师其法,孙侗取其清热凉血之功,辅之当归,引诸血各归其经,选用归尾下行力强之谓;佐以白茅根、侧柏、藕节凉血止血之用。诸药共施,成为孙氏降诸出血之基础方。因"肺虚为火所逼,是以血从痰出",致"肺枯无以领一身之气",故吉忱公于此案中,合入紫菀百花汤(紫菀、百部、款冬花)以润肺下气,止咳平喘。

汤剂冲服乌龙散,取大黄苦寒沉降,气味俱厚,力猛善走。而酒制大黄,取其先升后降,引肝肺之火下降,以泻血分之热;因"肺枯无以领一身之气,故辅以人参味甘微苦,微温,不燥,性秉中和,善补脾肺之气,以益生化之源;三七甘微苦,以其新血能安,瘀血能除之功,而为止血化瘀之良药"。故本方又为降血汤之协同方,而临证多同用之。故孙侗歌诀合一曰:"降血汤用生地尾,丹皮白芍怀牛膝,犀角元参柏茅根,藕节乌龙同三七。"

本案吉忱公以降血汤合紫菀百花汤,冲服乌龙散,经治3周,病臻痊愈,此乃理具、法准、方符、药对之谓也。盖因支气管扩张是一病因复杂之顽疾。支气管感染与阻塞是引起本病的基本因素,故吉忱公师儒医孙侗先生之法而续治:"嗽血、咯血加白及三钱,阿胶三钱,血止用白及、阿胶、茯苓、黄芪、甘草、糯米,作粥煎服调理。"

8. 痰饮

温阳化饮方证案

于某，男，51 岁，某厂职工。1974 年 9 月 20 日初诊。

胸脘痛膨满 10 年之久，食欲欠佳，口干不欲饮水，伴有肠鸣辘辘，时有恶心泛吐清水，阳痿，腰腿痛，足跟痛，大便时有燥结，小便调，眼干眩花，舌质淡苔薄白，脉沉短而弦。

证属脾胃虚弱，运化失司，食滞内停，痰浊阻滞而成痰饮。治宜温阳化饮，健脾和胃，导滞豁痰。

处方：桂枝 10g，茯苓 15g，干姜 10g，陈皮 10g，木香 10g，防己 10g，椒目 10g，大黄 10g，榔片 10g，制半夏 12g，枳壳 10g，白芍 12g，乌药 10g，厚朴 15g，泽泻 12g，炒莱菔子 12g，芦根 15g，炙甘草 10g。3 剂，水煎服。

10 月 8 日，服药后，饮食尚可，腹部胀满消失，矢气通，肠鸣音消失。予以原方加红参 10g，白术 12g，大枣 4 枚。水煎服。

10 月 15 日，续服 5 剂，诸证悉除，病臻痊愈。

解读：《金匮要略·痰饮咳嗽病脉证并治》篇记云："其人素盛今瘦，水走肠间，沥沥有声，谓之痰饮"，"腹满，口舌干燥，此肠间有水气，己椒苈黄丸主之"，"支饮胸满者，厚朴大黄汤主之"，"心下有支饮，其人苦冒眩，泽泻汤主之"，"呕家本渴，渴者为欲解，今反不渴，心下有支饮故也，小半夏汤主之。"本案均有其证，故公悉予之。《外台》茯苓饮，"治心胸中有停痰宿水，自吐出水后，心胸间虚，气满不能食，消痰食，今能食。"上述诸病症，本案均有之，故吉忱公有诸方之用。综观本案诸症，由于脾阳不振，阳不布津，湿浊阻滞而成，概而论之曰痰饮，细而言之为支饮。

"病痰饮者，当以温药和之"此乃《金匮要略》治痰饮之大法。吉忱公立"温阳化饮方"。细观本案之治法，有温阳蠲饮，健脾渗湿之苓桂术甘汤；有主治支饮苦冒眩之泽泻汤；有治支饮兼腹满之厚朴大黄汤；有治支饮呕吐之小半夏汤；有治水走肠间之己椒苈黄丸；有因胸脘饮停纳呆，消补兼施之《外台》茯苓饮；因有胸脘痛，有乌药伍人参、槟榔、芍药之四磨汤之治；因有腰腿、足跟之痛，予白芍伍甘草之芍药甘草汤，酸甘化阴以缓急止痛而愈。于是诸方合用，脾阳得健，胃气得复，则痰饮食滞得除，而余症亦解。且因化源足，宗筋得濡，阳痿也不特治而愈。此案之效，诚如清·赵晴初《存存斋医话稿》所云："用药治病，须先权衡患者胃气。"此即《内经》云"以胃气为本"之谓也。

苓桂术甘汤证案

谢某，女，36 岁。1974 年 10 月 27 日就诊。

患者 2 周前以急性心包炎入内科治疗。经西药治疗诸症悉减，然心包积液未解，请吉枕公诊之。患者自述仍心慌心悸，呼吸急促，胸胁支满，疲乏无力。查：舌下赤络紫暗，舌淡红，苔薄白，脉滑。

证属脾肾阳虚，气化失司，心肺气虚，水气凌心之证。立益脾肾，温心阳，达宗气之法。师苓桂术甘汤意。

处方：茯苓 30g，桂枝 15g，炒白术 10g，炙甘草 10g。水煎服。

服药 15 剂，心包积液诸症消失。

解读：《灵枢·五邪》篇云："邪在心，则病心痛。"《素问·缪刺论》云："邪客于足少阴之络，令人卒心痛。"《素问·痹论》云："脉痹不已，复感于邪，内舍于心。"综《内经》所述，吉忱公认为心包炎之病机为邪客于心之包络，故属中医"心痛""胸痹"范畴。此案为心包炎经西医治疗 2 周，心包积液未解，而以"心慌心悸，呼吸急促，胸胁支满"见症者，故公认为此案当从"痰饮"论治。宗《金匮要略》"心下有痰饮，胸胁支满"，及"短气有微饮，当从小便去之，苓桂术甘汤主之"。故其治之法，当以"病痰饮者，以温药和之"。此案之证属清阳不升，浊阴不降，饮阻于中，而见诸候。故以苓桂术甘汤温阳蠲饮，健脾利水。方中茯苓淡味涌泄为阳，功于淡渗利水，桂枝辛温通阳，两药相须为用，以成温阳利水之功；白术健脾燥湿，甘草和中益气，两药相辅，以成补土制水之效。

此案实属疑难顽症，公以"苓桂术甘汤"，药仅四味而愈之，诸侍诊大夫皆奇之。公笑而语云："药不在多，贵得其宜。"复以清·徐大椿之论解之："古圣人之立方，不过四五味而止。其审药性，至精至当。其察病情，至真至确。方中所用之药，必准对其病，而无毫发之差，无一味泛用之药，且能以一药兼治数症，故其药味虽少，而无症不该。后世之人，果能审其人之病，与古方所治无少异，则全用古方治之，无不立效。"

9. 自汗

固表汤证案

臧某，女，48 岁，教师。1973 年 11 月 2 日就诊。

因学校教学质量考评频繁，精神高度紧张，近感心悸，怔忡，不寐，神疲力乏，不时自汗出，劳作则更甚。查面色无华，形体消瘦，舌淡红，苔薄白，脉缓。

证属阳虚卫外失司而致自汗。予《儒医指掌》之固表汤。

处方：黄芪15g，白术15g，茯苓10g，炒枣仁10g，制白芍10g，五味子6g，煅龙骨10g，煅牡蛎10g，米壳6g，炮附子6g，炙甘草3g，浮小麦30g。水煎服。

11月8日，服药5剂，诸症悉减，然劳作仍汗出不减。予原方加麻黄根10g，乌梅10g，山萸肉10g。水煎服。

11月24日，续治2周，病臻痊愈，惟劳作时有微汗。予以芪术甘草粥：黄芪10g，白术10g，甘草3g。水煎2遍，取汁500mL，煮小麦60g，成稀粥，早晚服用，以固疗效。

解读：《素问·阴阳别论》云："阳加于阴谓之汗"，"阴争于内，阳扰于外，魄汗未藏。"表述了人体内阴阳的偏盛、偏衰，致营卫失和，卫外失司，而致汗出。《灵枢·邪气藏府病形》篇云："肺脉""缓甚为多汗"表述了肺气不足，肌表疏松，表卫不固，腠理开泄而致自汗。汗为心之液，由精气所化，不可过泄。对此，《灵枢·决气》篇有"津脱者，腠理开，汗大泄"之论，故汗出之疾，不可轻视为小恙，当及时治之。根据《内经》汗出之病机，本案之病，吉忱公谓其治当调阴阳，和营卫，益气固表。故选用清·孙倜《儒医指掌》之固表汤。方中黄芪益气固表，白术健脾益气，以助黄芪增其益气固表止汗之功。二药相伍，实寓《丹溪心法》之玉屏散之意（因未感外风，故弃防风）。方用牡蛎，实寓《局方》之牡蛎散（黄芪、麻黄根、牡蛎），以增固表敛汗之功，而疗诸虚不足，身常汗出，心悸惊惕，短气烦倦诸候。药用茯苓补脾宁心，俾心液不致过泄；炒枣仁、五味子、白芍益阴固液不致亡津；米壳酸涩性平，入肺、大肠、肾经，功专收敛；制附子以其功补下焦之阳，与芪术相伍，可资助不足之元阳，而固表敛汗；炙甘草益气健脾，调和诸药。故诸药相须为用，以益气实卫，固表敛汗之功，而愈病。

二诊时，为增其益阴液，固津敛汗之功，方加麻黄根、乌梅、山萸肉等敛汗诸药，公谓其验源自《景岳全书·汗证》："收敛止汗之剂，入麻黄根、浮小麦、乌梅、北五味、小黑豆、龙骨、牡蛎之属，皆可随宜择用。"愈后予芪术甘粥，乃健脾胃，和营卫，实腠理之法也。

10. 心 悸

天王补心丹证案

孙某，男，47岁，部队干部。1974年10月10日初诊。

神经衰弱十几年，伴有十二指肠球部溃疡、慢性肝炎病史。经常膝关节疼痛，心悸，气短，胸闷，头晕，失眠，耳鸣，面色萎黄。心电图正常，血压140/90mmHg，肝功能检查正常。舌质紫绛无苔，脉沉短无力。

证属心营不畅，致心悸时发；清窍失荣，致头晕耳鸣。

处方：红参10g，白术15g，杭菊12g，麦冬20g，生地黄15g，当归15g，茯苓15g，龙骨、牡蛎各20g，夜交藤30g，远志12g，牡丹皮10g，桑椹30g，瓜蒌15g，炙甘草10g，生姜3片，大枣4枚，为引。水煎服。

10月15日，诸症悉减，仍宗原意。

处方：红参10g，白术15g，黄芪20g，瓜蒌20g，桑椹子30g，麦冬15g，当归15g，白芍10g，茯苓15g，龙骨、牡蛎各20g，柏子仁30g，枳壳10g，木香10g，炒枣仁30g，远志15g，牡丹皮12g，五味子10g，炙甘草10g，生姜3片，大枣4

枚。水煎服。

10 月 30 日，药后症状较前明显减轻，胸闷气短已除，合枕中丹续服。

处方：红参 10g，白术 15g，茯苓 15g，柏子仁 30g，龙骨、牡蛎各 20g，生白芍 20g，生龟板 15g，麦冬 20g，当归 15g，生地黄 20g，桑椹 30g，炒枣仁 30g，远志 10g，木香 10g，陈皮 10g，牛膝 15g，炙甘草 10g，生姜 3 片，大枣 4 枚。水煎服。

11 月 12 日，患者欣然相告：续服药 10 剂，诸证豁然，心悸眩晕息，胸闷短气除，入寐可。予以天王补心丹、柏子养心丸以善后。

解读：此乃心肾不足，阴血亏少之证，而有其病候与舌脉之象。故吉忱公首诊予以《摄生秘剖》天王补心丹易汤加夜交藤、桑椹，以滋阴清热，补心安神；因见胸闷短气、头晕、脉沉短无力，故辅以四君子汤，栝楼薤白酒汤合黄芪，以益气健脾，豁痰宽胸，因薤白辛温，与证不利，故弃之；佐以杭菊平肝明目而疗眩晕。于是方对药效，二诊时诸症悉减，守方继服。三诊时谓"症状较前明显减轻，胸闷气短已除"，故栝楼薤白白酒汤弃之，予以陈皮调中快膈，以导痰消滞，以防胸痹之证复发。因其心营久亏，心肾不交日久，离病愈甚远，故辅以孔圣枕中丹易汤，增其滋阴益营，镇心安神之功，续服 10 剂，而病臻愈可。

此案病证繁杂，短期病愈，余等皆曰效奇。公笑云："然其病机一也，心肾不交，心营亏虚之谓也。昔吾之学师恽铁樵先生尝云：'凡治病之法，无非顺生理以药力助之'，'欲讲治法，须明病理，欲明病理，须知病机。'"

补心丹证案

臧某，女，36 岁，工人。1974 年 3 月 7 日就诊。

心悸，夜寐不宁，健忘经年，每值经期加剧。月经量少，后期而至，面色无华，头目眩晕，耳鸣，腰酸，手足心热，舌红少苔，脉细数。

证属阴亏血少，心肾不足，水不济火，而致心火内动，扰动心神，发为惊悸。治宜补养心血，滋阴清火，安神定悸。师《世医得效方》之补心丹易汤化裁。

处方：熟地黄 15g，远志 10g，生晒参 10g，茯神 10g，茯苓 15g，石菖蒲 10g，元参 12g，丹参 15g，天门冬 12g，麦门冬 12g，柏子仁 15g，炒枣仁 15g，桔梗 10g，五味子 10g，灯芯草 2g，炙甘草 10g，大枣 10g。水煎服。

3 月 21 日，服药 5 剂，心悸之症若失，夜寐宁，心烦解，余症亦悉减。效不更方，守方续服。

3 月 23 日，续服 10 剂，诸症豁然若失，时有心烦健忘。予《证治准绳》读书丸以善其后。

处方：节菖蒲 30g，远志 30g，五味子 30g，地骨皮 30g，熟地黄 60g，菟丝子 60g，川芎 20g。共为细末，米糊为丸，绿豆大，每次 6g，每日 3 次，开水送服。

4 月 10 日，服药 2 周，病臻痊愈，此次月经来潮，亦无不适。

解读：《素问·灵兰秘典论》云："心者，君主之官也，神明出焉。"惊悸之证，吉忱公认为："乃心无所倚，神无所归，虑无所定，故气乱也。"《素问·调经论》云："血并于下，气并于上，乱而喜忘。"患者经量少，经行后期，此乃气血亏虚，冲任失濡之由也。经期阴血灌注胞宫，阳气浮越于上，气血逆乱，心神失濡，故心悸不寐，健忘诸候加剧。验诸临证，吉忱公有《世医得效方》补心丹易汤之治。阴血亏少，故主以熟地黄补肾精、生心血任为主药。辅以三参补脾肝肾之阴，以益心血。二冬、五味子滋阴以济心火；茯神、茯苓、二仁、大枣益心脾、宁心气，则心安志定，共为佐药。灯芯草导心火下行；桔梗载诸药上行达心，俾心肾交泰可行；甘草调和诸药，共为使药。于是心肾得养，精血得补，冲任得调，而病愈。读书丸药由菖蒲、远志、五味子、地骨皮、熟地黄、菟丝子、川芎组成，药简力宏，乃益心肾，养血安神之良剂，亦可为不寐、心悸、健忘愈后之良方。

炙甘草汤证案

刘某，男，28岁，干部。1974年10月30日就诊。

主诉晨起全身乏力，眩晕，懒言，心悸，曾去烟台市桃村中心医院就诊，理化检查未见异常，唯心电图示窦性心律不齐。细询之，一月前曾因发热、身痛、心慌之症，在当地医院以感冒治疗，发热等症除，唯时有心悸未愈，且伴胸闷气短，时自汗出，心躁烦，动则心悸剧，查口干舌燥，舌红少津，脉代。

证属外感邪毒，伤及气阴，稽留不去，宗气不足，失其贯心脉、行气血之职，而发心悸、脉代之症。治宜益气养阴，助心阳以复脉。予以炙甘草汤加味。

处方：炙甘草15g，红参10g，黄芪30g，生地黄30g，麻仁12g，麦冬12g，桂枝10g，生龙骨30g，生牡蛎30g，阿胶10g（烊化），桑仁30g，炒枣仁30g，远志10g，柏子仁12g，夜交藤30g，当归15g，钩藤10g，生姜3片，大枣4枚。5剂，水煎服。

11月6日，药后心悸、胸闷、短气、眩晕诸症悉减，查心律整，脉虚数。予原方去二藤，加黄精15g，继服。

11月17日，服药10剂，胸闷心悸悉除。予以炙甘草汤继服，以善其后。

解读：患者素体尚健，后因外感愈后而心悸未除，公认为此乃病毒性心肌炎心肌受累所致，故有本案之理、法、方、药。主以《伤寒论》之炙甘草汤，方由炙甘草、生姜、人参、生地黄、桂枝、阿胶、麦冬、麻仁、大枣组成。原为气血虚弱"脉结代，心动悸"之证而设方，本案用之。方以益气养阴，补血复脉；辅以黄芪、当归，乃《内外伤辨惑论》当归补血汤之意，大补气血、贯心脉、行气血以冀复脉之功；炙甘草汤加三仁，滋阴养血、补心安神，乃寓《摄生秘剖》天王补心丹之意；炙甘草汤伍二藤、龙牡，又寓《通俗伤寒论》阿胶鸡子黄汤之意；处方中尚寓《伤寒论》之桂枝甘草龙骨牡蛎汤之味，此乃心阴耗伤，必致心气不足，该方以桂枝甘草之伍以复心阳，龙牡收敛心气，则心神浮越之症得除，而"心躁烦"之症得解。故一纸处方，得众方之妙而收卓功。诚如《怡堂散记》所云："医者，意也。临证要有会意，制方要有法，法从理生，意随时变，用古而不为古泥，是真能用古者。"

11. 胸痹

瓜蒌薤白白酒汤证案

于某，男，57岁，莱阳外贸转运站职工。1974年9月12日初诊。

患冠心病5年之久，于昨日开始左胸膺部刺痛，心痛彻背，胸闷痛不得卧，舌强，双下肢麻木，易急躁，食欲尚可，头晕，健忘，舌暗苔薄白，脉沉而弱。血压150/100mmHg，心电图示：左心房心肌劳损，冠状动脉硬化。

证属心营不畅，心脉痹阻而成胸痹。治宜温阳化饮，益气通脉，佐以理气导滞，活血化瘀。

处方：瓜蒌 12g，薤白 12g，柴胡 12g，枳壳 10g，川芎 10g，当归 12g，赤芍 10g，桃仁 10g，红花 10g，降香 10g，茯苓 15g，姜半夏 6g，细辛 3g，郁金 12g，桂枝 10g，炙甘草 10g，生姜 3 片，大枣 4 枚。水煎服。

10 月 30 日，服药四十余剂，胸闷基本消失，双下肢麻木已除，仍宗原意续服。

处方：瓜蒌 12g，薤白 12g，红参 10g，赤芍 15g，枳壳 10g，白术 15g，茯苓 15g，柴胡 12g，当归 12g，桃仁 10g，红花 10g，降香 10g，姜半夏 10g，细辛 3g，郁金 10g，桂枝 12g，炙甘草 10g，生姜 3 片，大枣 4 枚。黄酒、水各半煎服。续治以防复发。

解读：清《精校医案类录》记云："夫天地交而为泰，天地不交而为否。人病胸膈胀满，闭塞中宫，亦由否之天地不交也。故善治气痹者，必使上下相交。然地下之气，非辛温不足以上升，天上之气，非甘寒不足以下降，此瓜蒌半夏之所以能建殊功也。"此案属寒邪痰浊壅盛，阻遏心阳使然，继而气血运行不畅而成胸痹。公宗《金匮要略·胸痹心痛短气病脉证治》篇"胸痹不得卧，心痛彻背者，栝楼薤白半夏汤主之"而处方。斯方由栝楼薤白白酒汤加半夏而成。方以瓜蒌开胸涤痰，薤白疏滞散结，酒以温通上焦阳气之用，半夏逐饮化痰开结；盖因有痰饮阻塞气机，故入《金匮要略》苓桂术甘汤，以温阳化饮，益气通脉。清·何梦瑶尝云："须知胸为清阳之分，其病也，气滞为多。"故心营不畅，气机壅滞，瘀血内停，胸膺部刺痛，辅以柴胡疏肝散加减，以理气导滞，活血化瘀，通络止痛。细辛乃手足少阴经之引经药，以其扶阳通心肾之功，而振奋胸阳；降香辛温，以其活血散瘀、理气止痛之功，为冠心病、心绞痛之效药；郁金苦辛，以其行气祛瘀之效，为胸痹证常用之品。诸药合用，则胸阳得振，瘀滞得祛，而病臻痊愈。

瓜蒌薤白逐瘀汤证案

贾某，男，62 岁，莱阳药材公司药工。1974 年 10 月 16 日就诊。

往有高血压（高时可达 180/110mmHg）、动脉硬化、冠心病史。血液生化检验示：胆固醇 8.37mmol/L。心电图示：窦性心动过缓，窦性心律不齐，右束支传导阻滞（完全性），左心室高电压。1 年前因饮酒吃花生米，胃脘处时有烧灼感，胸脘疼痛，经服中药后好转。昨日又饮酒吃花生米，病情复发。左乳膺下开始刺痛，继而右下肢后侧疼痛，双上肢及头部无感觉。舌质赤降，苔薄白，脉双关弦。

予瓜蒌薤白白酒汤合血府逐瘀汤加减。

处方：瓜蒌 15g，薤白 10g，柴胡 10g，当归 12g，赤芍 10g，桃仁 10g，红花 10g，枳壳 10g，川芎 10g，桔梗 10g，牛膝 15g，郁金 10g，丹参 20g，党参 15g，夏枯草 10g，陈皮 10g，茯苓 10g，元胡 12g，香附 12g，炙甘草 10g。水煎服。

11 月 8 日，服药 20 剂，左乳膺疼痛消失，右下肢疼痛亦基本消失，胆固醇降至 5.28mmol/L，血压在 150/90 ~ 140/80mmHg 之间。仍予守方续服。

处方：瓜蒌 12g，薤白 10g，柴胡 10g，丹参 30g，槐米 15g，夏枯草 30g，桃仁 12g，红花 10g，当归 15g，赤芍 12g，桔梗 10g，牛膝 12g，五灵脂 10g，鸡血藤 15g，佛手 10g，茯苓 12g，草决明 30g，生姜 3 片，大枣 4 枚。水煎服。

12 月 3 日，续服汤剂 20 剂，胸痹未发，血压降至 140/80mmHg。嘱以每日托盘根、槐米、草决明各 10g，代茶饮。

解读：冠心病由冠状动脉壁粥样斑块引起管腔狭窄或闭

塞，产生冠状动脉血液循环障碍，心肌缺血缺氧所致。此即《内经》"心痹者，脉不通"之谓也。隐性冠心病临床虽无症状，但可突发心绞痛或心肌梗死，亦可渐变为心肌硬化，严重患者可猝发严重心律失常或心搏骤停致猝死。故冠心病的早期发现及治疗尤为重要。

冠心病，属中医学"胸痹""心痛"的范畴。文献史料，源远流长，《黄帝内经》首发其端，并有心痛、心痹、厥心痛、真心痛、久心痛、猝心痛、心疝暴痛等名称。其缜密观察和精确记述，与现代医学病理反应，症状体征相侔。至今仍不失其科学实用价值，殊属难能可贵。《素问·脏气法时论》云："心病者，胸中痛，胁支满，胁下痛，膺背肩胛间痛，两臂内痛；虚则胸腹大，胁下与腰相引而痛。"《灵枢·厥病》篇云："厥心痛，与背相控，善瘛，如从后触其心。伛偻者，肾心痛也……厥心痛，腹胀胸满，心尤痛甚，胃心痛也……厥心痛，痛如以锥针刺其心，心痛甚者，脾心痛也。"《素问·痹论》云："心痹者，脉不通，烦则心下鼓，暴上气而喘，嗌干，善噫，厥气上则恐。"综上所述，符合心绞痛出现的心胸胁下闷痛、刺痛并放射至肩背及两臂内侧的症状。并指出冠心病脉不通的脘腹胀满，突发作喘等候，已明确表明本病的胃肠道、呼吸道表现，临证当明鉴之。

清·何梦瑶《医碥》云："须知胸为清阳之分，其病也，气滞为多。"本案患者为单职工，家在农村，故多有恚怒思虑之事。肝主疏泄，性喜条达。若恚怒伤肝，思虑伤心，必致肝气郁滞，心气郁结，心脉痹阻，发为胸痹、心痛。此亦"清阳之分""气滞"之由也。故治宜宣痹通阳，化痰泄浊，佐以理气导滞，活血化瘀之法。吉忱公以《金匮要略》瓜蒌薤白白酒汤以通阳散结，豁痰下气；以《医林改错》血府逐瘀汤理气导滞，活血化瘀；《丹溪心法》越鞠丸乃行气解郁之代表方，以治六郁之积。故诸方合用，今名"瓜蒌薤白逐瘀汤"，于是，血府得通，六郁得解，则胸痹得除，血压趋稳。故虽有"医之有案，如弈者之谱，可按而复也"。然公之此案，不可"按而复"之，而学者要"善悟其妙，而以意通之"。

瓜蒌薤白通痹汤证案

衣某，男，52 岁，干部。1975 年 4 月 7 日就诊。

阵发性左胸膺痛 2 年，曾于 1973 年 4 月确诊为冠心病。近期胸闷加剧，心前区痛频发，且波及背部，肢体麻木，形寒肢冷，倦怠乏力，伴右肩臂疼痛，自寒冬始，阴雨天胸闷甚，背痛著，饮食二便自调。舌淡苔薄白，脉沉迟。心电图示：冠状动脉供血不足。

证属寒邪壅盛，阻遏心阳。治宜宣痹散寒，温心通阳。予以栝蒌薤白白酒汤合失笑散化裁。

处方：瓜蒌 30g，薤白 10g，丹参 30g，五灵脂 10g，蒲黄 10g 包煎，降香 10g，细辛 2g，郁金 12g，炙甘草 10g，黄酒 30g，水煎服。

4 月 14 日，药后胸膺闷痛悉减，然纳呆、脘痞不减，仍守原方，佐以健脾豁痰之剂。

处方：瓜蒌 12g，薤白 10g，桂枝 10g，半夏 10g，人参 15g，白术 12g，丹参 30g，川芎 10g，红花 10g，降香 12g，炙甘草 10g，黄酒 30g，水煎服。

4 月 25 日，药后诸症递减，心绞痛未发，仍宗原意。

处方：瓜蒌 15g，薤白 10g，半夏 10g，川芎 10g，红花 10g，赤芍 10g，降香 12g，丹参 30g，黄芪 30g，桑寄生 15g，木香 10g，炙甘草 10g，黄酒 30g，水煎服。

4 月 29 日，经服中药 20 剂，患者欣然相告：胸闷悉除，心绞痛未发，肩背痛已瘳，纳食渐馨。查心电图正常，复作运动试验亦明显改善。

解读：清·喻昌《医门法律》云："胸痹总因阳虚，故阴得乘之。"清·林佩琴《类证治裁》云："胸痹，胸中阳微不运，久则阴乘阳位而为痹结也。""此《金匮》《千金》均以通阳主治也。"而本案患者乃以寒邪壅盛，阻遏心阳而致胸痹。公认为此乃脾肾阳虚而生寒邪，即"五脏虚损，内生五邪"之谓也。故予以瓜蒌薤白白酒汤伍降香、细辛以宣痹散寒，温心通阳，此即"以通阳主治也"；以失笑散伍丹参、温郁金以活血行气，祛瘀通脉。二方加味，方名"瓜蒌薤白通痹汤"。故用药1周，"胸膺闷痛悉减"；因其"纳呆、脘痞不减"，故复诊时药加四君子汤，以健脾和胃，化痰饮消食积；因"胸膺闷痛"之症仍存，去失笑散加被誉为"血中之气药"的川芎，取其辛温走窜之功，能上达头额，下达血海，外彻皮毛，旁通四肢。三诊时患者告云"心绞痛未发"，故去四君子汤加黄芪，取其甘温之性，具生发之机，以补气生血；桑寄生黄宫绣谓其"性平而和，不寒不热，号为补肾补血之要剂"，此乃吉忱公以其益元之功而收益心脉之效。故经服中药20剂，而诸症悉除，心电图亦正常。

徐灵胎云："凡辨证，必于独异处着眼。"此案中，公用川芎、黄芪、桑寄生，乃其用"独"之谓也。

干姜附子汤证案

姜某，男，52岁，干部。1973年10月12日初诊。

心前区疼痛频作，心胸憋闷有窒息感，心悸气短，腰膝酸楚，畏寒肢冷，脘痞纳呆，面目浮肿，倦怠乏力。舌体胖有齿痕，苔白，脉弱。心电图示：完全性右束支传导阻滞。

证属肾阳虚衰，心气不足。治宜温补肾阳，益气养心。予干姜附子汤合炙甘草汤。

处方：干姜 10g，制附子 12g，红参 10g，五味子 10g，仙灵脾 10g，麦冬 15g，阿胶 10g（烊化），丹参 15g，桂枝 10g，炙甘草 10g，生姜 3 片，大枣 4 枚。水煎服。

11 月 9 日。患者连进 24 剂，诸症豁然，心前区疼痛悉除，时有心悸气短。予以上方去仙灵脾，加茯苓 15g，巴戟天 10g，地龙 10g，以愈后。

解读：干姜附子汤，方出自《伤寒论》，原为太阳病误下复汗，而致阳气大伤之证而设方。此案患者系素体阳虚，阴寒内盛，心阳式微，心气不足，胸阳不振，而致胸痹。故公予以温补肾阳之干姜附子汤，若直捣之师，力挽残阳于未亡之时，而有"阴退阳复"之功，则命门得补，胸阳得振。诚如喻昌《尚论篇》所云："用附子、干姜以胜阴复阳者，取飞骑突入重围，擎旗树中，使既散之阳望而争趋，倾之复全耳。"心气虚，胸阳不振，故有心悸气短、脉弱之症，故公辅以炙甘草汤，以缓补之。药用炙甘草、大枣、人参补中益气；阿胶、麦冬、麻仁以滋阴养血；桂枝、生姜温阳化气。方加仙灵脾补肾阳，丹参活血通经。于是，二方加味，心阳得温，心气得补，24 剂诸症豁然，心前区痛悉除。此方之妙，诚如张景岳所云："善补阳者，必于阴中求阳，则阳得阴助而生化无穷；善补阴者，必于阳中求阴，则阴得阳升而泉源不竭。"

茯苓四逆汤证案

贾某，男，62 岁。1974 年 3 月 14 日初诊。

患冠心病多年，近因隆冬寒盛而发。症见心前区剧痛，频繁发作，痛掣肩背及手臂内侧，心悸短气，汗出肢冷，喘息不得平卧，舌淡苔薄白，脉微细。入中医科住院，由吉忱公诊治。

此乃阳虚阴逆，心脉痹阻而致胸痹。治宜温阳救逆，益气通脉之法。师茯苓四逆汤化裁。

处方：茯苓20g，人参10g，制附子10g，干姜12g，丹参20g，炙甘草12g。水煎服。

药用4剂，胸痛大减，息平可平卧。

续服4剂，诸症若失，原方加地龙10g，巴戟天10g，续服。

经治1月，痊愈出院。

解读：清·林佩琴《类证治裁》记云："胸中阳气，如离照当空，旷然无外。设地气一上，则窒塞有加。故知胸痹者，阳气不用，阴气上逆之候也。然有微甚不同，微者但通其不足之阳于上焦，甚者必驱其厥逆之阴于下焦。"茯苓四逆汤乃《伤寒论》为汗下后，阴阳两虚证而设方。方由四逆汤（附子、干姜、甘草）加人参、茯苓而成。鉴于茯苓四逆汤，功于扶阳救逆，而本案为阳虚阴逆，心脉痹阻而致之胸痹，故吉忱公加味用之。干姜附子汤以其回阳救逆之功，适用于心肾之阳衰微之证。其理，诚如林佩琴所论"甚者用附子"，"大辛热以驱下焦之阴，而复上焦之阳"。其治，若"补天浴日，独出手眼"。方加甘草为四逆汤；四逆汤加人参，名四逆加人参汤；方再加茯苓，名茯苓四逆汤，由此可知诸方加味之妙。公认为四逆汤以补阳，则心阳得交，胸阳得振；加茯苓、人参以益心脾之阴。此即《内经》"从阴引阳，从阳引阴"之大法也。"一味丹参饮，功同四物汤"意谓丹参功同四物汤，能祛瘀以生新。故公谓"丹参一味，具活血、养血之功，为治疗冠心病心绞痛之要药"。因理、法、方、药朗然，故用药4剂，则胸痛大减，续服4剂，诸症若失。二诊时药加巴戟天，乃以其辛甘性温之功，专入肾家而鼓舞阳气；地龙入肝、肾、肺经，而通络疗痹，故佐二药有助阳通脉行痹之用。经治2月，收效于预期，痊愈出院。

加味生脉散证案

王某，男，57 岁，职工。1974 年 6 月 8 日就诊。

胸闷，心前区绞痛阵作，夜间憋醒，怔忡，气短乏力，虚烦不寐，纳食呆滞，口干，面红，眩晕，耳鸣，头痛，二便自调。查：舌红少苔，脉细数。X 线胸透示：主动脉迂曲延伸。心电图示：冠状 T 波。入中医科病房住院治疗。

证属气阴两虚，心脉痹阻之胸痹。治宜益气养阴，通脉导滞。予以加味生脉散。

处方：红参 10g，麦冬 30g，玉竹 30g，桑椹 30g，茯苓 12g，当归 12g，五味子 12g，白术 15g，炒枣仁 15g，黄芪 15g，白芍 15g，炙甘草 10g，大枣 4 枚。水煎服。

7 月 26 日，连进三十余剂，诸症豁然，但仍有心悸，舌淡红少苔，脉沉细。仍宗原法，予以上方加柏子仁 15g，何首乌 15g，水煎服。

8 月 13 日，上方续进 12 剂，病情稳定，唯纳食不馨，仍宗原意。

处方：红参 10g，何首乌 12g，麦冬 15g，桑椹 30g，神曲 10g，麦芽 10g，柏子仁 5g，茯苓 12g，瓜蒌 12g，陈皮 10g，白术 12g，炙甘草 10g。水煎服。

9 月 29 日，经治 3 个月，服汤剂近百剂。诸症悉除，心电图亦示正常。

解读：气为阳，血属阴，气为血帅，血为气母。气血有阴阳互根、相互依存之妙。吉忱公宗景岳"善补阳者，必于阴中求阳，则阳得阴助而生化无穷；善补阴者，必于阳中求阴，则阴得阳升而泉源不竭"之论，于胸痹一证，而重益气通脉之法。故主以生脉散，方中人参为大补元气之品，为治虚劳内伤之第一要药；麦冬壮水强阴，同人参则能复脉生津而濡血脉；五味子敛肺气，滋肾水。故三药同用，能入心生脉，乃"阴中求阳"之谓也。辅以当归、大剂黄芪，名当归补血汤，益元气而补心血，乃"阳中求阴"之用也。方中加白术、白芍、茯苓、炙甘草，乃寓《正体类要》八珍汤以调补气血，则胸痛、怔忡、眩晕、乏力、纳呆诸症可解；伍以桑椹、玉竹，功于濡养五脏之阴，则虚烦不寐，面红诸疾可除。于是，诸药合用，气阴两虚，心脉痹阻之证得瘳，而病臻痊愈。

人参琥珀方证案

辛某，男，51岁，干部。1973年11月30日就诊。

主诉心前区痛，时及双臂内，日发2~3次。症见胸闷憋气，动则喘促，咳痰清稀且多，眩晕，形寒肢冷，面色黯滞，口唇青紫，形体肥胖。舌淡体胖，苔薄白，脉虚。心电图示：完全性右束支传导阻滞。

证属心气虚弱，痰瘀交阻之胸痹。治宜益气养心，豁痰通瘀。予以人参琥珀方加味。

处方：人参20g，琥珀4.5g，三七1.5g，瓜蒌30g，薤白10g，桂枝10g，桃仁10g，红花10g，丹参30g，酒元胡10g，制龟板10g，柏子仁15g，远志10g，炙甘草15g。水煎服。

12月25日，连进24剂，诸症豁然，心前区痛十余天未发，然仍短气。予以上方加炒苏子12g，黄芪20g。

1974年2月5日，经上方治疗，诸症若失。近因感冒，复感胸闷，并伴咳嗽、咯血。X线胸透示：支气管感染。舌淡苔白腻，脉浮虚。治以益气养心之法，佐以润肺止咳之味。

处方：沙参30g，麦冬12g，杏仁10g，瓜蒌12g，茯苓12g，橘红12g，远志10g，柏子仁15g，炙冬花10g，炙百部12g，炙紫菀10g，炙甘草12g。水煎服。

2月25日，诸症悉除，查心电图正常。因素体脾胃虚弱，纳食呆滞，故予《金匮要略》之人参汤（人参、甘草、干姜、白术），以枢转中州，调理脾胃。

解读：清·林佩琴《类证治裁》云："寒气客于五脏六腑，因虚而发，上冲胸间，则胸痹。"此案患者因脾肾阳虚，内生寒湿，故胸阳不振，心脉痹阻而致胸痹，见心前区痛，胸闷憋气诸症。急宜益气养心，化瘀通络之法，故吉忱公立人参琥珀方。主以人参大补元气；辅以琥珀活血化瘀、安神宁心；佐以三七祛瘀血而安新血，且前人有"一味三七，可代《金匮》之下瘀血汤，而较用下瘀血汤尤为稳妥也"之论。因患者伴有胸闷憋气，动则喘促，咳痰清稀之候，故合入《金匮要略》之瓜蒌薤白白酒汤，以通阳散结，豁痰宽胸；桂枝、炙甘草，名桂枝甘草汤，乃辛甘化阳之伍，以振奋胸阳；"一味丹参散，功同四物汤"，伍桃仁、红花，乃养血活血之用。此案妙在加用酒元胡一味，公谓"元胡辛苦而温，具辛开苦降之功，既入血分，又入气分，既能行血中之气，又能行气中之血，借以酒制，引药上行，故为心脉瘀阻之胸痹必用之药"。方中加柏子仁，以其甘平之性而养心肾，安神定惊；远志养心安神，祛痰止咳。诸药合用，共奏益气养心，化痰通瘀之功，故连进 24 剂，而收效于预期。

人参汤，乃《金匮要略》为中焦阳气衰弱之胸痹证而设方。本案作愈后之治，乃补中助阳，缓救其本虚之谓也。

健脾益气通脉方证案

陈某，女，48 岁，干部。1974 年 10 月 18 日初诊。

头痛眩晕年余，胸闷气短，左侧胸膺部有隐痛，牵及肩胛后背，左上肢时有麻木，夜间加剧，双下肢时有浮肿，晨起上眼睑浮肿，脐下腹部肿如悬囊，按之疼痛，月经自 7 月至今未来，带下味臭，食欲尚可。血压：120/84mmHg。舌淡苔薄白，脉沉涩，双尺弱。

证属心气亏虚，心营不畅。治宜益心荣脉，宣通心营。

处方：红参10g，茯苓15g，白芍12g，瓜蒌15g，薤白10g，柴胡10g，白术12g，桃仁10g，红花10g，姜黄10g，泽泻12g，当归15g，牛膝12g，降香10g，黄芪30g，香附15g，炙甘草10g，生姜3片，大枣4枚，水煎服。

11月6日，服药10剂，胸痛、头痛减轻，胸腹仍胀满，四肢仍痛，守方继服。

11月17日，服药10剂，诸症悉减，六脉沉细。予以原方佐生脉饮、丹参、川芎、地龙等益气复脉，养血通脉之味。

处方：黄芪30g，桂枝10g，白芍10g，当归12g，川芎12g，丹参20g，地龙10g，仙灵脾10g，桃仁12g，红花10g，红参10g，麦冬30g，五味子12g，白术12g，茯苓12g，陈皮10g，枳实10g，黄精15g，瓜蒌10g，姜黄10g，牛膝10g，炙甘草10g，生姜3片，大枣4枚。水煎服。

12月9日，续服药15剂，欣然相告：诸症若失，病臻向愈。予以红参10g，麦冬20g，五味子10g，丹参20g，三七6g。水煎做饮长期服之，以益气养阴，活血通脉为治。

解读：《素问·痹论》云："心痹者，脉不通。"《灵枢·厥病》篇云："心病者，胸中痛，胁支满，胁下痛，膺胸肩胛间痛，两臂内痛。""厥心痛，与背相控"。由此可见，本案患者之病症，为"心病者""心痹者""厥心痛"，即胸痹也。考其"头痛眩晕"，"胸闷短气"，"浮肿"，"脉沉涩而弱，双尺较弱，舌淡苔白薄"，乃脾肾阳虚，痰浊中阻，阴寒凝滞之证，故有瓜蒌薤白白酒汤、泽泻汤之用，以治其标；脾失健运，而生痰浊，故主以四君子汤以健脾益气而荣心脉，当归补血汤以补心营，以治其本。吉忱公综众方之效，而立"健脾益气通脉方"。他药桃红、姜黄、降香、香附，乃理气活血、通脉导滞之味，以解痹痛。二诊时，因"胸腹仍胀满"故有枳术丸、陈皮理气宽胸之治；"四肢仍痛"故有黄芪桂枝五物汤之用，又寓黄芪建中汤之治。三诊时，诸症悉减，然脉仍沉细，而有生脉饮合丹参饮之益气养阴、营血复脉之治。

此案之治，吉忱公首诊予健脾益气，豁痰开结之剂以除内生之寒湿。二诊时予和营卫，健中州之剂，乃"人以胃气为本"之谓也。于是在攘邪安内之治的基础上，三诊时处方予以复脉之治，而病臻痊愈。此即《素问·阴阳应象大论》"治病必求于本"，及《素问·至真要大论》"必伏其所主，而先其所困"之谓也。

桂枝去芍药加附子汤证案

王某，男，53 岁。1984 年 12 月 6 日就诊。

素体阳虚，患冠心病经年，入秋则感胸闷，寒冬必发胸痹。前日天气阴霾，胸闷气短加剧，继则胸痛彻背，喘息不能平卧。心电图示：完全性右束支传导阻滞。查：面色暗滞，口唇青紫，形体肥胖，舌质淡，苔薄白，舌下赤络暗紫粗长多束，脉沉细而弱。

此患者素体阳虚，胸阳不足，时值寒冬，寒凝气滞，故脉不畅。诚如《医门法律》所云："胸痹心痛，然总因阳虚，故阴邪得以乘之。"故予桂枝去芍药加附子汤治之。

处方：桂枝 15g，制附子 30g（先煎沸 15min），炙甘草12g，生姜 10g，大枣 10g。水煎服。

4 剂后胸痛大减，喘息平。于原方制附子减量为 12g，加生脉饮：红参 10g，麦冬 30g，五味子 10g；一味丹参饮：丹参30g。以冀心阳得煦，心阴得濡。

续服 8 剂，诸证豁然若失。予原方半量续服。

解读：患者患冠心病经年，年过半百，且素体阳虚，肾气衰败，加之严冬感寒，阴寒之邪乘虚侵入，寒凝气滞，痹阻心脉，而胸痹加剧，诸症见著。首诊予以《伤寒论》之桂枝去芍药加附子汤，方中之桂枝去芍药汤，功在调和营卫，温经复阳。用大剂量附子，取其功善峻补下焦之元阳，而逐在里之寒湿，又能外达肌腠，散在表之风寒，今用治疗胸痹，取其助阳化气，强心复脉之效。待胸痛大减后，合入《内外伤辨惑论》之生脉饮、丹参散之味，功于益气养阴，活血通脉，此即景岳"善补阳者，必于阴中求阳，则阳得阴助而生化无穷"之谓。

黄芪茯神汤证案

于某，男，63 岁，海阳县干部。1973 年 12 月 3 日就诊。

患冠心病十余年，自入冬以来，感胸闷不适，昨天夜半胸闷痛，憋气心怵，速服冠心苏合丸略缓。现仍胸中痛，胁支满，两胁痛，胸痛彻背，短气不足以息，面色苍白，伴全身乏力，四肢厥冷。舌胖苔白，脉沉细。心电图示：完全性右束支传导阻滞。

此乃癸丑岁，岁火不及，寒气盛行，寒邪犯心，胸阳不振，宗气不足，气血运行不畅，心脉痹阻而致胸痹。治宜益气养阴，补血通脉。师陈言黄芪茯神汤合《金匮要略》人参汤化裁。

处方：黄芪 30g，茯神 15g，远志（姜汁淹炒）12g，紫河车 15g（研冲），炒枣仁 30g，红参 10g，当归 12g，干姜 6g，炒白术 15g，炙甘草 10g，生姜 3 片，大枣 4 枚。水煎服。

12 月 14 日，服药 10 剂，诸症豁然，左胸部时有不适，四肢仍有欠温之感。原方加丹参 20g，黄精 12g，赤灵芝 10g，续服。

12 月 25 日，患者欣言相告：继服 10 剂，体健胸豁，身无不适，复查心电图示：冠状动脉供血不足。嘱服生脉饮、复方丹参片，做复健计。

解读：《素问·气交变大论》云："岁火不及，寒乃大行……凝惨而甚，则阳气不化……民病胸中痛，胁支满，两胁痛，膺背肩胛间及两臂内痛……胁下腰背相引而痛。"1973年，岁属癸丑年。意谓岁火不及之年，水胜火，火不足阴寒之气盛而心气伤也。《素问·举痛论》云："寒气入经而稽迟，泣而不行。客于脉外则血少，客于脉中则气不通，故卒然而痛。""寒气客于背俞之脉，则脉泣，脉泣则血虚，血虚则痛，其俞注于心，故相引而痛。"意谓寒气客于经脉，血行不畅，而曰"血虚则痛"。心主血脉，故心脉虚而发胸背相控而痛之胸痹。故病之机要为寒气盛而血凝，致血运不畅，故曰"血虚"。揆厥病情，无一非心血不足见端，盖心为主血之脏，血足则荣百骸，不足则诸病生焉。且本案患者素有冠心病史，故气阴俱不足，其治在益气濡阴，养血通脉。黄芪茯神汤，药用黄芪补气升阳，则宗气足，胸阳得振；茯神甘淡性平，入心脾补后天，以助生化之机；胎盘乃血肉有情之品，益元荣脉而补心血；远志挈离入坎，育其心神，则心气得宁，心怯得除；生姜、大枣以其酸、甘、辛之味，寓辛甘化阳，酸甘化阴之伍，而和营卫，化气血。诸药合用，益气血，营心阴，助心阳，交通心肾，补养心脾而建功。黄芪与当归同用，名"当归补血汤"，为补气生血之用；与人参相伍，名"参芪汤"，为虚损劳怯，元气不足之用。此即气为血师，气行则血行之谓也。患者尚因胸阳不振，而有"四肢厥冷"之候。因虑其方补益心脉有余，而温阳除痹之力稍逊，故合入《金匮要略》之人参汤，以干姜温中助阳；人参、白术、炙甘草补益中气，与茯苓乃成四君子汤，乃补气之祖剂。诸药同用，则阳气振奋，阴寒自消，肢暖脉复，此即"养阳之虚，即乃逐阴之法也"。

二诊时，诸症豁然，惟"胸部时有不适，四肢欠温之感"，而入黄精、赤灵芝，以补心脾之气以益阳；入丹参，以养血通脉。故诸方诸药合用，养阳气，逐阴邪，补气血，运血脉而胸痹得瘳。

12. 不 寐

柴胡加龙牡汤证案

许某，男，48 岁，公安局干部。1974 年 10 月 24 日初诊。

烦躁不安，失眠多梦，有时彻夜不寐。伴头痛，眩晕，耳鸣，眼花，口干舌燥，胸闷气短 28 天。腰时有酸痛，右侧上下肢阴雨天倍感麻木，食欲欠佳，时有胃脘胀满隐痛，肝剑突下触及。血压：110/75mmHg。脉左右关弦，双尺部弱。心电图示：窦性心律。

证属枢机不利，肝郁脾虚，心肾不交。治宜调达枢机，疏肝解郁，交通心肾。予柴胡加龙骨牡蛎汤意化裁。

处方：柴胡 10g，黄芩 10g，姜半夏 10g，桂枝 10g，龙骨、牡蛎各 10g，炒枣仁 30g，远志 10g，白芍 15g，当归 15g，生地黄 30g，郁金 12g，木香 10g，合欢花 30g，丹参 30g，神曲 12g，磁石 30g，陈皮 12g，白术 12g，党参 30g，茯苓 12g，竹茹 10g，桑椹 30g，炙甘草 10g，川军 6g，生姜 3 片，大枣 4 枚。4 剂，水煎服。

11 月 23 日，药后心悸烦躁减，夜寐 4 小时左右，大便秘结，肢体麻木，口干咽燥，脉象弦细，舌红无苔。仍予原方续服。

11 月 29 日，药后诸症悉减，夜寐 6 小时。仍宗原法，辅以孔圣枕中丹易汤续服。

处方：柴胡 10g，黄芩 10g，党参 30g，桂枝 10g，白芍 12g，磁石 30g，龙骨、牡蛎各 30g，制龟板 10g，远志 12g，节菖蒲 12g，白术 12g，茯神 15g，桑椹 30g，炒枣仁 30g，柏子仁 30g，生地黄 30g，合欢皮 15g，炙甘草 12g，生姜 3 片，大枣 4 枚。水煎服。

12 月 8 日，续服药 5 剂，诸症豁然，夜寐可。予以天王补心丹、左归丸续服，以固疗效。

解读：《灵枢·大惑论》云："病有不得卧者，何气使然？岐伯曰：卫气不得入于阴，常留于阳，留于阳则阳气满，阳气满则阳跷盛，不得入于阴则阴气虚，故目不瞑矣。"此案患者因从事公安工作，工作繁忙，休作失序，致枢机不利，营卫失和，肝郁脾虚，心肾失济，而致不寐诸症。此即《内经》"卫气不得入于阴论"。故吉忱公予以《伤寒论》之柴胡加龙骨牡蛎汤，以和解少阳，调和营卫，镇惊除烦，安神宁心，此乃小柴胡汤之变法。由小柴胡汤去甘草，加龙骨、牡蛎、茯苓、铅丹、桂枝、大黄组成。方以柴胡疏肝达郁，推陈致新；黄芩除胸胁烦满，清热化痰；半夏降逆祛痰，消痞散结；生姜祛痰下气，解郁调中；大枣安中养脾，坚志强力；人参补气和中，宁神益智；茯苓健脾化痰，宁心安神，磁石代铅丹以镇心安神；龙骨、牡蛎镇惊安神，软坚散结；桂枝和营行卫，降逆散结；大黄通瘀导滞，安和五脏。柴胡、黄芩相伍，则专清热解郁之力；茯苓、半夏相须，则彰清热化痰之能；桂枝、甘草乃辛甘化阳行卫之伍；芍药、甘草乃酸甘化阴通营之伍；姜枣合用，则著调营行卫之功。五药乃桂枝汤，具调和营卫，安和五脏之用。诸药合用，为和解少阳，调和营卫，镇惊除烦之剂。辅以四君子汤，以健脾益气；桂枝伍甘草、龙骨、牡蛎，寓《伤寒论》桂甘龙牡汤，以成镇惊、安神、通阳之用，以治心阳虚损，心神浮越之烦躁证；又寓《金匮要略》桂枝加龙牡汤，以和营卫、调气血、宁心神以建功。患者眩晕、耳鸣、躁烦诸症，乃肝肾阴亏，心阴亏耗之候，故三诊时，辅以《千金方》之枕中丹，以成滋阴降火，镇心安神之功而愈病。

侍诊中，见吉忱公尝用柴胡加龙牡汤治癫、狂、痫、郁诸证，弗明不解，故请公释谜。公曰："医者，理也。治病之要，在方剂，则治法之中有定法。在加减，则定法之中有活法。考癫、狂、痫、郁、不寐诸证，多由忧思伤脾，喜怒伤肝，气、火、痰、郁蒙蔽神明使然。而柴胡加龙骨牡蛎汤，在于理气不伤中，泄热不伤胃，以其调畅气机，化痰开窍，安神定志而收功。"

加味酸枣仁汤证案

郝某，女，32 岁，栖霞松山人。1981 年 2 月 7 日初诊。

心烦意乱，不寐，纳呆，大便微结，舌淡无苔，脉沉弱无力，余均正常，西医诊为神经衰弱症。

证属枢机不利，肝郁化火，扰动心神。

处方：炒枣仁 30g，远志 10g，桑椹子 30g，柴胡 10g，白芍 12g，枳壳 10g，木香 10g，白术 12g，瓜蒌 12g，陈皮 12g，知母 10g，菖蒲 12g，党参 30g，夜交藤 20g，川芎 10g，龙骨、牡蛎各 20g，三仙各 10g，茯神 10g，甘草 10g，生姜 3 片，大枣 3 枚。水煎服。

3 月 9 日复诊，经治 1 月，诸症悉减，然仍心烦不得眠。

处方：柴胡 10g，桂枝 9g，龙骨、牡蛎各 20g，白芍 12g，炒枣仁 30g，桑椹子 30g，磁石 30g，神曲 15g，郁金 10g，党参 15g，白术 10g，茯苓 12g，夜交藤 20g，麦芽 10g，龙胆草 6g，甘草 10g，生姜 3 片，大枣 5 枚，小麦 1 把。10 剂，水煎服。

4 月 16 日，药后睡眠可，心烦、纳呆诸症悉除。为固药效，嘱服天王补心丹。

解读：此案患者，始病时因心情不舒，致枢机不利，肝气郁结，郁久化火，扰动心神而发不寐。胸阳被郁，不能通达四末，而见脉沉弱无力。故公予《伤寒论》之四逆散以理气导滞，透达郁阳，而脉复如常。经云："热淫于内，治以咸寒，佐以甘苦，以酸收之，以苦发之。"对此，成无己注云："枳实、甘草之苦，以泻里热；芍药之酸，以收阴气，柴胡之苦，以发表热"。并谓"四逆散以散传阴之热也"。此即四逆散透解郁热，疏肝理脾，以除"心烦不得眠"之理也。以《金匮要略》之酸枣仁汤伍茯神、桑仁、夜交藤、菖蒲，养血安神，以救其本，并兼清热除烦之功；药加龙骨、牡蛎，乃镇惊安神，以敛"不守舍"之神，尤药用牡蛎，乃"治以咸寒"之谓也。诸药合用，公谓方名"加味酸枣仁汤"。药入瓜蒌，乃清热散结，润肠通便之伍；方入党参、白术，与茯苓、甘草，乃四君子汤之伍，以成健脾和胃之用，而纳呆之候可解。故经治月余诸症悉除，病臻痊愈。

四逆散证案

牟某，男，66 岁，栖霞县干部。1982 年 8 月 21 日就诊。

因晚年丧偶，心情抑郁，入寐艰难，或惊恐而醒，或寐而不酣，或时寐时醒，或醒后不能再寐，或彻夜不能入寐，已有半年之久，苦不堪言。伴胸闷短气，心悸健忘，头目眩晕，肢倦神疲，纳食不馨，面色少华，舌淡苔薄，脉沉细而弱，左关脉微弦。

治宜调达气机，清胆除烦，交通心肾，宁心安神。

处方：柴胡 10g，生白芍 12g，枳实 10g，茯苓 10g，龙齿 10g，龟板 10g，橘红 12g，人参 10g，炒枣仁 30g，竹茹 6g，石菖蒲 12g，远志 10g，姜半夏 10g，甘草 10g，生姜 3 片，大枣4枚。水煎服。

8月27日，服药5剂，诸症悉减，夜寐5小时，仍寐而不酣。予以原方加柏子仁30g，桑仁30g，龙骨15g，水煎服。

9月20日，见患者面色红润，神情兴奋，患者欣然相告：继服15剂，诸症豁然，已停药5天，睡眠可，精力亦充。询之是否续治，嘱以每日用唐·王冰粥法：黄芪10g，甘草10g，水煎，取汁1000mL，浸泡小麦100g，与元肉、桑仁各30g，共煮成粥，早晚温服。

解读：此乃一老年患者，因情志抑郁，致枢机不利，心肾失其交泰，继而患不寐之证。其治宜调达气机，疏肝解郁，交通心肾。故公于处方中主以《伤寒论》之四逆散，以疏肝解郁；因脾胃虚弱，化源不足，痰湿内生，而有胸闷短气、心悸易惊、纳呆诸候，故方中辅以温胆汤以豁痰除烦；佐以《杂病源流犀烛》之定志丸，（人参、茯苓，茯神、菖蒲、远志、朱砂），《千金方》之孔圣枕中丹（龟板、龙骨、远志、菖蒲），以成益肾养血，宁心安神之功。

一纸处方，药仅十余味，涵达郁、豁痰、益肾、宁心诸法，寓定志丸、孔圣枕中丹、四逆散、温胆汤四方之效。服药19剂，而顽疾得除，此即"药不在多，贵在其宜"，"方者，法也，必有法，乃可云方"之谓也。

13. 肺胀

四君枳壳桂枝汤证案

王某，女，32岁，莱西人。1981年1月9日初诊。

两颧潮红，面色赤紫，口唇发绀，气短不足以息，面浮肿，胸脘痞满窒闷，纳呆，体惫恶寒，怕冷乏力，舌暗苔白，脉沉细。

证属心阳衰竭，肺气不宣，气血失运，浮阳上越之肺胀（肺心病）。予四君枳壳桂枝汤化裁。

处方：红参10g，沙参15g，白术15g，茯苓15g，柏子仁30g，麦冬30g，枳壳10g，桂枝10g，厚朴6g，木香10g，浙贝10g，橘红10g，菖蒲10g，瓜蒌30g，薤白10g，三仙各10g，当归12g，白芍15g，炙甘草10g，生姜3片，鲜芦根为引。4剂，水煎服。

1月13日，服药后症状大减，呼吸急迫已缓，纳亦振。原方去浙贝，加制杏仁10g，五味子15g。5剂，水煎服。

2月28日，药后身体状况良好，呼吸均匀，体健有力，舌淡红苔薄白，脉沉。因器质性病变尚存，故予以健脾化饮、益气养心之剂以固疗效。

处方：红参30g，白术12g，茯苓12g，猪苓12g，桂枝9g，泽泻12g，陈皮10g，木香10g，柏子仁12g，车前子15g（包煎），木通9g，滑石20g，琥珀3g，白茅根20g，水煎服。

解读：肺胀，多系慢性肺系疾病迁延失治，导致肺气胀满，不能敛降之证。此案患者因肺气虚，宣发肃降之功失司而见诸症，久之导致气阴两虚，又见阴虚火旺之候。故首治予以四君子汤益脾阳化痰饮，佐以《金匮要略》枳实薤白桂枝汤（枳实、厚朴、薤白、桂枝）、桂枝生姜枳实汤（桂枝、生姜、枳实）以通阳开结。枳实行气峻烈，故以枳壳代之，吉忱公名其方曰"四君枳壳桂枝汤"。药加菖蒲、木香宽胸除满；伍橘红、浙贝、鲜芦根以化痰散结；沙参、麦冬、柏子仁、养阴生津，则心肺得滋，浮阳上越之证得息，而颧潮、面赤之症可解；当归、白芍养血活血通脉，则口唇发绀之候可除；焦三仙之用而纳呆陈疾亦解。诸药合用，繁杂之候得除，故复诊时有

"服药后症状大减，呼吸急迫已缓，纳亦进"之笔录。去浙贝加五味子，乃寓《伤寒论》益气养阴之生脉饮、《金匮要略》化饮除满之苓甘五味姜辛汤之意。故三诊时，诸症悉除，予四君子汤合五苓散利尿渗湿、理气和胃等药，做常规服用，虽不能根除其顽疾，然可扶正而防其病作。

加味茯苓杏仁甘草汤证案

武某，男，50 岁，某厂干部。1974 年 10 月 25 日初诊。

9 月份开始头胀眩晕，心悸，睡眠不好，食欲不振，下午加重，胸闷气短喘息。往有慢性支气管炎并肺气肿、慢性肝炎史。舌质赤降形胖，苔微黄腻，脉沉弱无力。血压：130/85mmHg ～ 110/70mmHg。实验室检查示：肝功正常，胆固醇 0.883mmol/L。血常规检查示：血小板正常，白细胞 7.2×10^9/L，中性粒细胞 0.66，淋巴细胞 0.32。正常范围心电图。

证属肺气不宣，心营瘀滞，痰湿壅滞。治宜宣肺豁痰，润燥和营。

处方：沙参 15g，麦冬 15g，炒苏子 10g，瓜蒌 15g，薤白 10g，木香 10g，党参 30g，白术 15g，茯苓 12g，桑椹子 15g，焦山楂 15g，苍术 10g，竹茹 10g，杏仁 12g，橘红 12g，生白芍 10g，甘草 10g，生姜 3 片，大枣 4 枚。4 剂，水煎服。

10 月 30 日，服药后，睡眠尚可，痰少，胸闷减轻。予以健脾益气，宣肺豁痰，宁心安神之治。

处方：党参 30g，白术 15g，茯苓 12g，炒枣仁 30g，远志 10g，杏仁 12g，瓜蒌 15g，薤白 10g，苏子 12g，焦山楂 15g，橘红 12g，当归 15g，白芍 10g，合欢花 15g，柏子仁 12g，竹茹 10g，甘草 10g，生姜 3 片，大枣 4 枚，为引。4 剂，水煎服。

11 月 27 日，续服中药二十余剂，药后眩晕、头胀、心悸等症大减，仍睡眠不好，多梦。

处方：沙参 30g，麦冬 12g，橘红 12g，川贝 10g，炒苏子 12g，远志 10g，杏仁 10g，黑芝麻 30g，柏子仁 12g，党参 15g，白术 12g，茯苓 12g，生地黄 30g，款冬花 12g，当归 15g，夜交藤 15g，补骨脂 12g，炙甘草 3g，瓜蒌皮 12g，生姜 3 片，大枣 4 枚，4 剂，水煎服。

12 月 4 日，药后诸症豁然，心悸、胸闷、失眠可，舌淡苔薄白，脉沉有力。予生脉饮、天王补心丹，以善其后。

解读：《灵枢·胀论》云："肺胀者，虚满而喘咳。"故肺胀是多种慢性肺系疾患迁延不愈之病。此案患者之临床见症尚与咳喘、痰饮、心悸等证有关，故首诊吉忱公予《金匮要略》之"茯苓杏仁甘草汤""橘皮枳实生姜汤方"，以疗"胸痹、胸中气塞、短气"之证；因脾虚失运，痰饮内生，故辅以四君子汤、温胆汤、瓜蒌薤白白酒汤，以宣肺健脾，豁痰开结；因舌赤苔黄腻，温燥之药甚多，防其伤津，故有沙参、麦冬、桑椹子养阴生津润燥之伍；药用苏子取其下气消痰之功，俾痰涎壅盛胸闷短气之候可解。

二诊时，诸证悉减，恐麦冬、沙参滞腻，于脾运不利，故去之。三诊时，因其睡眠欠佳，故佐宁心安神之药。此案患者，陈疾多，病机复杂，实属难愈顽疾，故提示临证只要理、法、方、药有序，贵在守方。对于病症众多，病机复杂之疾，如何入手，公谓"医者，治病工也。"并以清·陆懋修之语导之："医者必须舍短求长，去繁就简，卷舒自有，盈缩随机，斟酌其宜，增减允当，察病轻重，用药精微，则可谓上工矣。"

14. 肺痈

苇茎消毒饮证案

赵某，女，37 岁，教师。1975 年 7 月 6 日就诊。

自前天发热 39.3℃，咳喘不得卧，咳嗽痰黏，不易咯出，咳则胸满痛，继而咽干咯黄脓样腥臭痰。X 线胸片示：肺右上叶后段肺脓肿。理化检查示：白细胞总数 $17 \times 10^9/L$，中性粒细胞 0.84，舌红苔薄黄，脉滑数。

证属外感风热之邪，热毒郁肺，血败肉腐而成肺痈。予以清热化痰，活血排脓之法。

处方：芦根 30g，薏苡仁 15g，桃仁 12g，冬瓜仁 30g，葶苈子 15g，鱼腥草 30g，穿心莲 15g，银花 30g，野菊花 15g，蒲公英 30g，紫花地丁 30g，天葵子 10g，桔梗 12g，大枣 12 枚，生姜 3 片，生甘草 10g。水煎服。

7 月 12 日，身热已退，咳痰腥臭味已减，胸满痛已缓。效不更方，原方加杏仁 10g，续服。

7 月 18 日，咳嗽未作，胸闷痛、咳痰亦除，X 线胸片示：肺脓肿已吸收。白细胞总数：$7.2 \times 10^9/L$，中性粒细胞 0.6。舌苔薄黄，脉弦细。予桔梗甘草汤清热化痰，润肺生津之小剂，以固疗效。

解读："肺痈"一证，《金匮要略》记云："咳即胸中隐隐痛，脉反滑数，此为肺痈，咳唾脓血。"对其发病之因，有"风伤皮毛，热伤血脉，风舍于肺，其人则咳，口干喘满，咽燥不渴，多唾浊沫，时时振寒。热之所过，血为凝滞，蓄结痈脓，吐如米粥"之记。其治，《金匮要略》

有"肺痈，喘不得卧，葶苈大枣泻肺汤主之"，"《千金》苇茎汤，治咳有微热，烦满"之记。故吉忱公有清热化痰，活血排脓之治。方用葶苈大枣泻肺汤合《千金》苇茎汤、《医宗金鉴》之五味消毒饮加味，今名"苇茎消毒饮"，乃公为肺痈病之立方。盖因浊唾涎沫壅阻于肺，气机不畅，咳喘不得卧，故有葶苈大枣泻肺汤之用，以开泄肺气，俾肺中壅胀得解；苇茎汤中之苇茎（芦根），以其清肺泻热之功，以除咳吐腥臭脓痰之症；薏苡仁、冬瓜仁清热利湿，以下气燥湿排脓；桃仁以其活血祛瘀之功，而行化腐生新之用。五味消毒饮中银花、紫花地丁、野菊花、天葵子、蒲公英五味，均为清解湿热火毒之常药；桔梗、甘草，《伤寒论》名桔梗汤，以治少阴病，咽痛者；《金匮要略》名桔梗甘草汤，为治肺痈之剂，伍之鱼腥草、穿心莲，功于排脓解毒。故诸药合用，则肺清毒解，而肺痈以愈。

　肺痈、肺痿、咳嗽，药用甘草，《伤寒论》少阴病篇有甘草汤、桔梗汤之用。《金匮要略·肺痿肺痈咳嗽上气病脉证治》篇除有桔梗汤之治外，尚有《千金》甘草汤、《千金》生姜甘草汤之用。《神农本草经》谓甘草"味甘、平、无毒"，有"治五脏六腑寒热邪气"及"解毒"之功。张锡纯谓"甘草为疮家解毒之主药，且其味至甘，得土气最厚，故能生金益肺，凡肺中虚损糜烂，皆能愈之。"故吉忱公谓："一味甘草汤，实肺痈、肺痿、咳喘诸病必用之药。生用偏凉，功于清热解毒；炙用性温，长于益气补虚。"故本案之用为生甘草。

15. 癫证

柴胡加龙牡汤证案

杨某，男，38 岁，某厂技术员。1974 年 10 月 9 日初诊。

忧思积郁，心脾受损，痰气郁滞，蒙蔽神明，发为癫病，历时 10 日，治疗鲜效。症见精神抑郁，表情呆钝，神思迷惘，凝眸少瞬，言语无序，纳谷不馨，忧惕易惊。舌红苔薄白而腻，脉象弦细。

治宜豁痰开窍，理气散结，师柴胡加龙骨牡蛎汤意。

处方：柴胡 9g，黄芩 9g，半夏 9g，云苓 12g，龙骨、牡蛎各 30g（先煎），大黄 15g，桂枝 9g，朱砂 1.5g（冲服），郁金 12g，大枣 10g，生姜 10g。水煎服。

10 月 15 日二诊，服药 4 剂，诸症悉减。呆钝轻，迷惘减，凝视除，惊惕失，言语序，纳谷渐馨，舌红苔白，脉象弦细。守方继服。

10 月 24 日三诊，续服 6 剂，已能确切回答问题，诸症若失，唯多梦易惊，健忘乏力之症尚存。脉象濡缓，左关略弦，舌红苔白。予柏子养心丸、磁朱丸善后。

11 月 25 日随访，患者神采奕奕，笑语风生。自述药后诸证消失，照常工作，癫病至今未发。

解读：《素问·脉要精微论》云："衣被不敛，言语善恶，不避亲疏者，此神明之乱也。"对此，明·王肯堂《证治准绳》云："癫病俗谓之失心风，多因抑郁不遂，侘傺无聊，而成精神恍惚，言语错乱，喜怒无常，有狂之意，不如狂之甚。"本案患者乃工厂一技术员，值"文革"期间，工程技术人员不被重视，思虑太过，肝气被郁，脾气不升，痰气互结，阻蔽神明使然。故治当调达气机，豁痰达郁之剂。故吉忱公予以《伤寒论》之柴胡加龙骨牡蛎汤，加郁金而收卓功。柴胡加龙骨牡蛎汤，调达气机，化痰散结，宁神除烦。郁金辛苦而平，黄宫绣谓"此药本属入心散瘀，因瘀去而金得泄，故命其名曰郁金"；吉忱公谓"古人用治郁遏不得升者，而名郁金"。故原方合入此药，以其清心解郁之功，治痰浊蒙蔽清窍而神志不清者。于是枢机得利，升降有司，开合有序，清阳得开，浊阴得降，清窍无痰浊之蔽，神志无抑郁之候，故而病臻痊愈。

16. 狂证

柴胡加龙牡汤证案

许某，男，48岁，平度县干部。1974年10月24日初诊。

喜怒愤愤，郁而化火，痰火上扰，神志迷蒙，发为狂病，历时28日。证见性情急躁，头痛不寐，毁物，面红目赤，凝眸怒视，口燥便秘，舌绛苔黄腻，脉象弦数。

治宜涤痰开窍，清心泻火。师柴胡加龙骨牡蛎汤合白金丸意。

处方：柴胡9g，黄芩12g，半夏12g，龙骨、牡蛎各30g（先煎），茯苓12g，郁金12g，明矾3g（研冲），大黄30g（后下），铅丹1.5g（冲服），礞石30g（先入），大枣12g，生姜12g。水煎服。

11月5日二诊，连进10剂，诸症若失，自制力恢复。尚余眩晕头痛，口干心烦之候，舌红苔黄，脉象弦。拟达郁化痰，宁神除烦之剂善后。

处方：柴胡 6g，黄芩 9g，半夏 9g，龙骨、牡蛎 30g（先煎），酒军 12g，茯苓 12g，桂枝 3g，朱砂 2g（研冲），大枣 10g，生姜 10g。水煎服。

11 月 23 日，复进 5 剂，药后诸症悉平，遂照常工作。

解读：癫与狂均属情志异常疾患。癫病多由忧思久郁，损及心脾，痰气郁结，蒙蔽神明使然。表现为沉默痴呆，语无伦次，静而多喜，俗谓"文痴"，如杨某癫证案。狂病多由喜怒愤愤，郁而化火，痰火扰心，神明逆乱而发。表现为喧扰躁妄，动而多怒，俗谓"武痴"，如本案。故有"重阴者癫，重阳者狂""多忧为癫，多怒为狂"之说。

清·李用粹《证治汇补》云："狂由痰火胶固心胸，阳邪充极，故猖狂刚暴，若有神灵所附。癫由心血不足，求望高远，抑郁不遂而成。虽有轻重之分，然皆心神耗散，不能制其痰火而然也。"由此可见，癫狂之证，主要表现为神志逆乱，治宜除心痰，解郁散结。吉忱公尝云："古有'癫狂由七情所郁'之说，虽有气、血、湿、火、食、痰六郁之分，'重阴者癫，重阳者狂'之别，名殊证异理无二致，其要一也，曰'郁'。要之治郁之法，不偏重在攻补，而在乎调达、安神、化痰、开窍，咸臻其妙。"故柴胡加龙骨牡蛎汤适用于癫狂之因于痰气郁结、痰火上扰者。

17. 痫证

柴胡加龙牡汤证案

陈某，男，10 岁，莱阳人。1978 年 4 月 20 日初诊。

罹痫证四年之久，缘被狗惊吓所致。初发时惊恐惶惑，不知所措，继之猝然昏仆，不省人事，口吐涎沫，四肢抽搐，移时苏醒，一如常人。病初，日一发或间日发，发时先显木僵神情呆钝之象，继之猝然仆倒，昏不识人。视之目无精彩，形体消瘦，面色无华，饮食、二便、言语如常。舌质淡红苔白腻，舌尖赤点，脉象弦细而数。

此由大惊卒恐，伤及心肾，肝胆失养，气逆痰阻，蒙蔽神明而病痫证。治宜调达气机，豁痰宣窍，息风定痫。方用柴胡加龙骨牡蛎汤化裁。

处方：柴胡 6g，姜半夏 6g，茯苓 12g，桂枝 9g，黄芩 6g，党参 12g，龙骨、牡蛎各 15g（先煎），大黄 3g，胆南星 6g，琥珀 3g（研冲），竹沥 15g（和药汁服），大枣 4 枚，生姜 4 片。水煎服。

另用羊角虫 10 条，焙干研末，分 2 次，间日 1 次，红糖水冲服，令微汗出。

共服中药 10 剂，羊角虫 20 条，痫证痊愈，至今未发，现仍在校读书。

解读：《素问·奇病论》有"人生有病癫疾者，病名曰何"之问对。而清·莫枚士《研经言·癫说》则有明言："古之癫疾，今之痫也，今之痴也。"其病因病机诚如《灵枢·口问》篇所云："大惊卒恐，则血气分离，阴阳破败，经络厥绝，脉道不通，阴阳相逆，卫气稽留，经脉虚空，血气不次，乃失其常。"他如元·朱震亨所云："痫病因惊而得，惊则神出舍，舍空则痰生也。血气入于舍，而拒其神，不能归焉。"由此可知，痫证为发作性神志异常疾患，多由风痰气逆，蒙蔽神明使然。公谓"发作时治宜豁痰开窍、息风定痫。平素治宜培补脾肾，以杜生痰之源。柴胡加龙骨牡蛎汤适宜痫证发作期之治疗。"

时侍诊吉忱公侧，见公以柴胡加龙骨牡蛎汤，治癫、狂、痫、郁诸证每收卓效，怅惘不解乃问公："柴胡加龙骨牡蛎汤，《伤寒论·辨太阳病脉证并治》为少阳误下烦惊谵语之证而设，未尝闻治癫、痫、狂、郁诸神志异常疾患，然临证每执此方化裁，何故？"公曰："医者，理也。冉日峰氏尝云：'（治病）要之，在方剂，则活法之中有定法；在加减，则定法之中有活法'。考癫、狂、痫、郁诸神志疾患，盖由忧思伤脾，喜怒伤肝；气、火、痰、郁蒙蔽神明使然。故《证治要诀》云'癫狂由七情所郁'。虽有气、血、痰、湿、食、火六郁之分，'重阴则癫，重阳则狂'之别；病痫昏倒，口噤、吐沫、抽搐之异；名殊证异，理无二致，其要一也，曰'郁'。要之治郁之法，不偏重在攻补，而在乎泄热而不损胃，理气而不伤中，调达、安神、化痰、通窍、咸臻其妙"。公复曰："小柴胡汤寒热并用，清补兼施，有疏利三焦，调达升降，宣通内外，运行气血之功，为和法之冠。设加茯苓，治胸胁逆气，忧喜惊恐，和肝宁神；协半夏和胃祛痰，散结，消胀；同龙骨、牡蛎、铅丹之属，重镇安神，平喜降怒以除惊烦；桂枝散结行气，止冲降逆；大黄荡涤肠胃，安和五脏，推陈致新。如斯，则郁解疾消，神志安和，何虑诸恙不平也？"见余明其理，公欣然抚背曰："贵临机之通变，勿执一成模。中医治病，不忽视病名，亦不拘于病名。同病异治，异病同治，辨证准确，则理法朗然。"

琥珀定痫散证案

荆某，男，6 岁，蓬莱人。1982 年 4 月 21 日就诊。

癫痫发作严重时每天竟有七八次之多，已有半年余。发作时抽搐，眼斜口㖞，约半小时方止。时有狂躁不宁之状，言语不伦，目有斜视，舌苔白，脉弦。

经云："诸风掉眩皆属于肝"，"诸暴强直皆属于风"。此患儿乃肝风内动，心神被蒙，属风痫之证。治宜息风定痫之法，予琥珀定痫散。

处方：琥珀15g，胆南星15g，朱砂9g，蜈蚣6条，全蝎15g，僵蚕15g，天竺黄15g。共研细末，每次2g，每日3次，用羊角尖煮水送服。

7月12日，家人欣喜告云：经治疗3个月，痫证已愈，神志如常人，求其调养。嘱行小儿推拿法，推板门，清肝经，揉运精宁、咸宁，推四缝，掐五指节等法，以平肝息风，健脾化痰，宁心定搐为用，并佐服磁朱丸。

解读：此患儿发作时神志昏迷，口眼㖞斜，此乃肝风内动，心神被蒙之候，故公从风痫论治。师《和剂局方》琥珀寿星丸意，而立琥珀定痫散。方中琥珀乃松之余气所结，用之以镇惊安神，天竺黄乃淡竹节孔中泌液所结，主豁痰开窍醒神，共为主药；辅以胆南星、竹沥豁痰开窍醒神；蜈蚣、全蝎、僵蚕止痉定搐；一味朱砂，甘寒质重，寒可清热，重可镇怯，乃镇心清火、定惊安神之药。诸药合用，以成息风定痫之治，而收效于预期。

此患者乃肝风内动之候，取源于松之琥珀，竹之竺黄、竹沥，乃育阴息风潜阳之药；三虫以有情之物，而搜风定搐；及胆汁制南星者，取猪胆汁清胆凉肝为用。公谓诸药以情理入药也。并以清·邹澍《本经疏证》语解之："凡药之为物，有理焉，有情焉。理者物之所钟，情者物之所向，而适与病机会者也。"

18. 郁 证

四逆散证案

蒋某，男，22 岁，莱阳县人。1979 年 5 月 21 日初诊。

患者默默无语但存隐讳之象，失眠，目视无神，呆板易怒，头昏，心中烦乱，抑郁不乐，小便频数，形体消瘦，纳食呆滞。11 岁时曾发病 1 次，现又复发。精神病医院诊为：抑郁性神经症。

师四逆散合远志丸意，易汤化裁。

处方：柴胡 10g，枳实 10g，白芍 10g，节菖蒲 10g，郁金 10g，党参 10g，白术 10g，茯苓 10g，炒枣仁 30g，远志 10g，龙齿 15g，朱砂 1g（研冲），橘红 10g，丹参 120g，木香 10g，益智仁 10g，三仙各 10g，炒莱菔子 30g，竹沥 10g，天竺黄 10g，炙甘草 10g。水煎蜂蜜冲服。

6 月 9 日，续服 10 剂，入寐可，面无抑郁之色，诸症豁然，病臻痊愈。予以逍遥丸合天王补心丹，以善其后。

解读：《灵枢·寿天刚柔》篇云："忧恐忿怒伤气。"宋·陈言《三因极一病证方论》云："七情人之常性，动之则先脏腑郁发。"元·朱震亨《丹溪心法》云："郁者，结聚而不得发越也。当降者不得降，当变化者，不得变化也。"由此可见，郁证，多由情志抑郁，气机郁滞使然。凡因情志怫郁，气机不畅，乃至脏腑不和而致之病。《素问·六元正纪大论》提出五郁治法，以"木郁达之"，对郁证尤有指导意义。郁证初起，情怀悒郁，气机不畅，常见抑郁寡欢，精神萎靡，胸闷胁痛，纳呆脘痞等症，治宜疏肝达郁。若迁延失治，可由气及血，进而波及五脏，则应结合兼证，分析在气在血，寒热虚实，以及相关脏腑，确立治法。《伤寒论》之四逆散，乃调和肝脾之祖方，盖因本案患者乃情志抑郁，肝气郁结而致，故吉忱公以此方加减治之。肝郁脾虚，化源不足，心血亏虚，故辅以《局方》四君子汤及三仙、炒莱菔子等药，而成健脾和胃之伍；合《张氏医通》远志丸易汤，伍天竺黄、益智仁二药，以建益智宁心安神之资也。于是郁解、神爽、心宽，而诸症悉除。《张氏医通》远志丸，药由远志、石菖蒲、茯神、茯苓、人参、龙齿、朱砂组成。该方去龙齿，乃《杂病源流犀烛》之定志丸，均具补心益智，镇怯安神之功。

柴胡加龙牡汤证案

王某，女，42岁，在新疆工作，原籍莱阳县人。1974年11月20日初诊。

月经先期，色紫量多，杂有血块，经行腰腹痛，经前乳房胀痛，带下量多，黄浊臭秽。抑郁寡欢，胸胁苦满，脘痞腹胀，噫气则舒，纳呆恶心，咽中如炙脔梗喉，吞吐不利。口苦咽干，大便秘结，心烦易惊，少寐多梦，历时八年。曾于新疆乌鲁木齐治疗半年好转，寒冬复发，视之形容憔悴，面色晦暗，痰浊白黏，舌红苔白，脉象沉弦。

治宜达郁宁神，化痰散结，师柴胡加龙骨牡蛎汤意。

处方：柴胡9g，黄芩9g，半夏9g，龙骨、牡蛎各30g（先煎），茯苓12g，桂枝9g，酒军12g，朱砂2g（研冲），党参15g，远志9g，大枣10g，生姜10g。水煎服。

嘱：戒郁怒，慎七情。

11月25日二诊：递进4剂，胸闷轻，胁胀减，咽喉清，痰吐爽，恶心失，烦热轻，二便如常，夜寐5时许。舌红苔白，脉象略弦。守方继服。

12月4日三诊：复进8剂，诸症豁然。胸胁胀闷息，咽中炙脔除，纳运如常，夜寐安宁，面容欢笑，言谈侃健，偶见烦躁。脉象濡缓，左关略弦，舌红苔白。予安神补心丸善后。并嘱其戒恚怒。

解读：清·孙德润《医学汇海》云："凡人事不遂心，忧思过度，渐至形容消瘦，食少短神，名曰郁证。"故郁证良由情志抑郁，气机郁滞使然。凡因情志怫郁，气机不畅，乃至脏腑不和而致之病，咸属之。故《素问·六元正纪大论》有"木郁达之"之治则。郁证初起，情怀悒郁，气机不畅，常见抑郁寡欢，精神萎靡，胸闷胁痛，纳呆脘痞等症，治宜疏肝达郁。若迁延失治，可由气及血，进而波及五脏，则应结合兼证，分析在气在血，寒热虚实，以及相关脏腑，确定治法。清·何梦瑶《医碥》云："郁者，滞而不通之义。百病皆生于郁，人若气血流通，病安从作？一有怫郁，当升不升，当降不降，当化不化，或郁于气，或郁于血，病斯作矣。"鉴于此，故吉忱公有此案之治。

柴胡加龙骨牡蛎汤适用于郁证之属肝气郁滞或痰气郁滞者。方中柴胡疏肝达郁任为主药；黄芩清热泻火；半夏降逆除痰，消痞散结；党参补气调中，宁神益智；茯苓健脾化痰，益气安神；桂枝和营行瘀，通阳散结；大黄通瘀导滞，安和五脏；朱砂代铅丹，镇心安神；龙骨、牡蛎镇静安神，软坚散结；生姜祛痰下气；大枣安中养脾；方增远志，倍宁心安神之用。柴胡加龙骨牡蛎汤，源于张仲景《伤寒论》，为少阳证误下而设方，今用治郁，以其药具枢转气机，疏肝达郁，宁神除烦，升清降浊，化痰开结之功而愈病。其理诚如《两都医案·傅序》所云："药者，钥也，投簧即开矣。"

明·孙一奎《赤水玄珠》有云："是以心乱则百病生，于心静则万病悉去。"故病愈后，嘱其戒恚怒，忌忧伤。

19. 胃脘痛

柴胡桂枝汤证案

例1：臧某，男，54岁。1974年8月11日就诊。

十余年前，因极度饥饿后，始感胃痛，后每当饥饿时即发，遂去医院就诊，X线钡餐诊为：十二指肠球部溃疡。曾服西药，病情好转数年。近因情志不畅而病复作，且较前为重，空腹时胃脘隐痛，时有恶心、呕吐，呕吐物为胃内容物，口苦咽干，不思饮食，舌质淡，苔白滑，脉沉弦。

证属枢机不利，胃失和降。治宜调达气机，和胃降逆，安和五脏。予柴胡桂枝汤加味。

处方：柴胡12g，桂枝12g，黄芩12g，党参12g，姜半夏10g，白芍12g，陈皮12g，枳实10g，竹茹15g，甘草10g，姜枣各10g。水煎服。

用药5剂后，脘腹、胀闷及恶心、呕吐消失。再进5剂，身体恢复如常。为防复发以求彻底治愈，续服六十余剂，其间或加山药、炒白术健脾和胃，或加青皮、木香理气导滞，或加蒲公英、紫花地丁清泄胃中郁火。后经钡餐透视十二指肠球部溃疡已愈。但因病久，十二指肠球部因瘢痕牵拉而变形，每因急食、饱食而胃脘时有隐痛，故予黄芪建中汤续服1月。半年后随访，未复发。

解读：胃脘痛，《内经》定义为"胃脘当心而痛"。其状《素问·六元正纪大论》有"木郁之发""民病胃脘当心而痛，上支两胁，膈咽不通，饮食不下"之记；《灵枢·经脉》篇有"足太阴之脉""是动则舌本强，食则呕，胃脘痛"之验。本案"近因情志不畅"而病作，证属少阳被郁，枢机不利，故有"口苦、咽干"之症；"脏腑相连，其痛必下，故使呕也。"故以小柴胡汤调达枢机，健脾和胃之功而调之；桂枝汤有调和营卫，安和五脏之功，故为安内攘外之良方。二方合之，名柴胡桂枝汤，《金匮要略》有"柴胡桂枝汤，治心腹卒中痛"之记。"心腹"，即胃脘、腹部。药加陈皮、枳实、竹茹乃寓温胆汤之意，以其清胆和胃之功，以除胆虚痰热之证。吉忱公谓"柴胡桂枝汤，以其调达气机，安和五脏之功，大凡现代医学之消化道炎症，溃疡，急、慢性阑尾炎，胆囊炎，胰腺炎及产后发热，而见心下支结，呕，肢节烦痛，或有寒热，或无寒热，或苦无可名状之证，脉弦者，皆可化裁用之。"

病愈后，予以黄芪建中汤佐红参续服。此乃宗《金匮要略》"虚劳里急诸不足，黄芪建中汤主之"之用。"里急"是腹中拘急；"诸不足"是阴阳气血俱不足。故有小建中汤加黄芪补中以缓急，则脘腹诸疾可解；入红参增其补气之力；辅黄芪名"参芪汤"，为元气不足之用药。

例2：杨某，女，37岁。1992年8月3日就诊。

往有胃脘痛史，近期脘痛伴右胁不适，厌油腻之食。经X线钡餐检查示：十二指肠球部溃疡。B超检查示：胆囊壁毛糙，诊为"慢性胆囊炎"。近因心情欠佳而病作，每当饥饿时疼痛加重，伴恶心呕吐，口苦，咽干，纳呆。舌暗淡，苔白腻，脉沉弦。

证属枢机不利，营卫失和，气机壅滞。治宜调达枢机，和胃降逆之法。予柴胡桂枝汤加味。

处方：柴胡12g，桂枝12g，黄芩10g，红参10g，姜半夏10g，白芍12g，旋覆花15g，代赭石15g，陈皮10g，竹茹15g，甘草10g，姜枣各10g。水煎服，每日1剂。

5剂后，恶心呕吐及脘腹胀满消失，复进5剂，诸症豁然。为固疗效，上方去黄芩，加枳壳 10g，白术 12g，续服。后经 X 线钡餐检查示：十二指肠球部溃疡已愈，但因病久，球部因瘢痕牵拉而变形。予参芪四白饮（红参、黄芪、白术、白及、白薇、白英各 10g），续服 1 月。半年后随访，未再发。

解读：柴胡桂枝汤首见于《伤寒杂病论》，乃小柴胡汤合桂枝汤而成。小柴胡汤乃调达枢机，透理三焦，调和胃肠之要剂。桂枝汤《伤寒论》列之为调和营卫之剂，外证得之而解肌腠经络之邪，内证得之而补五脏之虚羸。营卫不和，则百病生焉，故《内经》云："营卫不行，五脏不通"。而桂枝汤安内攘外，功于调和营卫，仲景列为"群方之冠"。柴桂汤兼小柴胡汤、桂枝汤双方之效，内可入至阴，外可达皮毛，其要旨在于启枢机之运转，俾开阖之职守，升降之序存，气血之运畅。然柴桂汤中无止痛之药，而《金匮要略》谓其"治心腹卒中痛"者，乃芍药甘草汤，酸甘化阴，缓急止痛之义也。且柴桂汤通经络，和气血，此乃"痛则不通，通则不痛"之谓也。枢机不利，气化功能失常，气血运行受阻，或凝滞不通，或筋脉失荣，或肌腠失濡，而发疼痛，乃柴桂汤治"心腹卒中痛"的由来。

此案患胃脘痛二十余年，而主以此方，功主启关转枢，调和营卫，俾三焦通透，津液运行，疼痛遂止。患者时恶心、呕吐，苔白腻，乃脾胃失运，痰饮内生之证，故合入旋覆代赭汤加陈皮、竹茹，以和胃降逆，化痰下气，乃除痰气痞阻之法也。二诊时，柴胡证悉减，故去苦寒伐胃之黄芩，加枳术汤（枳壳、白术）以理气健脾。当脘痛腹满解后，予以参芪四白饮善后。方中取红参、白术、黄芪，乃"人以胃气为本"，取其益气健脾和胃之谓也；白及苦甘性凉，质黏而涩，以为消肿生肌之用；白薇苦咸性寒，苦以泄降，咸能入血，寒能清热，可清泄肝胃之郁热而消肿疡；白英微苦性寒，有清热解毒之功。于是脾胃之功得建，胆胃郁热得清，故十二指肠球部溃疡，胆囊炎得愈。

疏肝降气汤证案

张某，男，38 岁，工人。1975 年 5 月 21 日就诊。

往有慢性胃炎史，3 日前因生气上火后，即刻进食，当即感胃脘部不适，胀闷疼痛，继而胁肋疼痛，并伴有恶心呕吐，呕吐物为胃内容物。服土霉素、小檗碱等药，未见好转，遂求中医治疗。查舌红苔黄，脉弦。

证属肝气郁结，横逆犯胃而致胃脘痛。治宜疏肝理气，和胃导滞。予柴胡疏肝散合沉香降气散易汤调之。

处方：柴胡 12g，枳壳 10g，制白芍 15g，川芎 10g，香附 12g，沉香 10g，砂仁 10g，元胡 10g，川楝子 6g，青皮 10g，陈皮 10g，炙甘草 10g。水煎服。

5 月 27 日，服药 5 剂，胃脘痛，胁胀，恶心呕吐诸症若失，效不更方，仍守方续服。

6 月 2 日，续服药 5 剂，诸症悉除，病臻痊愈。予以香砂养胃丸续治之。

解读：《灵枢·邪气藏府病形》篇云："若有所大怒，气上而不下，积于胁下而伤肝。"此案患者素有胃病史，今因情志不舒，致肝气不得疏泄，横逆犯胃，胃气不降而发。柴胡疏肝散，方出《景岳全书》，为疏肝理气之良剂。方寓《伤寒论》之四逆散（柴胡、枳实、白芍、甘草）调达气机，养血柔肝，俾肝"体阴而用阳"之质得复；香附理气，川芎导滞，诸药合用，则枢机得调，升降有序，肝气得舒，胃气得和而愈疾。为增其理气止痛之功，故吉忱公合入沉香降气散。因《和剂局方》之方（由沉香、甘草、砂仁、香附）降气之力尚可，而理气止痛之功稍逊，故选用《张氏医通》之方。药由

《局方》之方加金铃子散而成。验诸临床，大凡胃脘痛用《局方》之方足可；若脘痛胁痛并见，当用《张氏医通》之方。本案处方入青、陈皮者，以增理气健脾，散积化滞之功，以解胃脘胀闷疼痛之候。二方加味，吉忱公谓方名"疏肝降气汤"。经云："怒伤肝"，"怒则气上"。本案病发脘痛之因，在于一个"怒"字，故以疏肝理气为治疗大法，因寓有《伤寒论》四逆散疏肝和胃，透达郁阳之用。此即公"理必《内经》，法必仲景"之谓也。

加味四逆散证案

姜某，男，82 岁，莱阳人，农民。1968 年 1 月 10 日就诊，时值古历丁未年腊月十一。

时于 2004 年，余接诊一皓首消瘦老人，见余即双目流泪，甚异之。盖因感吉忱公愈疾之恩，故感而涕泪下，继而出示一纸处方，乃吉忱公之诊籍。

患者往有胃炎、十二指肠溃疡、慢性胆囊炎、胸膜粘连肥厚经年，诸医诊治罔效，苦不堪言。主诉胃脘胀痛连胁，嗳腐吞酸，胁肋胀满，胸闷，短气不足以息，时有微咳，咳吐浊唾涎沫，伴有头痛目眩，纳呆食少，大便不爽。公诊毕，谓侍诊之医：舌苔薄白，示胃气未衰；脉沉细示脾肾阳虚；脉兼弦，乃肝脉旺，必有肝胃不和之证。其治当健脾和胃，疏肝解郁，佐以宽胸理气，温阳化饮。患者"久病成医"，故公课徒之语，患者牢记于心，36 年后记忆犹新，而追忆之。

因其带钱不多，故公仅予 2 剂：柴胡三钱，桂枝二钱，白芷三钱，枳壳三钱，茯苓三钱，杏仁三钱，香附三钱，橘红四钱，瓜蒌三钱，麦冬三钱，海螵蛸五钱，制白芍三钱，乌药三钱，甘松三钱，广木香三钱，薄荷二钱，甘草三钱，生姜 3 片，大枣 4 枚。2 剂，水煎服。

药后诸症悉除，然仍有头痛目眩之候。故原方去白芍、乌药加菊花一味，即有二诊之处方：柴胡三钱，白芷三钱，桂枝二钱，枳壳三钱，茯苓三钱，杏仁四钱，香附三钱，橘红四钱，瓜蒌三钱，麦冬三钱，海螵蛸五钱，菊花三钱，甘松三钱，广木香三钱，薄荷二钱，甘草三钱，生姜3片，大枣4枚。2剂，水煎服。

续服2剂，诸症若失，病臻痊愈。因家庭经济困难，又有往返城乡之不便，未有痊后之调治。此后30年间，每因情志或饮食所伤，而旧疾复发，即照方服用2剂即解。今来求诊，并献方，以记吉忱公愈疾之恩。

解读：此案之患者，患多种慢性疾病，均为经年陈病顽疾。因患者经济困难，又不能系统治疗，故有此特殊治疗过程。

研读该方案，方予以柴胡、枳壳、白芍、甘草，乃《伤寒论》四逆散之用，以调达枢机，理气导滞，治肝胃不和诸症。香附、乌药、甘草乃《局方》之小乌沉汤，温经理气导滞，以治脘腹胸胁疼痛之疾。桂枝、白芍、甘草、生姜、大枣，名桂枝汤，以其和营卫，调气血，以安和五脏。桂枝合枳壳、瓜蒌诸药，乃《金匮要略》之枳实薤白桂枝汤之意，以治"胸痹心中痞，留气结在胸，胁满"之候。茯苓合桂枝、甘草、大枣，乃《金匮要略》之苓桂甘枣汤，以其通阳行水，培土制水之功，化痰饮以治"胁肋胀满，胸闷，短气不足以息"之症。

甘松，甘温，入脾胃二经，既不燥热，亦不腻滞，有温胃止痛之功，且具芳香之性，能开胃醒脾。《本草便读》谓其能"医胃脏之寒疼""散脾家之郁"，故此药为吉忱公治胃脘痛之常药。白芷，具辛温之性，为足阳明经引经药。《本草便读》谓其"辛能达表，温可行经，风寒巅顶之疼，赖其解散；阴湿疝瘕之疾，借此宣除。"故公以其行气止痛之功，而用于胃痛、头痛之疾。盖因脾主运化，喜燥而恶湿；胃主受纳，喜润而恶燥，大凡脾胃虚弱而致肠胃疾病，公多用之。又因白芷为阳明经之引经药，以其甘辛温芳香之性，而清胃肠经之湿浊，公又以白芷辛温健脾燥湿之性以除胃家郁滞之湿浊；甘草以其甘平喜润之性以缓胃肠挛急之痛。二药相伍，公名"甘白饮"（入散剂名"甘白散"），为胃脘痛、腹痛之重要配伍及必用之药。木香，以其苦辛温之性，而入脾、胃、大肠、三焦经，《本草便读》谓其"燥脾土以疏肝，香利三焦破气滞，味苦辛而散逆，温宣诸痛而解寒凝"。故凡胸腹气滞胀痛，消化不良，食欲不振，呕吐泛哕之证，吉忱公多用之。海螵蛸以甘咸平之性，具补肾助阳之功，公以火旺土健之理，而用于脾胃虚弱之胃肠病。橘皮味辛苦而性温，功于健脾和胃，理气燥湿。脾恶湿为生痰之源，故湿去脾健则痰自化，气机通畅，则咳嗽呕恶自止。橘红为橘皮去其内层橘白而成，性较燥烈，功与橘皮相似，以祛痰燥湿为胜。麦门冬甘微苦微寒，不仅润肺，且能清心养胃。杏仁苦辛温，入肺、大肠二经，质油润，具润肠通便之功，与桃仁、麻仁、当归、生地黄、枳壳同用，乃《沈氏尊生书》之润肠丸。此案用薄荷，乃取其芳香之气，而理气郁，辟秽恶，以治因肝郁不舒所致之胸胁胀闷之证。《本草求真》云："甘菊生于春，长于夏，秀于秋，得天气之清芳，禀金精之正气，其味辛，故能祛风而明目，其味甘，故能保肺以滋木，其味苦，故能解热以除烦。"此案患者，因肝郁时有化火之势，而见"头痛眩"，故以其为"甘和轻剂，以平木制火，养肝滋肾，俾木平则风息，火降则热除。"

四君既济汤证案

姜某，男，42 岁。1982 年 8 月 7 日就诊。

患者平素脾胃虚弱，1周前患暑令感冒，经治体温正常。然仍烦躁口渴，汗出，胃脘当心而痛，纳食呆滞，大便干。舌红，苔黄白相间，脉弦数。

证属暑病气津两伤，热邪伤及阳明，胃失濡养而致胃脘痛。予四君子汤合《张氏医通》既济汤。

处方：党参20g，白术12g，茯苓10g，佛手10g，麦冬12g，石膏30g，知母10g，丹皮10g，玄参20g，肉苁蓉15g，鸡内金10g，神曲、麦芽各10g，甘草10g。水煎服，粳米粥佐服。

8月13日，服药5剂，药后诸症悉减，胃脘微痛。予以石膏减半量继服。

8月20日，续服中药5剂，诸症悉除。予以竹叶、石斛各10g，粳米20g，小麦20g，前二药煎汁熬麦米粥，为预后之施。

解读：此案实乃暑温失治，足阳明胃经气津双伤，胃失濡养，气机不畅而致烦躁，口渴，胃脘痛诸候，故而吉忱公有"四君既济汤"之治。因患者脾胃虚弱，故公予以四君子汤健脾益气，此乃"人以胃气为本"之谓也；热伤阳明，故予既济汤清热、益气、生津，该方由白虎人参汤加麦冬、竹叶、芍药而成。原方中有半夏，因与证不利，故去之。方加元参、肉苁蓉，以佐麦冬增其润燥除烦之功；入丹皮，以其苦辛性寒之性，以清阴分之伏火，阳明经热邪得消，则胃阴自救，胃热得清；然胃纳之功须扶，故药用鸡内金、焦三仙，共成消食磨积之功，而疗食积；方用佛手，以其清香之气，醒脾开胃，化浊燥湿，疏肝理气，则胃痛可解。诸药合用，阳明之热得解，暑湿之气得清，脾胃得健，而暑热伤胃诸症得除，病臻痊愈。

异功散证案

吴某，男，42岁，平度人。1974年9月26日就诊。

形体消瘦，精神萎靡不振。往有慢性胃炎、胃下垂、慢性结肠炎史。近因"生气上火"，加之饮食生冷食物而胁肋胀痛，脘腹痞满。伴腹泻、腹痛，嗳气频作，纳食呆滞，烦满不得引，舌淡红，苔厚腻，脉沉弦而细。

证属脾胃虚弱，传化失常；因食生冷，阻滞肠胃；七情所伤，肝气犯脾。治宜益气健脾，和胃化浊，抑肝扶脾，理气止痛。予以异功散合枳实芍药汤、小乌沉汤化裁。

处方：党参30g，炒白术12g，茯苓12g，陈皮10g，制白芍15g，郁金12g，木香10g，青皮10g，枳壳10g，乌药10g，山药15g，地榆12g，紫参15g，当归15g，川楝子10g，香附12g，炙甘草10g，生姜3片，大枣4枚。水煎以麦粥佐服。

10月2日，服药5剂，胁肋脘腹痛悉除，脘腹胀满，大便溏泄亦减，纳谷渐馨。舌苔薄白，脉沉微弦。原方去小乌沉汤予之。

10月8日，续服5剂，诸病豁然，病臻痊愈。予以异功散合枳实芍药散、紫参汤续服。

处方：党参15g，炒白术12g，茯苓12g，陈皮10g，枳壳10g，制白芍12g，紫参15g，地榆15g，炒山药12g，乌梅10g，炙甘草10g，炮姜6g，大枣10g。水煎温服，每日1剂。

1975年2月26日，患者来院，见其形体丰腴，神情愉悦，并欣然相告：服用三诊之方60剂，X线钡餐检查示：全消化道无异常。予以蜀脂饮，以善其后：黄芪10g，炙甘草4g，水1升，煎三分减一分，温饮之。

解读：此案患者素体脾胃虚弱，运化失司，传化无常，故有脘腹痞满、纳呆、泄泻诸症。此时因食生冷、"生气上火"，而病情加重，故主以钱乙《小儿药证直诀》之异功散以治其陈疾。方由四君子汤合陈皮而成，四君子汤主以益气健脾调中，此案之用陈皮，其味辛性温，主入脾肺，调中快膈，导痰消滞，利水破结，宣五脏，理气燥。其妙诚如《本草求真》所云："同补剂则补，同泻剂则泻，同升剂则升，同降剂则降，各随所配，而得其宜。"故同人参、白术、山药、甘草则补则升，则脾胃之气得益；同白芍、甘草，则益阴缓急，诸痛可解；同木香、香附、乌药，则理气降逆，则胀满可除；同枳壳则导下除滞，积食秽浊可泻。方中入白芍、枳壳代枳实，以麦粥佐服，乃《金匮要略》之枳实芍药散意；伍当归、川楝子，以理气导滞，和血止痛，和胃安中，以治"腹痛烦满不得卧"之候；辅以《局方》小乌沉汤（香附、乌药、甘草、木香、郁金），以理气达郁之功，而除胸腹胀痛之症；佐以《金匮要略》之紫参汤（紫参、甘草）合地榆、山药，以司脏腑气化之功，而清热燥湿，缓急止痛。方用川楝子者，以增其行气止痛之功，而愈胸胁脘腹之痛。诸方诸药合用，故5剂而诸症豁然。因痛止胀除，故二诊时去小乌沉汤而守方继服。续5剂病臻痊愈，故有守法继服之处方。

蜀脂，即黄芪也。蜀脂饮乃唐·王冰之方，谓有"长肌肉，利心肺"之功。黄芪为"补气诸药之最，是以有耆之称"；甘草"调和诸药有功，故有国老之号"，二药相须为用，益气健中，实补后天之本也。

20. 食道痛

凉膈散证案

李某，男，35岁，某部队干部。1974年11月14日初诊。

1974年3月，来本院经X线检查诊为食道下段溃疡。3月21日去济南军区总医院作食道镜检查，诊为食管炎。1973年

12 月，食后胸部有刺痛感，呃逆甚，伴肩背部疼痛、胸闷。1974 年 5 月份在 144 医院住院治疗 5 个月。后去 145 医院住院 2 个月，未见显效。近来胸脘痞满刺痛，食则痛剧。现食或不食均有烧灼感，气逆上冲，咽燥舌干涩，双肩及背部麻木酸痛，大便燥结。查舌胖，质淡，苔黄腻，脉沉涩而弱。

证属热郁胸脘，气血阻滞。治宜清热化瘀，调和气血。予以凉膈散合化肝煎加减。

处方：黄芩 10g，栀子 12g，大黄 10g，芒硝 12g，薄荷 3g，青皮 10g，陈皮 10g，浙贝 12g，连翘 12g，竹茹 10g，当归 15g，生地黄 30g，牡丹皮 10g，木香 10g，佛手 10g，白芍 12g，蒲公英 30g，甘草 10g，生姜 3 片，大枣 4 枚，为引。水煎服。

11 月 26 日，服药 8 剂后，诸症悉减，然仍感胸闷痛，脉沉弱无力，舌淡苔薄白。上方去芒硝，加香附 12g，郁金 12g，乌药 10g，水煎服。

12 月 12 日，服药 2 周，饮食后食道、胸脘灼痛感悉去，尚见胸闷，调方如下：

处方：青皮 12g，陈皮 10g，郁金 10g，牡丹皮 10g，茯苓 12g，当归 15g，丹参 30g，白芍 12g，木香 10g，蒲公英 30g，佛手 10g，栀子 10g，浙贝 10g，竹茹 10g，甘草 10g，水煎服。

12 月 30 日，患者欣然相告：续服中药 2 周，诸症悉除，复经济南军区总医院检查食管炎已愈。予白及、白薇、白蔹、白术各 200g，三七 50g。共研细末，每日 3 次，每次 6g，温水冲服，乃愈后之调。

解读：明·李中梓云："胃脘痛今呼心痛也。其在蔽骨之下，所谓胃脘当心而痛。"而本案患者为食管炎，病在蔽骨之上，故不当以胃脘痛论之。《金匮要略》记云："胸痹之病，喘息咳唾，胸背痛，短气。"《圣济总录》云："胸痛者，胸痹痛之类也。"故本案又非胸痹、胸痛之病。清·孙德润《医学汇海》云:"赤膈者,胸赤肿痛也。""因胸膈赤肿,故名赤膈。"故本案又非赤膈。《难经·四十四难》对消化道有"七冲门"之记,而食道位于会厌吸门,胃之贲门之间,且本案之病为食道下段溃疡,痛位胸膈,故吉忱公谓中医可称"胸痛"或称"食道痛"。

此案之病机,乃上焦郁热,中、下焦燥实之证,故公予以《局方》之凉膈散(川军、朴硝、甘草、栀子、连翘、黄芩、薄荷、竹叶)易汤,以成清热解毒、泻火通便之效;因尚见"胸部有刺痛",乃肝气郁结,日久化火,火灼食道之证,故公以《景岳全书》化肝煎(青皮、陈皮、白芍、丹皮、泽泻、栀子、浙贝)以疏肝泄热。故三诊时,因证符、法准、方对、药效,而诸症悉减。为防复发,故四诊时,予"四白三七散"调之。吉忱公谓此即《内经》"是故圣人不治已病治未病,不治已乱治未乱"之谓也。

21. 腹痛

桃核承气汤证案

李某,男,42岁。1975年5月11日就诊。

阵发性腹痛1天,并有恶心呕吐,腹痛脘胀,今日加剧。自诉在田中劳动,突然腹部疼痛剧烈,松一阵,紧一阵,呈绞痛之感,且向腰部放射。呕吐黄绿色液体两三次,量多。腹痛开始后,腹胀满,无大便,亦无矢气排出。查:体温38℃,脉搏84次/分,舌苔黄腻,脉象弦紧,脐上方偏右有压痛。血常规检查示:白细胞10×10^9/L,中性粒细胞0.68。触诊腹部胀满，外科诊为肠梗阻。因患者拒绝手术，故由中医药保守治疗。

证属湿热蕴结，腑气不通，气血凝滞。治宜清热利湿，活血化瘀，通腑攻下。

处方：川朴 12g，枳实 12g，桃仁 10g，赤芍 15g，大黄 15g（后下），芒硝 12g（分二次冲服），银花 60g，蒲公英 30g，炒栀子 12g，广木香 10g，薏苡仁 30g，元胡 10g，没药 10g，甘草 6g，水煎服。

5 月 17 日，服药 5 剂，腑气通，腹痛除，诸症豁然。故予以柴胡桂枝汤合柴胡芒硝汤续服之，以固疗效。

处方：柴胡 12g，黄芩 10g，党参 12，姜半夏 6g，桂枝 12g，赤白芍各 12g，芒硝 10g（分二次冲服），忍冬藤 20g，红藤 20g，甘草 6g，生姜 3 片，大枣 3 枚，水煎服。

解读：本案患者之发热、腹痛、无大便诸病症，属中医之"肠结""瘀结"之证。此乃气滞血瘀，瘀而化热，热结肠间而致。《伤寒论》106 条有云："但少腹急结者，乃可攻之，宜桃核承气汤。"方由调胃承气汤（大黄、芒硝、炙甘草）加桃仁、桂枝而成。《伤寒论》原治邪在太阳不解，随经入腑化热，及血搏结于下焦而致之蓄血证，故有"少腹急结"之症。今案之治，方中桃仁破血祛瘀，大黄下瘀泄热，二药合用，瘀热并泄，共为主药；桂枝和营卫通行血脉，芒硝泄热软坚，共为臣药；炙甘草益气和中，以缓诸药峻烈之性，以成扶正祛邪之功。方加银花、蒲公英、炒栀子、薏苡仁以清热利湿；赤芍、元胡、没药、木香理气导滞，活血化瘀。《本草便读》谓"行瘀散血，则没药擅其长。"故没药以其散瘀止痛之功，则下焦蓄血之证得解。故方准药效，药用 5 剂，而腑气通，腹痛除，诸症豁然。二诊时予柴胡芒硝汤合柴胡桂枝汤，以通达枢机，调和营卫，通腑润燥，药仅 10 剂，而病臻痊愈。

阳和汤证案

丁某，女，34 岁。1974 年 11 月 4 日就诊。

往有肺结核病史，腹部平片见有钙化影，病理检查诊为肠系膜淋巴结结核，由内科转中医科就诊。症见禀赋不足，形体羸瘦，肌肤甲错，面色无华，形寒肢冷，腹部痞满胀痛。舌淡红，苔薄白，脉沉细。

证属血虚寒凝，气化失司，瘀毒凝结。治宜益气养血，温阳解凝，化瘀散结。

处方：熟地黄 30g，桂枝 6g，炮姜 3g，麻黄 3g，鹿角胶 10g（烊化），三棱 6g，莪术 6g，鸡内金 9g，香附 12g，夏枯草 10g，赤灵芝 15g，红参 10g，黄芪 30g，浙贝 10g，甘草 6g，水煎服。

服药 10 剂，腹痛悉减。原方加白芥子 10g，茯苓 20g。3 个月复查肿块消失，肌肉丰腴，体质健壮，恢复体力劳动。

解读：肠系膜淋巴结结核，多因"里寒痰凝，而成癥结"。属中医学"腹痛""癥结"的范畴。此案应用阳和汤（熟地黄、肉桂、麻黄、鹿角胶、白芥子、姜炭、生甘草）治疗，即"解寒而毒自化"之义。方加红参、黄芪，名参芪汤，大补元气；赤灵芝《神农本草经》以其"益精气""健脾胃"之功，而主治"虚劳"之证，与黄芪相伍，名芪灵汤。三药共用，为扶正祛邪之良药。三棱、莪术为活血通脉之用；香附、夏枯草、浙贝，乃理气导滞，软坚散结之治。诸药辅之阳和汤，以成温阳散寒，化痰解凝，通脉散结之功，而腹痛癥结得解。

此案以西医诊断，以中医辨证施治，主以温阳化气之法，而解阳虚阴寒之证。其理，诚如恽铁樵《群经见智录》所云："西医之生理以解剖，《内经》之生理以气化。"

附子山茱萸汤证案

姜某，女，43 岁，教师。1964 年 8 月 12 日就诊。

自今夏以来即感腹部不适，纳食呆滞，倦怠，心情不舒，意不乐。近 1 周来腹痛腹胀，肠鸣溏泄，肌肉筋骨萎软，体虚，四肢不温，步行艰难。舌淡红，舌苔白腻，脉沉微紧。

证属寒湿之邪侵入，致脾胃运化功能失调，气机壅滞。师宋·陈言附子山茱萸汤意化裁。

处方：制附子 12g，山茱肉 12g，木瓜 12g，乌梅 20g，制半夏 10g，肉豆蔻 6g，丁香 6g，藿香 10g，陈皮 10g，高良姜 10g，制香附 10g，生姜 3 片，大枣 4 枚。水煎饭前服，每日 2 次。

8 月 26 日，药后腹痛腹胀若失，余症悉减。效不更方，仍宗原意守方续服。

9 月 1 日，续服 5 剂，病臻痊愈，劳作甚则微有四肢萎软之感。予以参芪汤加木瓜、桑寄生以续调。

处方：红参 10g，黄芪 15g，木瓜 10g，桑寄生 10g。水煎服。

解读：《素问·举痛论》云："寒气客于肠胃之间，膜原之下，血不得散，小络急引故痛。"意谓腹痛之病机为寒邪内阻，气机窒滞。故《诸病源候论》有"腹痛者，因府藏虚，寒冷之气客于肠胃，膜原之间，结聚不散，正气与邪气交争相击故痛"之论。1964 年乃甲辰岁，为太阳寒水司天之年，寒气偏胜，故积寒至夏而有腹胀、腹痛之候。《灵枢·五邪》篇云："邪在肠胃……阳气不足，阴气有余，则寒中肠鸣腹痛。"《素问·气交变大论》云："岁土太过，雨湿流行，肾水受邪。民病腹痛，清厥意不乐，体重烦冤……甚则肌肉萎，足痿不收，行善瘈，脚下痛，饮发中满食减，四肢不举。"意谓 1964

年，岁甲辰年，天干甲，为阳干，乃岁土太过之年，经谓"敦阜之纪"，主雨湿流行。土克水，故湿邪伤肾，肾阳虚衰，不能制水，故有"腹痛、清厥、体重"之候；心肾不交，而"心情不舒，意不乐"；土胜而邪有余，脾经自病，发为痿痹，而见"肌肉萎，足痿不收，行善瘈，脚下痛"之证；因脾主肌肉，土胜水气不行，而生痰饮，故有腹胀、纳呆之候；脾土胜肾水，木为水之子，复能克土，故木复而致土病，而见"腹胀""溏泄""肠鸣"之症。《素问·至真要大论》云："岁太阴在泉……湿淫所胜……民病……少腹痛肿，不得小便。"甲辰岁，下半年为太阴湿土在泉，"湿淫所胜"而有"少腹痛肿，不得小便"之症。而八月乃之四之气时，客气为厥阴风木，主气为太阴湿土，客气克主气，故有"客胜则足痿下重，便溲不时，湿克下焦，发为濡泻"之候。故而陈言在《三因极一病证方论》中，有附子山茱萸汤治肾经受湿之用。

此案乃吉忱公讲授《内经》，论及五运六气病治之纪时之案例。对于附子山茱萸汤证治，公取陆懋修《<内经>运气病释》缪问之解："敦阜之纪，雨湿流行，肾中真气被遏，则火之为用不宜，脾土转失温煦，此先后天交病之会也。"经谓："湿淫于内，治以苦热。故以附子大热纯阳之品，直达坎阳，以消阴翳，回厥逆而鼓少火，治肾而兼治脾。但附子性殊走窜，必赖维持之力而用益神，有如真武汤之用白芍，地黄饮子之需五味是也。此而不佐以茱肉之酸收，安见其必其入肾而无劫液之虑？不偕以乌梅之静镇，难必其归土而无铄肺之忧。得此佐治，非徒阳弱者赖以见功，即阴虚者投之中縶矣。然腹满溏泄为风所复，土转受戕，此治肝亦治急也。脏宜补，既有茱肉以培乙木；腑宜泻，更用木瓜以泄甲木。所以安甲乙者，即所以资戊己也。肉果辛温助土，有止泻之功，兼散皮外络下诸气，治肉痿者必需。再复以半夏之利湿，丁、木香之治胃，木瓜、乌梅之疗痿，生姜、大枣之和中，眼光四射矣。风气来复，有味酸群药补之、泻之，尚何顾虑之有哉。"公复谓："此乃六甲年太宫运，岁土太过，雨湿流行，土胜木复，所生病，故宜以此方治之。缪氏弃藿香而代之木香重在治胃。然陈言组方用藿香佐丁香，重在芳香化湿，其辛散走表而不峻烈，微温化湿而不燥热，以其醒脾开胃，和中理气之功，尤为湿困脾阳之要药。而木香辛散苦降而温通，重在行胃肠三焦之气滞，为行气止痛之要药。二药较之，方知陈言辨证组方用药之妙。"本案方加陈皮，乃主以理气导滞和胃之用，加良姜、香附乃良附丸，增其理气止痛之功而愈腹痛。

22. 泄泻

人参汤证案

例1：闫某，男，52岁。1974年8月6日就诊。

因前几天野外劳动后，腹中饥饿，回家吃冷稀粥两碗后，开始感觉脘腹不适，随后出现便泻，至今半月不愈。每日腹泻3~5次，脐部微痛有凉感，大便呈蛋花样，时泻下如水，稍有恶臭气味，但无黏冻，无发热，腹肌松弛，时肠鸣有声，舌苔白腻微厚，脉象沉濡。

证属脾虚夹湿，中焦寒郁。治宜健脾化湿，温中散寒。

处方：党参15g，甘草6g，炮姜10g，白术10g，熟附子10g，茯苓12g，陈皮10g，广木香10g，白芍12g，白扁豆20g，陈曲10g，焦山楂10g，大枣3枚。水煎服。

8月12日，服药5剂，诸症悉减，大便仍溏，每日3次。

于上方合入紫参汤（紫参20g、甘草10g）、诃梨勒散冲服之。

8月26日，续服10剂，腹泻腹痛，诸症豁然，病臻痊愈。予以紫参汤续服，以愈后。

解读：元·朱震亨《金匮钩玄》云："濡泄者，体虚软弱，泄下多水，湿自甚也。"元·罗天益《卫生宝鉴》云："脾为五脏之至阴，其性恶寒湿。今寒湿之气内客于脾，故不能裨助胃气，腐熟水谷……故洞泄如水，随气而下，谓之濡泄。"本案患者素体禀赋不足，脾胃虚弱，又因劳倦腹饥，食冷后而致腹痛腹泻肠鸣，伴泻下粪便臭如败卵。此乃饮食不节，寒冷之食损伤胃肠，胃肠之受纳、传化功能受损，而致濡泄诸症。其治，《普济方》有"凡治泻之法，先理其中焦，分利水谷，然后断下，医之大法如此"之论。故公以《金匮要略》之人参汤（人参、甘草、干姜、白术），以补中助阳，缓救其本虚；因脉沉濡，乃中焦阳虚之候，故辅以制附子，乃《阎氏小儿方论》之附子理中丸（人参、白术、干姜、甘草、制附子）之用，以温运脾阳，调理中焦；药佐茯苓寓《局方》四君子汤以益气健脾；佐木香、白扁豆、神曲、焦山楂以理气导滞，和胃化浊，故二诊时"诸症悉减"。因大便仍溏，故公合入《金匮要略》之紫参汤，逐其陈，开其道，而积去利止；入《金匮要略》诃梨勒散（诃子10枚，为散，粥饮和，顿服）益肠胃，健中州，而涩肠固脱。诸方诸药合用，而病臻痊愈。

例2：牟某，女，31岁，栖霞人。1981年3月5日就诊。

腹痛飧泄，每当排便时腹痛欲坠，大便稀薄，便后即止，已有数月之久，曾服多种药物不愈。舌淡无苔，脉沉弱而微，关脉微弦。

证属脾肾阳虚，中焦失运，肠失禁固。治宜缓中益脾，温阳燥湿之剂，佐以柔肝固肠之味。

处方：人参 20g，白术 15g，茯苓 10g，防风 12g，肉蔻 12g，诃子 10g，陈皮 10g，干姜 10g，熟附子 10g，杭白芍 10g，三仙各 10g，木香 10g，炙甘草 10g，大枣 4 枚，为引。4 剂，水煎服。

3 月 10 日，药后诸症悉减。为增大其止泻固肠之功，原方加紫参 20g，山药 15g，续服。

3 月 21 日，续服中药 10 剂，诸症豁然，大便正常，腹痛亦愈。

解读：腹痛飧泄，乃中焦阳气衰减之候。故吉忱公治以《伤寒论》之理中丸，《金匮要略》之人参汤（人参、白术、干姜、甘草）。经云："脾欲缓，急食甘以缓之。"缓中益脾，以甘为主，故方以人参为君。《内经》复云："脾恶湿，甘胜温。"而温中胜湿，亦必以甘为助，故又以白术为臣。于是方中以人参、炙甘草补中益气，白术健脾燥湿，干姜温中散寒，则脾阳得运，寒湿得除，则泄泻自瘳。《灵枢·百病始生》篇云："多寒则肠鸣飧泄，食不化。"《素问·阴阳应象大论》篇云："清气在下，则生飧泄。"故脾肾阳虚，气化失司，为发飧泄之由，故公又在四君子汤健脾和胃基础上予参附汤大补元气，术附汤温阳除湿，则飧泄可解。"每当排便时腹痛欲坠，大便稀薄，便后即止"，乃脉沉弱，关脉微弦之症，提示为肝气犯脾之候，故当加防风，发散脾家之湿邪，与健脾补脾之白术，养血柔肝之白芍，理气醒脾之陈皮，组成"痛泻要方"，以除肝旺脾虚之证。药用木香取其辛苦而温之性，行气以止痛；诃子、肉蔻乃涩肠止泻之专品。公于此案，处方不过十数味，其察病情，至真至确；其审药性，至精至当。一纸处方而数法备焉，故收效于预期。是乃得清·徐大椿之心法："古圣人之立方……方中所用之药，必准对其病，而无毫发之差，无一味泛用之药，且能以一药兼治数症，故其药味虽少，而无症不该。后世之人，果能审其人之病，与古方所治之病无少异，则全用古方治之，无不立效。"

藿香养胃汤证案

王某，女，35岁。1973年7月6日就诊。

大便溏泄数日，每日3~5次，脘部痞满烦闷，腹胀时痛，纳呆，四肢酸软乏力，苔白腻，脉濡而弱。

证属湿困脾胃，运化失调。治宜健脾和胃，芳香化湿。

处方：藿香10g，白扁豆15g，佩兰10g，茯苓12g，木香10g，神曲12g，陈皮6g，姜半夏10g，川朴6g，蔻仁10g，白术10g，党参15g，甘草6g，生姜12g，水煎服。

7月12日，药用5剂，便溏脘腹痞满悉减。加木瓜12g，续服。

7月19日，续服中药5剂，诸症豁然，腹泻腹痛、肢酸乏力均除。

解读：明·皇甫中《明医指掌》云："泄者，大便溏清；泻者大便直下，略有轻重，总是脾虚。"可谓言简意赅之论。本案患者所病，此乃脾胃虚弱，运化失调，内生湿邪而致泄泻；气机壅滞而发脘腹胀满诸症；湿困脾胃，化源不足，营卫失和，而致四肢酸软乏力；脉舌亦脾虚湿困之证。故公予以健脾和胃，芳香化湿之剂。师《三因极一病证方论》之藿香养胃汤（藿香、白术、茯苓、神曲、乌药、砂仁、薏苡仁、半夏曲、人参、荜澄茄、甘草、大枣、生姜），合《圣济总录》之藿香厚朴汤（藿香叶、厚朴、半夏、人参、茯苓、陈皮、生甘草、大枣、生姜）化裁。藿香芳香化湿，为暑令疾病常用之药，辛散除暑而不峻烈，微温化湿又不燥烈，为散暑湿，醒脾胃，除胸膈满闷、腹胀吐泻常用之药，故为两方之主药。方中尚寓《医方集解》香砂六君子汤、《局方》平胃散、《医原》藿朴夏苓汤诸方之妙，故首诊"药用 5 剂，便溏脘腹痞满悉减"。木瓜酸温气香，酸能入肝而舒筋活络，温香入脾，能化湿和胃。因脾主四肢，又主肌肉，性恶湿，而喜香燥，故公于二诊时加木瓜，意谓与原方中所寓《伤寒论》之厚朴生姜半夏甘草人参汤共施，以其健脾温运，宽中除满之功，俾"腹胀时痛""四肢酸软乏力"之症得除。

桃花汤证案

潘某，女，67 岁。1977 年 8 月 16 日就诊。

往有慢性肠炎史，近因滑脱不禁就诊。症见下痢稀薄，混有白冻，腹部隐隐作痛，纳呆食少，神疲无力，形寒肢冷，面色无华，舌淡苔薄白，脉沉细而弱。

证属脾虚中寒，寒湿滞于肠中，而致泄泻。治宜温补脾肾，固肠止泻之法。师桃花汤意化裁。

处方：赤石脂20g，干姜10g，粳米20g，紫参20g，诃子12g，肉蔻6g，水煎服。

服药 5 剂，大便成形，腹痛若失。续服 3 剂，诸症豁然。因属久泻久痢，故三诊时加酸涩收敛，止泻固肠之乌梅，续服药 5 剂，病痊。

解读：桃花汤，方出自《伤寒论》，乃为虚寒下利便血，滑脱不禁证而设方。本案为下利日甚而病程较久者，为中焦阳虚，统摄无权，固涩失职而见诸候。故其治重在温涩，主以赤石脂涩肠止泻，干姜温中散寒，粳米补脾益胃，以成温中涩肠之功。名桃花汤者，或因赤石脂赤白相间之由。赤石脂《唐本草》名"桃花石"，汤色淡红若桃花故名。而王晋三则云："桃花汤非名其色也，肾阳虚用之，若寒谷有阳和之效，故名。"加紫参、诃子、肉蔻以增其健脾温肾涩肠之功。论及此案之治，吉忱公引用其学师恽铁樵《金匮方论》之语导之：

"治医必明病理，究药效。理论必与事实相符，如此然后有进步。"临床用药重在辨证论治而用药，当须参以现代之药理研究，亦即"如此然后有进步"也！公谓"本案之主药赤石脂，现代药理研究表明其含有硅酸铝及铁、锰、钙的氧化物，内服能吸着消化道内有害物质，对发炎的胃肠黏膜有保护作用；对肠胃出血也有保护作用。所以对于急慢性痢疾、阿米巴痢疾、胃及十二指肠溃疡等病，均有很好的治疗作用"。

二诊时，虽然下利已止，然久泻下痢，盖由脾胃阳虚，寒湿滞于肠中而成滑泄，故于桃花汤加乌梅，以其酸涩之性而涩肠止泻，故乌梅为肠炎、痢疾之良药。现代研究表明乌梅含有机酸，能与生物碱结合成盐，使其溶于水，而提高疗效。药理实验表明乌梅有较好的抗菌、抗过敏作用，故为萎缩性胃炎、过敏性结肠炎、胆囊炎的常用药。

白术厚朴汤证案

左某，女，46 岁，莱西教师。1979 年 6 月 7 日就诊。

往有慢性肠炎之泄泻史。自入春以来，不明原因病情日剧，当地中医以"飧泄"治之，均罔效，近期加剧，经人介绍来诊。证见心腹胀满，疼痛，下利稀薄，带有白冻，每日饮食不周，则滑脱不禁，肢乏体倦，伴胸胁痛，四肢筋骨痛，肌肉瞤酸，善太息。舌苔白而腻，脉沉细微弦。

岁乙未年，岁土不及之年，《内经》称为卑监之纪。土不及，木乘之，而见脾弱肝强之候。故予以宋·陈言之白术厚朴汤化裁。

处方：炒白术 15g，厚朴 10g，桂枝 10g，藿香 15g，陈皮 10g，炮姜 6g，炙甘草 10g，生姜 3 片，大枣 4 枚，为引。水煎服。

6 月 12 日，服药 5 剂，腹痛、腹泻之候豁然，而余症不减。加木瓜 15g，吴茱萸 6g，盐 3g，续服。

6 月 20 日，续服药 7 剂，病臻痊愈。予以首诊之方服之，以固疗效。

解读：《素问·阴阳应象大论》云："春伤于风，夏生飧泄。"《素问·风论》云："久风入中，则为肠风飧泄。"意谓风邪入中犯脾，致飧泄之病。《素问·气交变大论》云："岁土不及，风乃大行……民病飧泄霍乱，体重腹痛，筋骨繇复，肌肉瞤酸……胸胁暴痛，下引少腹，善太息。"意谓乙未年，岁土不及之年，而风木之气乘之，因脾弱肝强之病机，而见腹泻、腹痛诸症。白术厚朴汤，乃陈言为脾虚为风所伤之证而设方。脾为湿土，所恶者湿，所畏者肝，其取资则本于胃。故古人治脾必及胃者，恐胃气不得下降，则脾气不得上升，胃不得游溢精气，即脾无所取资，故以白术甘苦入脾，以益气升清、健脾燥湿。燥湿则佐以厚朴，苦温平胃理气降浊，乃补脏通腑之法也。肝为将军之官，乘土不足而凌犯中州，经云："木郁达之"。达，指疏泄肝气，故必以疏泄解之。桂枝辛甘，辛散甘缓故具泄肝之气；青皮苦酸疏肝破气，故吉忱公易之以陈皮，以其气芳香入脾肺，功于健脾和胃，俾脾健湿祛，而泄泻得除；复以甘草缓甘之急，监制桂枝、陈皮、厚朴过泄之品；再合藿香之辛芳，横入脾络，为湿困脾阳，倦怠无力，纳食不馨，舌苔垢浊者最捷之药；炮姜之辛苦，上行脾经，守而不走，以疗腹痛；半夏辛润，下宣脾气以燥湿化浊。于是诸药合用，莫安中土使脾气固密，自不畏乎风气之流行。木克土，土之子金气来复，又得厚朴、半夏，泻肺气之余，不用苦寒伐土，即《内经》"以平为期"之谓也。用生姜、大枣，取其辛甘化阳，酸甘化阴之效，调和营卫，化生气血之功，俾"筋骨痛""肌肉瞤酸"之症得除。

二诊时，肢节筋骨痛不减，故药加木瓜、吴茱萸、盐三味，名木萸汤，为治转筋腿痛之用方。公谓"大凡见腓肠肌痉挛者，均可用之"。

培中泻木汤证案

于某，女，56 岁，栖霞县干部。1972 年 6 月 27 日就诊。

素体尚健，身无不适。自入夏以来，遂感四肢沉重，1 周前腹泻，肠鸣，完谷不化，大便溏薄，伴胁肋不适，每因恼怒或情绪激动，则腹痛腹泻，四肢不温，舌淡红苔薄白，脉双关弦而缓，余脉沉细。

证属伏气飧泄，治宜培中泻木之法。

处方：炒白术 12g，制白芍 10g，陈皮 10g，防风 6g，茯苓 15g，吴茱萸 6g，炮姜炭 3g，紫参 12g，生甘草 6g，鲜荷叶 10g。水煎服。

7 月 3 日，连进 5 剂，腹满、肠鸣、纳呆诸候豁然，大便成形。予以守方续服。

7 月 10 日，续服 7 剂，诸症悉除，时有腹胀，仍有四肢欠温之症，诊关脉缓，六脉有力。予以《寿世保元》之吴茱萸丸以预后。

大麦芽 15g，肉桂 15g，吴茱萸 30g，苍术 30g，陈皮 15g，神曲 15g。前 5 味药为细末，神曲糊为丸，三钱重。日 3 次，每次 1 丸。

解读：飧泄一词，首见于《黄帝内经》，又名飧泻，水谷痢。《素问·阴阳应象大论》云："春伤于风，夏生飧泄。"《素问·风论》云："久风入中，则为肠风飧泄。"《素问·脉要精微论》云："久风为飧泄。"以上经文，均约言伤于风邪，必致飧泄。《素问·气交变大论》云："岁木太过，风气流行，脾土受邪，民病飧泄。"乃约言逢天干壬木阳年，岁木太过，风气大行，伤脾而致飧泄之病。《素问·藏气法时论》云："脾病者……虚则腹满肠鸣，飧泄食不化。"意谓飧泄之病，临床可见下利完谷不化之候，乃脾胃虚弱之证。此案谓春伤于风，夏生飧泄者，雷丰谓"此不即病之伏气也"。盖风木之气，内通乎肝，肝木乘脾，脾气下陷，日久而成泄泻。《素问·生气通天论》云："邪气流连，乃为洞泄。"此亦言伏气为病。可见飧泄、洞泄，皆由伏气使然。二者不同之处，在于飧泄为完谷不化，洞泄为直倾于下。详而论之，雷丰谓飧泄一证，"良由春伤于风，风气通于肝，肝木之邪，不能条达，郁伏于脾土之中，中土虚寒，则风木更胜，而脾土更不主升，反下陷而为泄也。"故《素问·阴阳应象大论》又谓"清气在下，则生飧泄"。所以当春天升发之令而不得发，交夏而成斯证矣。其脉两关不调，或弦而缓，肠鸣腹痛，完谷不消，治宜培中泻木法治之，吉忱公名之方曰"培土泻木汤"。

1972 年，壬子岁，岁木太过之年，风气大行。且初春初气之主客气又为厥阴风木，此案即"春伤于风"之谓。因其素体尚健，未见不适，风木之气遂成伏气。久之，遂成木郁犯脾，值入夏芒种后，因伏气而发，而成肝木乘脾之证，遂发飧泄。故师雷丰《时病论》"治伏气飧泄"之"培土泻木法"。其方雷丰有如下之解："术、芍、陈、防四味，即刘草窗先生治痛泻之要方，用之为君，以其泻木而益土也；佐苓、甘培中有力；姜炭暖土多功；更佐吴萸疏其木而止其痛；荷叶升清而助其脾。吉忱公谓此方实寓时方之"痛泻要方"（白术、白芍、陈皮、防风），经方之"橘皮汤"（橘皮、生姜）、"吴茱萸汤"（吴茱萸、人参、大枣、生姜）三方之功。而增紫参一味，伍甘草，乃《金匮要略》之紫参汤（紫参、甘草），以紫参苦酸性平之体，而为"下利"之要药。

吴茱萸丸为预后之用，乃健脾和胃、疏肝散寒之伍。此乃吉忱公宗《内经》"不治已乱治未乱"之谓也。

23. 痢疾

芍药汤证案

王某，男，21 岁。1974 年 7 月 24 日就诊。

2 天来自觉畏寒、发烧、腹痛、腹泻、便脓血，每日 10～15 次，伴有里急后重，食减，口味淡，舌苔微黄，脉濡数而短。体温 38.7℃，有轻度脱水现象，左下腹明显压痛。便常规检验：脓细胞（+++），白细胞（+++），红细胞（+++），巨噬细胞（+）。

证属湿热蕴结大肠，腑气阻滞。治宜清热利湿，攻下通里。

处方：银花 20g，当归 12g，白芍 10g，青皮 6g，广木香 4.5g，茯苓 10g，川朴 6g，枳壳 6g，地榆炭 15g，白头翁 12g，川连 10g，大黄 10g，秦皮 10g，甘草 6g，水煎服。

7 月 28 日，服药 4 剂，诸症悉减。为增其清热解毒之功，原方加黄芩、黄柏，以佐黄连之力；加榔片、肉桂，以助通结逐秽之效。

8 月 3 日，续服 4 剂，诸症悉除，病臻痊愈。时值盛夏，沟洼篱笆之处，葎草遍布，嘱用鲜草半斤许，烧水浴足，可疗泻痢，故嘱用之以善其后。

解读：本案患者属湿热之邪壅滞肠中，气机不畅，传化失司，而致湿热痢。故治以清热解毒，利湿通下为法。此案之痢，见"便脓血"，故其治，公尚以《医宗己任篇》之"当调气不当破气，当和血不当利血，二语是治痢家千古不易之则"为鉴，故予《素问·病机气宜保命集》之芍药汤，方中之芍药甘草汤合当归和营以治脓血；槟榔行气以除后重；黄芩、黄连、大黄以清热解毒；肉桂辛温以通郁结。辅以《伤寒论》之白头翁汤（白头翁、黄柏、黄连、秦皮）、银花、地榆，以增强清热解毒、凉血止痢之功，药加茯苓，乃健脾渗湿之用。故复诊时用药 4 剂，痢除而病愈。

此案之治，不用涩肠止泻之剂，而用清解泻下之味，此即治痢之要："初痢以通，久痢以涩。"药用肉桂，公谓以其理阴分，解凝结，行血分之功，以逐秽通结。并引《本草便读》之论解之，肉桂"辛甘大热，补命门助火消阴，紫赤多香，益肝肾通经行血，腹痛、疝瘕等疾可导可温，风寒痹湿诸邪能宣能散。"吉忱公复云："此药虽大热，乃引火归原之用，故可逐秽通结，而无助热之弊。用药之法，有是病必用是药。"

芳香化浊方证案

翟某，女，36 岁。1974 年 7 月 15 日就诊。

伏暑季节闷热，经常贪凉。日前自觉腹胀满时痛。近 1 日来，便下赤白黏冻样便，日 7～8 次，并感里急后重，纳呆食减，形体消瘦，五心烦热，口苦涩而干，溲赤黄，舌质红绛，苔光剥，脉细。

证属暑湿内蕴，热移大肠。治宜清化湿热，祛暑畅中。

处方：佩兰 10g，苍术 12g，川朴 12g，肉蔻 10g，茯苓 12g，广木香 10g，地榆炭 20g，陈皮 10g，焦山楂 12g，神曲 10g，枳壳 10g，白芍 15g，黄芩 10g，当归 12g，甘草 10g，水煎服。

7 月 20 日，服药 4 剂，腹胀、腹痛除，泻下止，小便清，纳食可。守方续服 4 剂。

7 月 26 日，患者欣然相告：纳谷馨，二便调，心情好。询之是否续服中药，予以保和丸健脾和胃，以顾护胃气。

解读：《诸病源候论·赤白痢候》云："痢而赤白者，是热乘于血，血渗肠内则赤也，冷气入肠，搏肠间，津液凝滞则白也，冷热相交，故赤白相杂。"此论表述了赤白痢之病因病机。其病候，《症因脉治》记云："痢疾之证，便下脓血，或赤、或白、或黄，或三色杂下，里急后重，欲便不得便，即便而复登厕，逼迫恼人。"表述了痢疾之临床见症。其治，宋·陈自明尚云："大抵治痢之法，虚者补之，实者泻之，滑者涩之，闭者通之，有积者推之，风则散之，暑则涤之，湿则燥之，热则凉之，冷则温之，冷热者调之，以平为期，不可过，此为大法"。故方中主以佩兰，取其性平味辛，其气清香，能化湿解暑，醒脾和中，因其性较和缓，醒脾化湿之功较好，故多用于湿浊内蕴之泄泻证者；平胃散伍山楂、神曲，名楂曲平胃散，以其健脾和胃、消食化湿之功，以疗腹胀、纳呆之候；当归、黄芩、芍药、甘草，为《金匮要略》之当归散，乃为血虚湿热之候而设方，内寓芍药甘草汤，酸甘化阴，而腹痛可解；药用茯苓、肉蔻、地榆，渗湿涩肠以止泻，木香理气导滞。诸药合用，仅服用 4 剂则暑湿得除，热痢得解。公谓此案愈病之方，乃宗清·雷少逸《时病论》"芳香化浊法"而名方也。

白头翁汤证案

尉某，女，26 岁，教师。1973 年 8 月 7 日就诊。

产后半月，形体赢瘦，诸不足。于 1 周前急发腹痛，伴里急后重，肛门灼热，痢下脓血，赤多白少，壮热口渴，渴欲饮水，头痛烦躁诸候。经医院肠道门诊确诊为细菌性痢疾，服磺胺剂罔效。3 日后请中医会诊，予以中药治疗。舌红苔黄，脉滑数。

证属疫毒熏灼肠道，耗伤气血，即"热利下重者"之证。

治宜清热解毒，凉血止痢之法。予以白头翁汤化裁。

处方：白头翁 15g，黄柏 12g，黄连 6g，秦皮 12g，地榆 20g，紫参 20g，水煎服。

服药 1 剂，热解痢止。续服 4 剂，诸症若失。因虑其产后血虚痢久伤阴，加阿胶 6g（烊化），甘草 6g，续以《金匮要略》白头翁加甘草阿胶汤服之，续服 10 剂，病臻痊愈。

解读：白头翁汤乃《伤寒论》阳明热利证之用方，方由白头翁、黄连、黄柏、秦皮组成。本案选用此方，盖因其热利下重，故药以清热解毒、凉血止痢为法。白头翁一味，《神农本草经》言其能治寒热，逐血，止痛；陶弘景谓其能止毒痢，故任为主药，并冠汤名。方主以白头翁苦寒清热，凉血解毒；柏、连清热燥湿，坚阴以厚肠；秦皮凉血止血。诸药合用，共成清热燥湿，凉血解毒之功。《本草纲目》谓地榆除下焦热，治大小便血证；紫参为湿热泻痢之要药，加用二药，则清热凉血之功得助，故收桴鼓之效。

吉忱公谓："用经方要善师其意，加减要切合病情。"如本案患者，产后气血亏虚，复患热利，病后失治，下利伤阴，故谓"虚极"，故二诊时，以白头翁汤清热止利，加阿胶、甘草养血暖中，《金匮要略》名曰"白头翁加甘草阿胶汤"。该方不但可治产后热利下重之证，尚为阴虚血弱而热利下重之证之用方。

24. 霍乱

治乱保安汤证案

娄某，男，46 岁，栖霞一乡绅。1948 年 8 月 2 日就诊。

今日中午，因天气炎热烦闷，汲深井之水暴饮，复于客厅之地洒水卧席纳凉，倏尔暴起呕吐下利，腹中大痛，其居为县立医院驻地，急由家人背起来院求诊。刚入座又急如厕，下利清稀，如米泔水，不甚臭秽，腹中仍痛，伴胸膈痞闷，四肢清凉，舌苔白腻，脉沉微细。

证属夏秋之际，暑湿之气杂糅寒凉，损伤脾气，令三焦混淆，清浊相干，乱于肠胃而致。治宜雷丰之治乱保安法。

处方：藿香 12g，乌药 10g，木香 6g，半夏 10g，白茯苓 15g，苍术 10g，砂仁 6g，苏梗 6g，伏龙肝 10g。1 剂，初煎作汤服，续作饮服。

取药回家急煎，翌日上午复诊，欣然相告：初服后呕吐、下利、腹痛诸症悉减，睡前续服，安然入睡，今晨起如厕无腹痛，大便微溏，余症悉除。切诊脉复如常。效不更方，原方续服 3 剂。又 3 日谢告痊愈。

解读：《素问·至真要大论》云："少阴司天，热淫所胜。"《素问·六元正纪大论》云："热至则身热，吐下霍乱。"1948 年，岁戊子年，暑热大行；戊子岁，少阴君火司天，热淫所胜，此病霍乱之一因也。《六元正政大论》云："太阴所至为中满霍乱吐下。"时病发于 8 月 2 日，乃大暑后 10 日，立秋前 3 日，五运季乃长夏时，夏末秋初之际，六气季为四之气，主客之气均为太阴湿土，火热暑湿之气隆盛，复因居湿纳凉，此即雷丰《时病论·霍乱》篇"邪杂糅交病于中，正不能堪，一任邪之挥霍撩乱，故令三焦混淆，清浊相干，乱于肠胃也。"亦即《灵枢·五乱》篇"故气乱……乱于肠胃，则为霍乱"之谓也。故其治吉忱公乃宗《时病论》之"治乱保安法"，名其方曰"治乱保安汤"。其解，雷丰云："邪扰中州，挥霍撩乱，宜此法也，首用藿香、乌、木，行气分以治其乱；夏、苓、苍术，祛暑湿以保其中；更佐砂仁和其脾；伏龙安其胃，此犹兵法剿抚兼施之意也。"吉忱公方加苏梗，取其辛温芳香，入脾肺二经，理气化浊；半夏曲易半夏，取消痞散结和胃之功，二药以解胸膈痞闷之症。

清·宝辉《医师小草·精义汇通》云："方有膏、丹、丸、散、煎、饮、汤、渍之名。各有取义，膏取其润；丹取其灵；丸取其缓；散取下达；饮取其中和；汤取其味，以荡涤邪气；渍取其气，以流连病所。"故此案服法，初煎作汤服，"以荡涤邪气"；续作饮服，"取其中和"，乃健脾和胃之谓也。

正元散证案

徐某，男，46 岁。1954 年 8 月 3 日（大暑后 11 日）就诊。

3 日前上午田间劳作，烈日炎炎，暑湿烦闷。中午回家急汲井水暴饮，又食不洁之猪头肉凉拌黄瓜，饭后午休。尚未入睡即暴起呕吐下利不止，吐泻物如米泔水。诊所予以藿香正气水服之，症状不减，然仍作吐利，急来院求治。见面色苍白，眼眶凹陷，手足厥冷，头面汗出，胸胁刺痛，仍呕吐泄利，自汗出，脘腹痞闷，筋脉挛急，舌淡苔白腻，脉沉细而弱。

证属寒湿秽浊之气，壅滞中焦，阳气受阻，以致清浊不分，发为霍乱。治宜散寒燥湿，温补脾肾，回阳救逆。师《局方》正元散意易汤治之。

处方：炒赤小豆 15g，炮姜 10g，陈皮 12g，白参 10g，炒白术 12g，茯苓 15g，肉桂 6g，制川乌 10g，炮附子 10g，炒山药 12g，川芎 10g，乌药 10g，葛根 15g，炙黄芪 15g，甘草 12g，生姜 3 片，大枣 4 枚，为引。水煎服。

翌日复诊，初服即吐利缓，四肢温，再服则吐利止。予以上方去川乌、川芎续服 3 剂。药后欣然相告：病愈，体健如初。

解读：1954 年，岁甲午年，为岁土太过之年，雨湿之气流行伤肾，又为少阴君火司天，阳明燥金在泉之岁。8月3日，乃大暑后 11 日，为四之气时，主客之气均为太阴湿土。意谓该年五运六气为湿邪隆盛。《素问·六元正纪大论》云："太阴所至为湿生"。该篇复云："土郁之发""呕吐霍乱"。表述了霍乱之病位在中焦脾胃，如果外湿内寒之邪犯于中州，抑郁不伸，即可引起呕吐泄泻而成霍乱之证。故吉忱公有上述之治。此案之正元散，方以人参、白术、茯苓、甘草，寓四君子汤补脾胃之气，以助后天生化之源；方中附子、干姜、肉桂，功于峻补下焦之元阳，火旺土健以祛中焦及下元之寒湿。且附子、干姜伍参、术、草等药，又寓理中汤、四逆汤之伍，具温中散寒、回阳救逆之功。黄芪伍人参，名参芪汤，以助四君子汤大补元气之功。药用川乌一味，乃《金匮要略》之乌头煎，为治沉寒痼冷，腹痛肢冷之用方。他如山药健脾渗湿，乌药暖胃祛寒，葛根解肌除挛，川芎化瘀止痛，陈皮和胃降逆止呕。于是诸药合用，则阴寒湿浊之邪得除，而霍乱转筋，呕吐下利之病自愈。

名正元散者有二方，本案之方源自《太平惠民和剂局方》。《丹溪心法》名"正元饮"，药由红豆、炮姜、陈皮、人参、白术、茯苓、肉桂、炮川乌、炮附子、山药、川芎、乌药、葛根、炙黄芪、炙甘草、生姜、大枣组成。功于补元气，温脾胃，以治下元气虚，脐腹胀满，心胁刺痛，呕吐下利，霍乱转筋诸候。尝有《博济方》之"正元散"，《圣济总录》名"正元汤"，《兰室秘藏》名"固真汤"，《东医宝鉴》名"正阳散"。药由麻黄、肉桂、炮附子、炮姜、吴茱萸、陈皮、半夏、芍药、大黄、甘草组成。功于散寒解表，乃治伤寒头目四肢骨节疼痛，或伤冷食，心腹胀满之症之用方。

25. 便秘

黄芪通幽汤证案

赵某，男，40 岁。1979 年 8 月 17 日初诊。

腹部胀痛 1 年，痛时脐部左侧气逆上冲，大便常秘涩，小便正常，舌淡苔薄白，脉沉濡。

证属脾肾气虚，阳不布津而致虚秘。治宜健脾益气，养血润燥之法。师黄芪汤合通幽汤意化裁。

处方：当归 15g，肉苁蓉 30g，生地黄 15 克，白芍 12g，黄芪 15g，陈皮 10g，大黄 6g，麻仁 10g，桃仁 10g，杏仁 10g，元胡 10g，炙甘草 10g，白蜜，为引。水煎服。

8 月 30 日，服药 10 剂，诸症豁然，大便畅，每日 1 次，腹痛减。予以四君子汤合金铃子散意化裁。

处方：党参 12g，白术 10g，茯苓 12g，三仙各 12g，木香 10g，肉苁蓉 30g，陈皮 10g，川楝子 10g，当归 15g，元胡 10g，番泻叶 6g，甘草 9g，大枣，白蜜。水煎服。

9 月 18 日，续服药 2 周，诸症已除，大便每日 1 次，腹部不痛，小便正常。

予肉苁蓉 10g，番泻叶 6g，佛手 10g，麦冬 10g，代茶饮，每日 1 剂，以善其后。

解读：本案患者因脾肾气虚，生化之源不足，气血亏虚，肠腑传化无力，津枯大肠失润，而致虚秘，故予当归通幽汤合黄芪汤主之。黄芪汤，方出自《金匮翼》，药由黄芪、陈皮、麻仁、白蜜组成。本方重在益气润下，适用于虚秘之气虚证者。方中黄芪为补脾肺之要药；麻仁、白蜜润肠通便；妙在陈皮一味,《本草求真》谓其"同补剂则补,同泻剂则泻,同升剂则升,同降剂则降,各随所配,而得其宜"。又云:"同杏仁则治大肠气闭,同桃仁则治大肠血闭。"此即在本案中吉忱公药用杏仁、桃仁之妙也。幽门,七冲门之一。《难经·四十四难》云:"太仓下口为幽门。"《脾胃论》云:"幽门不通,上冲,吸门不开,噎塞,气不得上下,治在幽门闭,大便难。"而通幽为其治,故合用通幽汤,方由当归、杏仁、桃仁、红花、生地黄、熟地黄、麻仁、大黄组成,乃滋阴养血,润燥通便之剂,而适用于虚秘之血虚证者。于是,二方合用,吉忱公名之曰"黄芪通幽汤"。而药用川楝子、元胡,乃金铃子散理气解痉而止腹痛之谓。

大柴胡汤证案

孙某,女,47岁。1993年11月7日就诊。

腹部不适经年,近因情志不舒,症状加剧。自觉左下腹部胀痛,纳食减少,大便秘结,欲便不得,嗳气频作,胸胁苦满,口苦咽干,头目眩晕,神昏烦躁。舌苔白腻,脉弦。

证属情志失和,枢机不利,肝脾之气郁结,导致肠腑传导失司而致气滞秘。治宜枢转气机,调和肝脾,理气导滞。师大柴胡汤合脾约丸意化裁。

处方:柴胡10g,党参10g,姜半夏10g,枳实10g,白芍12g,厚朴10g,槟榔10g,广木香10g,竹茹6g,香附15g,炒莱菔子10g,麻仁12g,炙甘草10g,小麦30g,生姜3片,大枣4枚。水煎服。

11月14日,服药5剂,诸症悉减,大便畅通,每日1次。仍宗原法,药加陈皮10g。

11月20日,续服5剂,诸症悉除,大便爽,病臻痊愈。

解读:便秘属肠道疾患,虽云病症简单,但其成因复杂,病机不同，临床病证亦各异：实证有热结、气滞；虚证有气虚、血虚、阳虚。此案属女性患者，年近七七，肝肾不足，每因情志失和，气机不畅，肝气郁结，脏腑气滞而发便秘，非承气类可投。公予以大柴胡汤，方中寓小柴胡汤调达枢机，而柴胡证悉除；四逆散和肝脾而腹证得解；因枢机不利，肠胃燥热，津液不足，故辅以麻子仁丸以调之；佐以甘麦大枣汤以养心脾，舒解肝郁，而神昏烦躁之症可解。

复诊时脾约证得解，公于处方中加陈皮一味，变方为《三因极一病证方论》之温胆汤，则成理气化痰，清胆和胃之法，而神昏烦躁诸症悉除。清·吴谦《医宗金鉴·凡例》云："方者一定之法，法者不定之方也。古人之方，即古人之法寓焉。立一方必有一方之精意存于其中，不求其精意而徒执其方，是执方而昧法也。"由此案可见，吉忱公临证立法严谨，用药精当，熟谙通权达变之理，出有制之师，灵活化裁，是执方而未昧法也。

白通加猪胆汁汤证案

丁某，女，46 岁。1993 年 5 月 11 日就诊。

大便艰涩，排出困难，小便清长，四肢不温，喜热怕冷，时腹中冷痛，伴腰脊酸冷，神疲体乏，面色无华，舌淡苔白，脉沉迟。

证属阳虚体弱，高年体衰，阴寒内生，肠腑传化无力而致冷秘。治宜宣通上下，益阴和阳，温阳通便。师白通加猪胆汁汤意加减。

处方：葱白 4 茎，干姜 6g，生附子 10g，麻仁 12g，童便 30mL，猪胆汁一枚，以仲景煎药法服之。

服药 5 剂，大便正常，诸症悉除。续服 10 剂，病臻痊愈。予以蜂蜜 20mL，香油 10mL，每晚空腹开水冲服，以润肠通便。

解读：白通加猪胆汁汤，乃《伤寒论》为阴阳格拒证而设方。今用治冷秘，取其抑阴回阳，宣通上下之功而愈病。该患者年高体弱，脾肾阳虚，阴寒内生，阳不布津，加之肠腑传化无力而致冷秘。白通汤由四逆汤去甘草加葱白而成，药用葱白辛散温通，温上焦之阳，下交于肾；用附子启下焦之阳，上承于心肺；干姜温中土之阳，而主健运。于是上中下三焦通达，速成通阳化气之功，故名白通汤。加入猪胆汁、童便，以咸苦寒之味，使热药不被寒邪所郁，使阳气得以上行下济，津液得布，大便以通，冷秘得解而病臻痊愈。

本案用药，取白通加猪胆汁汤原方，仅加一味麻仁而成。公谓"麻仁以其性平味甘之资，而具润燥通便，滋养补虚之功，尤为治疗老人或妇女产后血虚津亏便秘之要药。且方中附子、干姜、葱白皆辛温大热之品，佐之滋养补虚之麻仁，其治则温阳滋阴并施，其方则温而不燥，养而能通，乃相辅相成之伍。

蜂蜜、芝麻油，均以其味甘性平，滋润滑肠之功，为润肠通便之良药。故二药合用又为润肠通便之效方，尤适用于冷秘、虚秘之患者。

26. 肠痈

大黄牡丹皮汤证案

刘某，男，41 岁。1973 年 6 月 19 日就诊。

右下腹痛 1 周，发烧 3 日。自诉 1 周前夜间突然出现脐周围疼痛，并有恶心呕吐十余次，吐出物为绿色苦水，量多。兼有腹泻 3 次，喜冷拒按，自汗口渴，纳呆，尿色黄赤，大便尚通，体温 37.5℃，脉搏 84 次/分，血压 120/84mmHg。神志清楚，腹部膨隆，腹壁脂厚，但未见蠕动波及肠型，肌肉紧张明显，有压痛及反跳痛，右下腹可扪及 6cm×9cm 大小之包块，硬度中等，明显触痛，推之不移。血常规检查示：白细胞计数为 $14.1×10^9/L$，中性粒细胞 0.84，淋巴细胞 0.16。舌质淡红，苔白黄微腻，脉滑数。外科诊为阑尾周围脓肿，转中医科中药治疗。

证属湿热蕴结肠道，气滞血瘀。治宜清热解毒，利湿通腑。

处方：大黄 12g，丹皮 12g，桃仁 10g，生石膏 30g，陈皮 10g，芒硝 10g（冲），冬瓜仁 30g，银花 60g，蒲公英 30g，败酱草 30g，生薏苡仁 30g，元胡 10g，川楝子 10g，甘草 6g。水煎服。

6 月 25 日。服药 5 剂，诸症豁然。予以上方加红藤 30g，忍冬藤 30g，续服。

6 月 30 日，续服 5 剂，肠痈痊愈。

解读：肠痈一证，乃热毒内聚，营血瘀结于肠中，经脉不通，肠络瘀阻而成。《金匮要略·疮痈肠痈浸淫病脉证并治》篇记云："肠痈者，少腹肿痞，按之即痛如淋，小便自调，时时发热，自汗出，复恶寒。其脉迟紧者，脓未成，可下之，当有血。脉洪数者，脓已成，不可下也，大黄牡丹皮汤主之。"本案患者之见症，乃属湿热蕴结肠腑，气滞血瘀之证。故其治当以大黄牡丹皮汤施之。方中主用大黄、芒硝以荡涤实热，宣通壅滞；丹皮、桃仁凉血逐瘀；冬瓜仁排脓散痈。其脉滑数，乃热毒壅盛之候，故佐以银花、公英、败酱草、薏苡仁，以增清热解毒、利湿化脓之功。金铃子散用以理气活血通络。诸药合用，共奏荡热解毒，消肿排脓，逐瘀攻下之效，故药用 5

剂，诸症豁然。复诊时方加红藤、忍冬藤，增其清热利湿，通经活络之功，续服 5 剂而病愈。

此乃一外科急症，10 剂大黄牡丹皮汤加味愈之，足见吉忱公善用经方愈病，其实乃公更善以求法也。诚如清·张睿所云："古方甚多，今法莫尽；欲察病者，务求善方；欲善方者，务求良法。"

柴胡养荣汤证案

于某，女，27 岁。1954 年 10 月 4 日就诊。

产后月余，又患急性阑尾炎 3 天。因拒绝手术治疗而应用西药，但腹痛未缓，胸胁苦满，腹胀，大便 3 日未解，纳食呆滞，恶心，时有呕吐，心烦易躁，口苦咽干，故求中医治疗。查：舌红，苔黄褐而少津，脉弦数，麦氏点压痛明显，反跳痛，局部腹肌稍显紧张。

证属枢机不利，肠胃功能失司，气机壅滞，郁而化火，积热成痈。治宜调达气机，理气导滞，通腑泄热。予柴胡养荣汤加味。

处方：柴胡 18g，黄芩 12g，陈皮 12g，甘草 10g，生地黄 15g，当归 15g，白芍 15g，厚朴 10g，川军 10g（后下），枳实 12g，红藤 30g，败酱草 30g，生姜 9g。水煎服，每日 1 剂。

并予大黄 30g，芒硝 15g，为末，淡醋调敷阑尾区皮肤。

服药 1 剂，大便解，矢气通，腹痛解。

续服 4 剂，麦氏点压痛减轻，反跳痛消失。

续服 5 剂，病愈。

解读：阑尾炎发病率占急腹症的首位，病属中医"肠痈"范畴。20 世纪 50 年代初，吉忱公以中医中药治疗此病已取得成功的经验。柴胡养荣汤，方出自《沈氏尊生书》。由小柴胡汤、小承气汤、平胃散、四物汤化裁而成，集四方之效，而功于调达气机，通腑泄热，和胃理气，活血化瘀；佐之红藤、败酱草以清热解毒，利湿通络。于是，枢机得调，湿热瘀毒得清，肠腑得通，而肠痛得除，病臻痊愈。

大黄、芒硝为末，醋调外敷，乃外治之法。以大黄苦寒沉降之性，力猛善走，直达下焦，荡涤肠胃积滞，清泻血分实热；芒硝咸以软坚，苦以泄热，故可荡涤肠胃实热，而除燥粪，此乃"通因通用"之法也。

27. 胁痛

柴胡疏肝散证案

姜某，男，59 岁，莱西县干部。1981 年 3 月 4 日就诊。

患者右胁下隐痛，时发时止，已有 3 年。曾住院治疗，诊为胆结石、慢性胆囊炎。现右胁下痛放射全胸及左心房区，大便微干，小便赤涩。舌淡色紫无苔，六脉弦急而紧。

证属胆经蕴热，肝气郁结。治宜调达枢机，疏肝理气，清热利胆之法。

处方：柴胡 10g，枳壳 10g，青皮 10g，白芍 10g，川芎10g，当归 12g，郁金 10g，鸡内金 6g，乌药 12g，莪术 10g，金钱草 30g，黄芩 10g，焦栀子 10g，元胡 10g，川楝子 12g，琥珀 3g（冲服），大黄 3g，茵陈 15g，甘草 10g，生姜 3 片，大枣 4 枚，水煎服。

3 月 15 日，服药 10 剂，胁痛豁然，二便正常，六脉微弦。予原方去元胡、川楝子，加虎杖 30g，重楼 30g，王不留行 10g，水煎服。

4 月 11 日，服药二十余剂，患者欣然相告：胁痛，胸痹悉除，病臻痊愈。B 超检查示：肝胆无异常。嘱利胆方续服，以防其病再发。

处方：茵陈 15g，金钱草 15g，蒲公英 15g，紫花地丁 15g，郁金 15g，香附 10g，焦山楂 10g，生麦芽 10g，炒谷芽 10g，生甘草 10g，水煎服。

解读：胆道感染、胆囊结石，以其右胁痛为主症，故属中医"胁痛"范畴，本案之病，属肝经蕴热，肝气郁结之证，故吉忱公以柴胡疏肝散合金玲子散治之。药用琥珀、乌药、当归、莪术，此沈括《灵苑方》之琥珀散，取其理气导滞散结之用。本案患者虽患胆结石然无黄疸出现，乃处以《伤寒论》之茵陈蒿汤以清热利胆，并佐以金钱草、鸡内金利胆化石。二诊时因胁痛减，故去元胡、川楝子，而加虎杖、重楼、王不留行，以清热解毒，散结消肿。因其胆囊收缩功能较差，此致"乱"之源也，故三诊时，予以小剂续服。此乃吉忱公宗《内经》"不治已乱治未乱"之谓也。

柴胡四物汤证案

衣某，男，41 岁。1976 年 6 月 17 日就诊。

右胁胀闷疼痛多年，每于情志不舒时即感右胁部疼痛胀闷，向肩背部放射。伴纳差，恶心，时口苦咽干。B 超检查示：胆囊壁毛糙，收缩功能差。曾先后服用西药和中成药，未见好转。查舌红，苔薄黄，脉弦细而弱。

证属火郁血凝，枢机不利。治宜和解少阳，兼行血养血。予《病机气宜保命集》之柴胡四物汤加味。

处方：柴胡 15g，黄芩 12g，党参 15g，半夏 10g，茵陈 12g，郁金 10g，当归 15g，川芎 12g，醋元胡 12g，赤芍 12g，白芍 12g，丹参 12g，虎杖 15g，甘草 10g。生姜 3 片，大枣 4 枚，水煎服。

5 剂后疼痛减,纳食转佳,口苦已。上方去茵陈,继服 5 剂,痛递减,胀闷逝。为加强理气止痛之效,上方加川楝子 6g,续服 15 剂后痊愈。

解读:柴胡四物汤,方出自《病机气宜保命集》,方由小柴胡汤合四物汤组成。具调达枢机,疏肝利胆,活血养阴,理气止痛之功。吉忱公认为"胁痛为肝气有余,郁久蕴热便是火,火郁则血凝,故见胁痛诸症,从而有柴胡四物汤之治。"

本方乃张元素为"治虚劳日久,微有寒热,脉沉而数,妇人感冒,热入血室"而设方。其病理是"血弱气尽,邪气因入",其用方指征仍是少阳证,即小柴胡汤证。验诸临床,吉忱公以其和解少阳兼以行血养血之功,而用于慢性胆囊炎、慢性肝炎及肋间神经痛以胁痛为主症者。

黑逍遥散证案

徐某,男,48 岁,军人。1974 年 10 月 28 日就诊。

患者于今年 7 月份,患急性黄疸型肝炎,住部队医院治疗 54 天,以黄疸消退,肝功能正常出院。今以右胁痛,胸闷气短,心悸,身倦,目眩,纳食呆滞,大便溏泄,伴右下肢麻木求治。查:面色失荣,舌淡伴齿痕,苔白腻,脉弦细无力。血压 140/90mmHg。

证属湿热毒邪入侵,困及脾土,耗伤肝阴,损及胃腑,化源不足,而成肝郁脾虚之证。治宜疏肝养阴,健脾和胃。予以黑逍遥散易汤化裁。

处方:柴胡 12g,赤白芍各 10g,苍白术各 12g,当归 15g,熟地黄 30g,茯苓 12g,木香 10g,桃仁 12g,怀牛膝 10g,党参 30g,乌药 10g,香附 12g,姜黄 10g,鸡血藤 15g,佛手 10g,炙甘草 10g,生姜 3 片,大枣 4 枚。4 剂,水煎服。

11 月 3 日二诊:药后诸症豁然。予以原方加黄精 12g,

续服。

12月21日三诊：守方服药共五十余剂，诸症悉除，身无不适。予以二诊方制成蜜丸，每丸10g，每日3次服，以善其后。

解读：本案由急性黄疸型肝炎，经西药治疗，黄疸消退，肝功正常，然胁痛诸症未解，而成慢性肝炎，故吉忱公用黑逍遥散易汤加味而愈之。黑逍遥散，方出清·徐大椿《女科指要》，由柴胡、白芍、白术、茯苓、当归、地黄、甘草组成。以其养血疏肝，健脾和中之功，为治肝郁脾虚之崩漏证而设方。今吉忱公师其意，用其法，以其功，用治肝郁脾虚之肝病，而收卓效。此乃清·冯兆张"虽然方不可泥，亦不可遗，以古方为规矩，合今病而变通"之谓也。辅以《局方》小乌沉汤（香附、乌药、甘草）、木香、佛手以理气解郁，消胀止痛；佐以党参一味，与黑逍遥散中茯苓、白术、甘草，乃寓四君子汤，健脾益气之剂。姜黄、桃仁、鸡血藤、怀牛膝，以其活血通脉，强筋健膝之功，而疗下肢麻木之血痹证。故法活、证准、方对、药效，而服药四剂，诸症悉减，即收卓效。二诊时，入黄精一味，以其补中州益五脏之用，为公治肝病之心得。黄精味甘性平而润，《本草便读》谓其"甘可益脾，使五脏丰盈"，"润能养血，从后天平补"。又云："黄精得土之精气而生，甘平之性，故为补益脾胃之圣品。"公以黄精多生于山之阳，土壤敦厚之处，且色黄，根多胶质，故谓其为阴中求阳，阳中求阴之品，肝病用之，则肝脏"体阴用阳"之质得资，故谓黄精为恢复肝功之良药。

柴胡茵陈蒿汤证案

周某，男，34岁。1974年6月10日就诊。

往有胆囊炎史，1周前因生气，始见右胁持续性胀痛，并有口苦咽干之病症。现仍有寒热往来，目黄，身黄，且皮肤枯槁不润，尿黄浊偏赤涩，大便秘结之候，舌赤，苔黄腻而厚，脉弦而数。内科诊为胆囊炎合并化脓性胆管炎，而请中医会诊。

证属湿热结聚少阳，胆腑被郁，肝气受阻。治宜疏肝理气，清胆利湿。

处方：柴胡 12g，黄芩 10g，茵陈 30g，半夏 10g，木香 10g，郁金 10g，木通 10g，栀子 10g，黄柏 10g，生大黄 10g，车前子 12g（包煎），银花 15g，芒硝 10g（冲服），元胡 6g，川楝子 10g，甘草 6g，水煎服。

6 月 16 日，服药 5 剂，黄疸消退，胁痛、发热、口苦、溲赤、便干诸症悉除。然其病机尚存，为防其复发，守方续服，此乃宗《内经》"治未乱"之意也。

7 月 3 日，继服 15 剂，二便通畅，身体无不适。嘱服利胆片、逍遥丸以预后。

解读：此案患者往有慢性胆囊炎史，近因心情不舒，而致枢机不利，肝失疏泄，胆火被郁，而见诸症。柴胡茵陈蒿汤，乃 20 世纪 40 年代，吉忱公为治疗肝胆疾患见黄疸者而立方，药由小柴胡汤合茵陈蒿汤加味而成。方中以小柴胡汤调达枢机，和解少阳，散火消郁；茵陈蒿汤、栀子柏皮汤以利胆疏肝通便而退黄疸。木香、郁金、元胡、川楝子功于散瘀热而除胁痛；木通、银花、车前子清利湿热而利小便。诸药合用，俾肝胆之湿热得除，则黄疸消退；气滞肝郁得疏，则胁痛腹胀得消，下焦之火邪得泻，则二便得通。于是理、法、方、药合于病情而收效于预期。对于方中木通、车前子之用，公告云："此《金匮要略·黄疸病脉证并治》'诸病黄家，但利其小便'之论。治之理，盖因黄疸发病原因，多由枢机不利，湿热内蕴，气化失司，小便不利，导致湿热之邪无从排泄，日久熏蒸而成黄疸，故医圣张仲景而有此论。"

柴胡加大黄汤证案

金某，女，60 岁。1971 年 3 月 16 日就诊。

往有慢性胆囊炎史，3 天前发寒热往来之症，见口苦咽干，头痛目眩，右侧胸胁胀痛，食入即吐，腹痛便结，舌前光剥无苔，中后黄腻而干，脉弦数。

证属湿热蕴结，邪郁少阳。治宜和解少阳，清热化湿，利胆通腑。

处方：柴胡 10g，黄芩 10g，姜半夏 6g，竹茹 10g，白芍12g，郁李仁 10g，川连 6g，大黄 10g，茯苓 12g，川楝子 10g，佛手 10g，苍术 10g，扁豆衣 12g，甘草 6g，生姜 10g，大枣 3枚，水煎服。

3 月 21 日，服药 4 剂，诸症悉减。原方加陈皮 10g，继服。

3 月 26 日，续服 4 剂，病臻痊愈。嘱服利胆片以固疗效。

解读：湿热蕴结，邪郁少阳，胆火上炎，开阖失司，故见"口苦咽干"。此即《伤寒论》263 条："少阳之为病，口苦，咽干，目眩也。"证见"往来寒热""胸胁胀痛，食入即吐"，此小柴胡汤之特殊热型证、胸胁证、胃肠证俱存也。正如《伤寒论》第 97 条所云："血弱气尽，腠理开，邪气因入，与正气相搏，结于胁下。正邪分争，往来寒热，休作有时，嘿嘿不欲饮食，脏腑相连，其痛必下，邪高痛下，故使呕也。小柴胡汤主之。"表述了小柴胡汤的病理，故和解少阳，调达枢机，散郁消火，为小柴胡汤之证治。因"腹痛便结"，故佐以大黄，涤荡肠腑郁热，而通便润燥，乃成《证治摘要》小柴胡加大黄汤之用。"胸胁胀痛，食入即吐"，乃无形热邪聚于心下，气机不畅而致之"心下痞"使然。治当泻心清痞，故以大黄黄连泻心汤佐之。此方即《史记·扁鹊仓公列传》中，多次提到仓公常用的"火齐汤"，又为《金匮要略》中的泻心汤，《张氏医通》中的"伊尹三黄汤"，药由大黄、黄连、黄芩组成，用以泻心火，并清胃热，俾痞自除。因"腹痛"，故药用芍药甘草汤缓急止痛；因"胸胁肋痛"，佐以川楝子、佛手理气止痛；药用竹茹、苍术、茯苓，乃协半夏和胃降逆止呕之用。故诸药合用，则胆热得除，胃火得泻，而诸症悉除，药仅8剂而病臻痊愈。

综观此案之病，虽具小柴胡加大黄汤、大黄黄连泻心汤二方证，然其主要药物由《伤寒论》之小柴胡汤合大黄黄连泻心汤组成。解读吉忱公此案之治验，方有"经方者，古圣所立，有法则，有定例，可为治疗之规矩准绳。然善用经方者，不贵明其所当然，要贵明其所以然"之所悟也。

柴胡陷胸汤证案

薛某，女，52岁。1973年10月21日就诊。

右胁呈阵发性疼痛，向背部放射，已有5天，并伴有发热、胸脘痞闷，纳食不佳，大便秘结，小便赤黄。4年来屡有发作史，曾被诊断为慢性胆囊炎。查：体温39℃，舌苔黄腻微厚，脉弦紧而数。

证属湿热郁滞，肝胆火盛，脾胃失运。治宜利湿清热，疏泄肝胆，健脾和胃。

处方：柴胡30g，黄芩10g，黄连10g，郁金10g，栀子10g，枳实6g，砂仁10g，川朴6g，瓜蒌12g，姜半夏10g，滑石15g，茵陈30g，青黛10g（冲），青皮10g，大黄12g（后下），元胡6g，川楝子12g，甘草3g，水煎服。

10月27日，服药5剂，胁痛、发热、胸脘痞闷解，大便通，小便清。仍宗原意，去青黛、滑石，加虎杖30g，大青叶

30g，穿心莲15g，续服。

11月8日，续服中药10剂，病臻痊愈。予以利胆片续服，以固疗效。

解读：《灵枢·五邪》篇云："邪在肝，则两胁中痛。"《素问·脏气法时论》云："肝病者，两胁下痛引小腹。"明·张介宾云："胁痛之病，本属肝、胆二经，以二经之脉皆循胁肋故也。"故胁痛者，必肝胆并调。此案患者为慢性胆囊炎急性发作而致胁痛诸症，证属肝胆湿热郁结。故吉忱公予以《通俗伤寒论》之柴胡陷胸汤（小柴胡去参、草、枣，合小陷胸汤加桔梗、枳实而成），辅以《伤寒论》之大柴胡汤、大黄黄连泻心汤、茵陈蒿汤、青黛，疏肝利胆，清热燥湿；以八正散清热利尿；金铃子散、郁金，疏肝理气止痛；青皮、砂仁和胃导滞。公以诸法、诸方、诸药合用，而病臻痊愈。

此即清·赵晴初"论药则得一药之功能，论方则观众药之相辅"之谓也。明代《两都医案·傅序》云："药者，钥也，投簧即开。"故辨本草者，乃医之始基也，实致知之止境也。本案乃一急症患者，公熟晓医理，谙达药性，予中药15剂而愈病，此即"识病得法，工中之甲"也。

苁蓉牛膝汤证案

吕某，女，43岁，莱西县工人。1987年2月21日就诊。

自去年端午节后，感胁痛，小腹痛，肠鸣溏泄。理化检查无异常。曾在当地医院或逍遥散，或参苓白术散，均罔效。经人介绍来诊。患者神疲乏力，双胁隐痛，伴小腹痛，大便溏，日二三次，月经错后，量少，经前乳胀，然无包块。

患者年过六七，月经不调，示其肝肾亏虚，冲任失调。而1987年乃木运不及之年，木不胜金，故燥金之气乘木，致肝阴不足，肝气不舒，肝络不通，而致胁痛诸候。故予陈言

《三因方》之苁蓉牛膝汤治之。

处方：肉苁蓉 12g，怀牛膝 12g，鹿角片 6g，木瓜 12g，制白芍 12g，熟地黄 12g，当归 12g，炙甘草 12g，乌梅 6g，生姜 3 片，大枣 4 枚，为引。水煎服。

2 月 27 日，服药 6 剂，胁痛、小腹痛若失，大便仍溏。故加白术 15g，以成健脾渗湿之功。续服 6 剂，病臻痊愈。

解读：1987 年，为丁卯岁，木运不及之年。《素问·气交变大论》云："岁木不及，燥乃大行""民病中清，肤胁痛，肠鸣溏泄。"且肝脉布胁肋，抵小腹，故本案为肝虚为燥热所伤，肝脉失荣，肝络不通，故而有"胁痛"之候；肝气犯脾，而有"小腹痛，肠鸣溏泄"之证。其治诚如缪问所云："是年风燥火热，多阳少阴，不资液以救焚，则熇熇之势遂致燎原，是当藉天一之水以制其阳焰者也。但肾为肝母，徒益其阴，则木无气以升，遂失春生之性，仅补其阳，则木乏水以溉，保无陨落之忧？故必水火双调，庶合虚则补母之义。苁蓉咸能润下，温不劫津，坎中之阳所必需；熟地苦能坚肾，润以滋燥，肾中之阴尤有赖，阴阳平补，不致有偏胜之虞矣；合之牛膝酸平达下，再复归、芍辛酸化阴，直走厥阴之脏，血燥可以无忧。""木瓜之酸泻少阳，甘草之甘泻少阴，乌梅止溏泄，鹿角主疮疡，姜、枣和营卫。同一补肝，而法有不同如此。"故公谓此乃"六丁年少角运，岁木不及，燥乃盛行，金胜火复"所生病，故宜以此方调治之。

"胁痛"一证，致病之由众多，鉴于肝脉布胁肋，肝络不畅则痛，故调达枢机乃其要也，或气滞，或血虚，或热结，乃其异也。举凡上述七案，吉忱公以曹颖甫《伤寒发微》语导之："治病之法，愚者察同，智者察异。"公复告云："学方，当知'异病同治'之要也；用方，当晓'同病异治'之法也。然其要一也，曰：'辨证论治'。"

28. 黄疸

柴胡茵陈蒿汤证案

刘某，男，41 岁。1974 年 7 月 2 日就诊。

就诊前感心下痞满，食欲不振，尿黄，急来医院就诊，查肝功：黄疸指数 12mg/dL，谷丙转氨酶 200U/L。诊断为急性黄疸型肝炎，收传染科住院治疗。经用保肝和支持疗法，治疗半月，病情未见明显好转，继而出现腹水、昏迷，经各种急救处理和输血，仍未见效，病情危重，黄疸指数 80mg/dL，凡登白试验阳性。以亚急性重型肝炎，肝昏迷，而请中医会诊。查：体温不高，心率快，呼吸急，神志昏迷，巩膜深度黄染，舌苔黄腻中心黑，脉弦数。

证属肝胆郁热，湿热蕴蒸阳明，内陷心包，上蒙清窍，病属中医急黄之候。治宜清热解毒，疏肝利胆。师茵陈蒿汤、栀子柏皮汤、大柴胡汤意化裁。

处方：茵陈 30g，栀子 15g，大黄 10g，黄柏 10g，柴胡 20g，黄芩 10g，炙甘草 6g，大枣 4 枚，水煎服。

服药 1 剂，当天连续排便 3 次，色黑如糊，小便亦通利，腹软，神志略清。续服 3 剂，已省人事，黄疸减轻，能进食，口干欲饮。续服 5 剂，黄疸明显减退，腹水亦基本消退，神志清。予以上方加垂盆草 15g，虎杖 15g，郁金 10g，茯苓 15g，续服 5 剂，诸症若失。住院月余，以病愈出院。

解读：本案为一重症肝炎患者，病属中医"急黄"范畴。因"瘀热在里"，故公予以《伤寒论》茵陈蒿汤；"身黄发热者"，予栀子柏皮汤；"心下痞硬""食欲不振"，予以大柴胡汤化裁。《普济方·黄疸门》云:"治黄纲领,大要疏导湿热于大便小便之中。"故公于三方合一,今名柴胡茵陈蒿汤。三诊时,因腹水黄疸未全消除,宗清·尤怡"小便利,则湿热除而黄自已。故利小便为黄家通法"之论,而药加垂盆草、虎杖、茯苓,故续服5剂,而诸症若失。

此案乃重症垂危之患者,公临证有是病必用是药,于平淡间而妙手回春,实乃公志虑渊微,机颖明发,然后可与于斯也。余阅此案,沉思良久,深感"医,仁道也"。诚如《新修本草》孔志约序云:"天地之大德曰生,运阴阳以播物;含灵之所保曰命,资亭育以尽年。"

茵陈柏皮汤证案

闫某,女,54岁。1972年7月10日就诊。

全身发黄,右胁下痛,胸闷作呕,纳呆食少。见巩膜黄染,全身如橘皮色,小便黄赤,大便干结,舌苔白腻,表被黄色,脉象滑。肝功能检查示:黄疸指数113mg/dL,谷丙转氨酶200U/L。传染科诊为急性黄疸型肝炎。

证属湿热瘀滞,肝胆蕴热。治宜清热利湿,疏泄肝胆。师茵陈柏皮汤调之。

处方:茵陈30g,栀子10g,生川军6g,炒元胡10g,川朴3g,陈皮6g,车前子12g(包煎),白术10g,姜黄10g,黄芩12g,黄柏10g,竹茹10g,丹参15g,焦三仙各10g,水煎服。

7月15日,服药5剂,黄疸始消退,大便通畅,小便清,余症未减。方加柴胡12g,黄精15g,川楝子10g,水煎服。

7月26日,续服10剂,诸症豁然。"胁下痛,胸闷作呕纳呆"诸症若失,黄疸消退。予以去金铃子散,茵陈减半,加党参15g,茯苓15g,赤灵芝10g,以固疗效。

解读：《素问·平人气象论》云："目黄者曰黄疸。"又云："溺黄赤安卧者，黄疸。"《素问·本病论》云："子午之岁……木运先天而至者，中木运抑之也……时举埃昏，雨湿不化……民病……胀满，久而伏郁，即黄埃化疫也……脸肢府，黄疸满闭。"1972 年，岁壬子年，值雨湿化疫，黄疸性肝炎流行而染之案。诸证候属湿热阻滞中焦，肝胆疏泄之功失常，胆汁外溢而发黄。故公宗《伤寒论》"伤寒七八日，身黄如橘子色，小便不利，腹微满者，茵陈蒿汤主之"，及"伤寒身黄，发热，栀子柏皮汤主之"意，执常法予以茵陈蒿汤、栀子柏皮汤，公名其曰"茵陈柏皮汤"证。佐之健脾和胃之白术、陈皮；除满消食之厚朴、焦三仙；清热利湿之黄芩、黄柏、车前子；清热除烦之竹茹；养血通脉之丹参、元胡。故 5 剂而"黄疸始消退，大便通畅，小便清"。因仍"胁下痛"，故二诊时加柴胡、川楝子以疏肝理气，黄精以益气健脾为治。故续服药 10 剂，而"诸症豁然"。

本案之病公以茵陈蒿汤、栀子柏皮汤加味而愈，其理正如清代·冯兆张在《冯氏锦囊秘典·杂症》中所云："虽然方不可泥，亦不可遗，以古方为规矩，合今病而变通。"此乃于平常之古方施治，彰显常法中见奇效之验案。

茵陈大柴胡汤证案

李某，男，24 岁。1972 年 7 月 15 日就诊。

患者因目黄、纳呆二十余天，来院求治。查：表情淡漠，神志木然，皮肤、巩膜明显黄染，伴发热，口渴，咽干，心中懊恼，腹部胀满，大便干结，小便黄赤。查体：心肺（-），肝大剑突下 3cm，右胁下 1cm。舌红苔黄，脉沉弦。实验室检查：碘试验呈弱阳性，麝浊试验 10 单位，锌浊试验 12 单位，黄疸指数 45mg/dL，谷丙转氨酶 300U/L。

证属湿热熏蒸，肝胆郁热，胆汁外溢肌肤而致阳黄。治宜清利湿热，利胆退黄。予茵陈大柴胡汤加减。

处方：柴胡 24g，枳实 10g，黄芩 10g，姜半夏 10g，赤芍 10g，大黄 10g（后下），茵陈蒿 60g，栀子 10g，板蓝根 30g，郁金 10g，茯苓 15g，木通 10g，滑石 12g，生甘草 10g，生姜 3 片，大枣 4 枚。4 剂，水煎服。

7 月 20 日，药后诸症悉减。原方加焦三仙各 10g，竹茹 10g，续服。

8 月 12 日，服药 26 剂，诸症悉除。查肝功：碘试验阴性，麝浊度 6 单位，锌浊度 6 单位，黄疸指数 6mg/dL，谷丙转氨酶 19U/L。为巩固疗效，予以强肝丸续服。

处方：当归 15g，制白芍 20g，丹参 30g，郁金 15g，黄芪 30g，党参 15g，泽泻 15g，黄精 30g，山楂 12g，神曲 12g，山药 15g，生地黄 15g，板蓝根 20g，秦艽 15g，茵陈 30g，甘草 12g。共研细末制成水丸，每次 10g，每日 2 次，早晚饭前，白水送服。

解读：茵陈大柴胡汤，乃公将《伤寒论》之大柴胡汤合茵陈蒿汤加味而成。大柴胡汤具小柴胡汤、小承气汤、四逆散三方之效。以小柴胡汤和解少阳以转阳枢；四逆散调肝脾以转阴枢；小承气汤通腑以攻热结。黄疸一证，有阳黄、阴黄之别，湿热熏蒸而发为阳黄；寒湿内郁而发为阴黄。茵陈蒿汤乃汉·张仲景为阳黄证而设之专方。方中茵陈退黄疸而利水；栀子清三焦而除烦热；大黄导热下行。合用则具清利湿热，利胆退黄之功。故公认为茵陈大柴胡汤，为治疗阳黄证之急性黄疸型肝炎之良方。药加板蓝根为清热解毒之要药，利胆退黄之良品；郁金芳香宣达，入气分以行气解郁，入血分以凉血活瘀，不失为治疗肝病必用之药；茯苓、木通、滑石为利湿泄热之用。诸药合用，俾湿热得清，肝胆得疏，黄疸得退，而病臻痊愈。愈后，服强肝丸者，以防余邪伤肝害脾之用，乃固效"治未乱"之谓。

郁金药物基原较杂，为姜科植物温郁金、姜黄、广西莪术或蓬莪术的干燥块根。《本草纲目》云："近时以扁如干姜形者，为片子姜黄；圆如蝉腹形者，为蝉肚郁金，并可浸水染色。"说明了明代姜黄的根茎仍作郁金入药。此品即姜科植物姜黄的根茎，至清代方逐渐成为姜黄的主流品种，饮片称"色姜黄"或"蝉肚姜黄"。现代药理研究表明，其具有利胆、保肝、抗凝血、抗氧化、抗生育、抗肿瘤、抗病原微生物及病原虫、降血脂、降血压等作用。故本案之郁金当为姜科植物姜黄的根茎，主用其利胆保肝之功效，若饮片基原不明，可以色姜黄代之。然药材片姜黄，为姜科植物温郁金的根茎，具活血行气，通经止痛之功，多用于风湿痹痛。

柴胡茵陈术附汤证案

张某，女，46 岁。1971 年 10 月 3 日就诊。

1 月前确诊为传染性肝炎，在本院传染科治疗，曾服多种保肝药物，症状时好时坏，故求治于中医。症见身目俱黄，黄色晦暗，纳呆脘痞，腹胀便溏，神疲畏寒，口干不欲饮，舌淡苔腻，脉濡缓。查：心肺未触及，肝大，右肋缘及剑突下均达3cm。实验室检查：碘试验阴性，麝浊度 10 单位，锌浊度 13单位，黄疸指数 96mg/dL，谷丙转氨酶 272U/L。

证属阳气不宣，枢机不利，寒湿阻滞中焦，胆汁外泄而致阴黄。治宜调达枢机，健脾和胃，温化寒湿，利胆退黄。予柴胡茵陈术附汤化裁调之。

处方：柴胡 12g，黄芩 10g，人参 15g，姜半夏 10g，茵陈蒿 30g，白术 15g，制附子 10g，干姜 6g，茯苓 15g，桂枝 10g，炙甘草 10g，泽泻 12g，猪苓 10g，郁金 12g，丹参 15g，板蓝根 20g，炒山药 12g，炒薏米 15g，水煎服。

10 月 23 日，服药二十余剂，诸症悉减，黄疸隐退。原方去黄芩、半夏，加黄精 12g，赤灵芝 10g，续服。

12 月 16 日，经治 2 月余，患者无不适。肝大右胁下 1cm，剑突下 1.5cm。实验室检查：碘试验阴性，麝浊度 6 单位，锌浊度 7 单位，黄疸指数 3mg/dl，谷丙转氨酶 11U/L。予以强肝丸以护肝利胆泻浊，以善其后。

解读：寒湿为阴邪，阻遏中焦，枢机不利，胆汁外泄，而致阴黄诸症，故公立柴胡茵陈术附汤。方寓《伤寒论》之小柴胡汤疏利肝胆，理气达郁；茵陈蒿汤泄热利胆；《金匮要略》之茵陈五苓散利湿退黄；《医学心悟》之茵陈术附汤（茵陈蒿、白术、附子、干姜、炙甘草）温化寒湿。茵陈术附汤方由《伤寒论》之四逆汤，加茵陈、白术、桂枝而成，具健脾和胃，温化寒湿之功。经云："脾恶湿，甘胜湿。"脾以甘为助，太阴虚寒，必以温药、甘药为治，故案中药用人参、白术、干姜、甘草，乃《伤寒论》中之"理中汤"，《金匮要略》之"人参汤"；入桂枝即《伤寒论》之"桂枝人参汤"；合入附子，乃《阎氏小儿方论》之"附子理中丸"；附子伍人参名"参附汤"；伍白术名"术附汤"。药仅十余味，而寓众方之妙，乃公临证"理必《内经》，法必仲景，药必《本经》"之谓也。

茵陈术附汤证案

林某，女，26 岁，栖霞县农民。1960 年 8 月 3 日就诊。

症见乏力，厌油，恶心，皮肤、巩膜黄而晦暗，神疲畏寒，右胁胀闷不适，小便利，大便溏薄。查体：心肺未触及，肝大剑突下 3cm，肋下可触及，触痛、叩击痛。肝功能检查示：黄疸指数 20mg/dL，总胆红素 37.62μmol/L，凡登白试验阳性，谷丙转氨酶200U/L，锌浊度3单位，高田氏反应试验阴性。诊为急性黄疸型传染性肝炎。因家庭困难拒绝住院治疗，故求中医治疗。

证属寒湿瘀滞脾胃，阳气不宣，胆汁外泄而致阴黄。治宜健脾和胃，温化寒湿，疏肝利胆。师茵陈术附汤合四苓散意化裁。

处方：茵陈30g，制附子10g，肉桂6g，干姜6g，白术15g，茯苓15g，猪苓12g，泽泻12g，炙甘草10g。水煎服。

经治1月，黄疸诸症悉除，食欲增加，肝剑突下1.5cm，肋下未触及，肝功能检查正常。

解读：《素问·本病论》云："子午之岁，太阴升天，主窒天冲，胜之不前……雨湿不化……久而伏郁，即黄埃化疫也，民病……脸肢府，黄疸满闭。"意谓雨湿不化，久而伏郁，即为"黄埃化疫"，而脸、四肢等部发为黄疸，六腑亦胀满闭塞。《素问·六元正纪大论》云："凡此少阴司天之政……热病生于上，清病生于下，寒热凌犯而争于中……四之气，溽暑至，大雨时行，寒热互至，民病寒热，嗌干黄瘅。"意谓少阴君火司天，阳明燥金在泉之年，寒气与热气相交，热气与燥气相交，水火寒热之气互相争持于气交之中，疾病因而发生，热病在于上部，寒病生于下部，寒热之气互相侵犯争扰于中部，尤其在四之气时，即大暑后秋分前这段时间，主客之气均为太阴湿土主气，潮湿炎热的气候到来，于是司天、火热之气未尽，在泉寒凉之气初至，加之四之气为湿热之气，故寒热交互并至，故病发寒热黄疸。1960年庚子岁即少阴司天之年，8月3日乃大暑后11日，为四之气时，故寒湿郁滞于脾胃，熏蒸于肝胆而发黄疸诸候。庚子岁，又为金运太过之年，《素问·气交变大论》云："岁金太过，燥气流行，肝木受邪，民病两胁下少腹痛。"此乃燥气流行，邪气伤肝之谓，其治，

"必先岁气,勿伐人和……故岁宜以苦燥之、温之,甚者发之、泻之"。予以《医学心悟》茵陈术附汤合《明医指掌》之四苓散易汤治之。《医学心悟》在伤寒诸方目录发黄篇中,有"不特湿热发黄,而寒湿亦令人发黄……小便自利茵陈术附汤主之"的论述。茵陈术附汤由《伤寒论》之四逆汤加茵陈、白术、肉桂而成。方中茵陈、附子、肉桂同用,温化寒湿以退黄;干姜、白术、甘草温中燥湿以健脾。四苓散由《伤寒论》五苓散去桂枝而成,虽属一般健脾渗湿方剂,然不失为治脾虚湿阻,小便减少,大便溏泄之良剂。故合二方之效,治疗1月而收效于预期。

此案患者,一张处方服月余而愈病。盖因病发于20世纪60年代初,生活困难时期,公附以处方,让患者回当地医院兑药。平淡之中,足见公"垂好生之德"之心也。此即明·杨清叟所云:"施人以药,不若施人以方"之谓也。

29. 癥瘕

健脾消痞汤证案

柳某,男,42岁。1975年3月7日就诊。

1年前出现乏力,食欲不振,恶心,厌油,腹胀,肝区隐痛诸候,遂去某县医院就诊,以肝硬化(代偿期)予以西药治疗。经治1年,诸症未减,肝脾仍大,故来莱阳中心医院治之。症见面黄肌瘦,纳食呆滞,恶心干呕,嗳气不舒,腹痛腹胀,便溏,不规则排便,小便短少,肝剑突下可触及,左季肋下可扪及肿大脾脏,质软。舌暗苔白腻,脉弦。

证属肝郁气滞,脾失健运。治宜疏肝理气,健脾渗湿,佐以软坚散结。师《儒医指掌》健脾消痞汤意化裁。

处方：炒白术 30g，茯苓 15g，山药 15g，当归 12g，制白芍 10g，川芎 6g，木香 3g，陈皮 4.5g，枳实 6g，莪术 4.5g，三棱 4.5g，白芥子 4.5g，炙甘草 10g，生姜 3 片，为引，水煎服。

外用：涂痞膏：大黄末 60g，山栀子末 15g，皮硝 90g，水萝葡 90g，酒糟 60g。同捣涂肝脾肿大处，2～3 小时去之。每日外敷 1 次，1 周即停。

3 月 23 日，经治 3 周，诸症悉减。予以消痞饼子。

处方：白术 12g，茯苓 60g，山药 60g，当归 60g，白芍 45g，川芎 30g，木香 15g，陈皮 15g，莪术 15g，三棱 15g，白芥子 15g，威灵仙 15g，蓼实 15g，炙甘草 45g。上药共为细末，每用一两（30g），加白面一斤（500g），红糖三两（100g），香油二两（60mL）搓均，加鸡子黄、清，调成硬块，烙做焦饼，零星与食，每食两许。

1 年后患者欣言相告：服用"消痞饼子"10 个月，复查，肝脾无肿大，肝功能正常，身体无不适。

解读：健脾消痞汤、消痞饼子、涂痞膏三方，均出自清·孙侗《儒医指掌》。孙侗，字溪南，生卒年代不详。1991 年《山东中医药志·医林人物》载有清代·孙侗，福山县人。著《济贫利乡篇》《凡见集》未刊。余有其家传抄本《探源秘论》《儒医指掌》（内科卷）残本。据《探源秘论》自序可知，该书结集于道光二十年，说明了孙侗先生生于清代嘉庆年间，而成名于道光年间。家父吉忱公告云："《儒医指掌》抄本乃其师儒医李兰逊公所传。"

健脾消痞汤，方寓枳术汤、当归芍药散加味而成。《金匮要略·水气病》篇有"心下坚，大如盘，边如旋盘，水饮所作，枳术汤主之"之记。表述的是因脾弱气滞，水气痞结于胃部，而致"心下坚"之证。以枳术汤行气散结，健脾利水。《金匮要略》之当归芍药散，乃为肝脾失调，气血瘀滞而设方。方中既重用芍药敛肝和营，缓急止痛，又佐当归、川芎以调肝和血，更配茯苓、白术、泽泻健脾渗湿。诚如健脾消痞汤方歌所云："健脾消痞有大功。"方中弃利水之泽泻，加补脾止泻之山药，佐其健脾消痞之功。方用木香，行气止痛，以治脘腹胀痛、呕逆等症；入陈皮，以其辛苦性温，芳香入脾之功，而健脾和胃，理气燥湿。《本草求真》谓陈皮"同补剂则补，同泻剂则泻，同升剂则升，同降剂则降，各随其所配，而得其宜"，故陈皮伍白术、山药，以助其健脾之效，使该方补而不滞；与茯苓同用，增其升清降浊，益气渗湿之功；与木香、枳实同用，则理气导滞，和胃降逆之功倍增。三棱、莪术为破血行气，消积止痛之用，大凡气血阻滞，有形坚积之证，两药均相伍而用。三棱味苦不香，入肝脾血分，能行血中之气，长于活血通经；而莪术苦辛温香，入肝脾气分，能行气中之血，偏于行气消积。此乃治血必先行气，气行则血必行之谓。故腹中包块、肝脾肿大及食积腹痛，两药同用，则疗效尤佳。白芥子辛温气锐，性善走散，具豁痰涎，利气机，宽胸膈，通经络之功。前人有"痰在胁下皮里膜外者，非此不能除"之论，故有消痞、化癥之用。方用甘草，以其味甘，益气补虚；甘缓之性，以缓急止痛；又能缓莪术、三棱、木香、枳实行气活血太过之弊。诸药合用，以其"健脾消痞有大功"，故为汤名。

涂痞膏，乃清消之用，以防痞热太甚，故仅用三次即停。

消痞饼子，乃健脾消痞汤加威灵仙、蓼实，与麦面、糖、香油、鸡子黄制干饼而成。蓼实始载于《神农本草经》，为蓼科植物水蓼之果实。《补缺肘后方》名蓼子，《东医宝鉴》名水蓼子，具辛温之性，入肝、脾、肺三经。《本草逢原》用治

"癖痞、腹胀"，谓"皆取其散热消积之功"。威灵仙味辛、咸，性温，入十二经。《本草便读》言威灵仙"性急且温，味辛而散，微咸微苦，疏风邪走络通经，可导可宣，治痹疾行痰去湿。"故诸医家多作祛风胜湿，通络止痛药，以疗痹证。孙氏用以"消痞"，乃取其宣通脏腑经络"可导可宣""行痰去湿"之功而消痞除癥。孙氏治"痞病"尤重此方，对此有如下之论述："凡治诸块，只宜用丸药，盖痞块至难消，若用煎剂，如过路之水而已，徒损真元于病无益。唯丸子入胃，徐徐而化，经至所患之处，潜消默夺，日渐损消，其块自小。"此即清·宝辉《医医小草》"方有膏丹丸散煎饮汤渍之名，各有取义"……丸取其缓"之谓也。公宗孙氏之验，用健脾消痞汤 3 周，改用消痞饼子，患者经治 1 年，病臻痊愈。

黑逍遥散证案

吕某，男，48 岁，省外贸公司干部。1974 年 9 月 12 日就诊。

患者 1 年前，因食欲不振，肝区不适，于某医学院附属医院就诊。以肝功能异常，肝脾肿大，诊为早期肝硬化。经人介绍来诊。现仍肝脾肿大、质硬，肝区疼痛，腹胀，小便频，大便溏泄，睡眠欠佳，肩背疼痛，膝关节疼痛，面色萎黄，纳食呆滞，舌质淡苔薄白，脉弦有力。

证属肝气郁结，气血凝滞，而致癥瘕；肝郁脾虚，胃纳失司，肠腑传化失序，故溏泄。治宜疏肝解郁，养血柔肝，软坚散结，健脾渗湿。予以黑逍遥散易汤化裁治之。

处方：柴胡 12g，当归 10g，制白芍 12g，炒白术 15g，茯苓 12g，熟地黄 30g，郁金 10g，牡丹皮 10g，炒枣仁 15g，远志 10g，木香 10g，焦三仙各 10g，大腹皮 12g，砂仁 10g，枳壳 10g，炒莱菔子 12g，佛手 10g，薏苡仁 12g，姜黄 10g，黄芪 15g，黄精 15g，竹茹 10g，薄荷 3g，芦根 30g，炙甘草 10g，煨姜 10g，大枣 10g。4 剂，水煎服。

9 月 17 日二诊，服药后，纳谷渐馨，腹胀胁痛悉减，入寐可。原方减炒枣仁、远志继服。

10 月 30 日三诊，继服中药五十余剂，诸症豁然，肝脾肿大得解，肝功能正常。仍宗原意，调方以固其效。

处方：柴胡 10g，郁金 10g，姜黄 10g，木香 6g，党参 12g，白术 10g，茯苓 12g，大腹皮 10g，乌药 10g，焦三仙各 10g，炒莱菔子 10g，砂仁 10g，厚朴 10g，枳实 10g，桑椹子 20g，香附 10g，炙甘草 10g，煨姜 10g，大枣 4 枚，为引，水煎服。

解读：肝硬化，属中医"臌胀""积聚""单腹胀"范畴。其病因病机，历代医籍皆有记载，如《医门法律》谓"癥瘕，积块，即是胀病之根，日积月累"而成，故对此案公有上述之证治。《医略六书·妇科指要》之黑逍遥散，具养血疏肝，健脾和中之功。方由逍遥散加地黄而成。方中柴胡疏肝解郁；当归、白芍养血柔肝，又防柴胡疏泄太过之弊；白术、茯苓健脾祛湿，则脾之运化有司，以补后天气血生化之源；甘草入十二经，实为脾胃之正药，炙用性温，益气补虚，其甘缓之性，又能缓急止痛；生姜烧过名煨姜，温胃和中之力益专；薄荷少许，助柴胡疏泄之功。于是肝体得补，肝用得助，肝气得疏，郁结消散，气血冲和，神情怡悦，有《庄子·逍遥游》"逍遥于天地之间而心意自得"之心境，故名"逍遥"。熟地黄补肾。肾，五行属水，五色属玄（黑色），故合入地黄名"黑逍遥散"。药用黄芪伍当归，乃寓当归补血汤之意，益气养血，此即宗金·张元素"肝不足补之。补血，血宜疏通，而恶壅滞，补血之中，兼以活血，乃善用补者也"之旨也。余药或为和胃消食化积之用，或为理气止痛、活血化瘀之施，或为宁心安神之资。故诸药合用，则肝气得疏，肝阴得补，脾胃得健，而癥瘕得消。

治疗中，服药五十余剂，守方不更，弗明不解，遂请公释谜。公以清·余听鸿语解之："治病之方法，先要立定主见，不可眩惑，自然药必中病。有一方服数十剂一味不更而病痊者，非老于医者不能也。"

加味阳和汤证案

于某，女，莱西县女工。1974 年 12 月就诊。

16 岁月经初潮，育有二女，月汛后期，色暗量少有血块，经行腰腹痛，白带清稀量多。近半年来小腹痛，右侧尤著，痛不喜按，经妇科检查：左侧小腹部有鸡卵大炎性包块。面色苍白，形寒肢冷，舌淡苔白，脉象沉细。

证属寒客胞宫，血滞痰凝。治宜温宫祛寒，化瘀散结之法。师阳和汤加味。

处方：熟地黄 30g，肉桂 6g，炮姜 3g，麻黄 1.5g，鹿角胶 10g（烊化），白芥子 6g，三棱 6g，莪术 6g，白花蛇舌草 30g，半枝莲 30g，半边莲 30g，虎杖 30g，炮山甲 9g，牛膝 9g，炙甘草 6g，水煎服。

迭进 5 剂，炎块缩小至鸽卵大。

续服 10 剂，肿块消失，病臻痊愈。

解读：妇科炎性包块、卵巢囊肿及子宫肌瘤，均属中医学"癥积""石瘕""肠覃"范畴。临证应辨别阴阳，治分寒热。若因寒邪客于胞宫，血寒凝滞，瘀结不散者，可予阳和汤化裁治之。经云"邪之所凑，其气必虚"，故其所虚之处，即受邪之地。病因于血分者，必从血而求之，故以熟地黄大补阴血任为主药；鹿角胶骨属，"禀纯阳之质，含生发之机"，乃有形精血之属，以赞助之；《内经》云："寒气客于肠外，与卫气相搏，气不得营，因有所系，癖而内著，恶气乃起，瘜肉乃生。""石瘕生于胞中，寒气客于子门，子门闭塞，气不得通，恶血当泻不得泻，衃以留止，日以益大，状如怀子。"此案既虚且寒，又非平补之性可收速效，故以炮姜温中散寒，肉桂入营，麻黄达卫，白芥子化痰结，共成散结之功；甘草解毒，调和诸药；酌加穿山甲、香附、三棱、莪术、鸡内金，助其软坚散结之力；白花蛇舌草、半枝莲、半边莲、虎杖助其清热消肿之效。故诸药合用，则肿消癥除，收效于预期。

龙胆泻肝汤证案

房某，44 岁，1993 年 8 月 6 日就诊。

阴道口处经常有肿物隆起，妇科诊为"前庭大腺囊肿"，每服抗生素及中药外部熏洗均可消退，但反复发作。此次发作月余，诸法无效，肿物渐大如鸡卵，局部肿坠，红肿热痛，行走或站立时坠痛难忍，苦不堪言，小便灼热，大便秘结，面色萎黄，精神不振，舌红，苔薄黄略燥，脉滑数。

证属肝胆经湿热壅盛。治宜泻肝胆实火，清下焦湿热，佐以活血润燥，解郁散结。师龙胆泻肝汤合当归贝母苦参丸意治之。

处方：柴胡 10g，黄芩 10g，泽泻 15g，木通 10g，栀子 10g，龙胆草 12g，当归 15g，生地黄 10g，苦参 15g，浙贝 10g，车前子 15g（包煎），瞿麦 12g，忍冬藤 30g，川牛膝 10g，酒军 10g，甘草 10g。水煎服，每日 1 剂，2 次分服。

每日用苦参 120g，枯矾 15g，煎汁熏洗阴部。

经治 5 日，症减，肿块缩小。

继治 10 日，诸症消失，病臻痊愈。嘱服龙胆泻肝丸，以固疗效，防止复发。

解读：前庭大腺囊肿，若有继发感染，则易形成脓肿。本案患者之脉证，实为肝胆经湿热蕴结，凝聚成脓之前庭大腺囊肿。故其治予以《医方集解》之龙胆泻肝汤（龙胆草、黄芩、栀子、木通、泽泻、生地黄、柴胡、车前子、当归、甘草），清利肝胆经壅盛之湿热，化解下焦之浊毒，合入《金匮要略》之当归贝母苦参丸（当归、贝母、苦参）易汤，以当归之活血润燥，佐生地黄以滋阴凉血，浙贝利气解郁而消肿，苦参清利湿热，而除浊毒。药加瞿麦、忍冬藤，以增通利下焦湿热之功；大黄苦寒泻下，直达下焦，清泻血分实热，以成清火解毒消肿之功，兼以清胃肠实热便秘。故诸药合用，则肝胆郁火得清，下焦湿毒得除，而脓肿瘕结得以消散。

药用苦参煎汁熏洗外阴，乃宗《金匮要略》"蚀於下部"，"苦参汤洗之"意，以苦参解毒化湿，枯矾清热燥湿，以成其功。

当归贝母苦参丸证案

郭某，女，36 岁。1970 年 8 月 30 日就诊。

妇科以输卵管炎、盆腔炎性肿块转中医科治疗。月经后期，量少，色暗，带下色黄。伴身热不退，口渴欲饮，小便溲赤，大便干结，腰部及两侧小腹部作痛。舌质淡红，苔薄白，脉滑微数。

证属气血瘀滞，湿热内蕴而致癥瘕。治宜当归贝母苦参丸合活血逐瘀汤治之。

处方：当归 15g，土贝母 15g，苦参 15g，乌药 6g，白僵蚕 6g，丹参 15g，三棱 10g，莪术 10g，白芥子 6g，厚朴 6g，橘皮 10g，沉香 2g，生甘草 10g。水煎服。

8 月 9 日，服药 5 剂，身热、腹痛若失，余症亦减。续服10 剂，妇科检查盆腔炎性肿块已无，而癥瘕消散，腰痛痊愈。为固疗效，予以当归贝母苦参丸作散续治。

当归、土贝母、苦参各100g，共为细末，每次6g，温水送服，日3次。

解读：《素问·骨空论》云："任脉为病……女子带下瘕聚。"《素问·刺腰痛》云："足少阴令人腰痛……厥阴之脉令人腰痛……冲络之脉令人腰痛。"《素问·奇病论》云："胞络者，系于肾。"冲为血海，任主胞胎，肝肾为冲脉之源，精血之本。腰为肾之府，故肾脉痹阻而腰痛；冲任失调，经脉瘀滞而腹痛；下焦郁滞，郁久化热而带下。故其治当调补冲任，理气导滞，和血通脉，清利湿热。主以《金匮要略》之当归贝母苦参丸。方用当归，以其甘补辛散，苦泄温通，补血活血，且兼行气止痛之功，而可主治一切血证，故以其补血行血，调补冲任为血病之要品，妇产之良药；贝母不独有化痰止咳之功，尚以其辛苦微寒之性，而具泄热散结之用；苦参味苦性寒，以其清热除湿之功，除下焦湿热之蕴结；方加丹参苦微寒，入心肝经，为血热瘀滞之要药，古人有"一味丹参散，功同四物汤"之誉，实为祛瘀通经之品；乌药辛开温通，上走脾肺，下达肾与膀胱，有理气散寒止痛之功；莪术、三棱，佐丹参以行气活血祛瘀；沉香、橘皮、厚朴，佐乌药行气导滞以止腹痛；佐以白僵蚕、白芥子、土贝母消肿散结以化癥结瘕聚。诸药合用，则癥结得消，腰腹痛得解，带下得除，而收效于预期。

贝母有川贝、浙贝之分，而土贝母与川、浙贝并非一类，多用于痈疮肿毒等病。公据陆机《诗疏》所记，谓《金匮要略》当归贝母苦参汤中贝母当为土贝母。因《神农本草经》未载其有止咳化痰之功，而唐《新修本草》、宋《证类本草》所载亦此药。李时珍《本草纲目》仍承旧说，条中引陶弘景说，有"消痰，润心肺"之记。故清热散结当用葫芦科植物土贝母，止咳化痰当用百合科植物川贝、浙贝。

窦材针法案

王某，男，41 岁，栖霞县农民。1963 年 9 月 28 日就诊。

患慢性肝炎 2 年余，曾服多种保肝药物，症状时好时坏。近来全身乏力，巩膜无黄染，食欲下降，厌油腻，右胁胀痛。查：肝上界 5 肋间，下界剑突下 3cm，肋下 1cm。肝功能检查示：谷丙转氨酶 100U/L，硫酸锌浊度 16 单位。舌淡有齿痕，苔白腻，脉弦细无力。

证属肝郁脾虚，治当益肝肾，健脾胃之法。因其家庭经济困难，处以针灸处方，回当地医院施术。

太冲、太白、太溪，补法，针后施灸；三阴交平补平泻；肝俞施泻法；脾俞、肾俞施补法；食窦、中脘、关元、足三里施灸法。

经针灸施术半年，自觉症状消失，肝功能正常。因久病成医，已掌握诸穴之部位，故胸腹、下肢腧穴均自施灸。嘱太冲、太白、太溪、食窦、中脘、关元、足三里施灸法，以固疗效。

解读：清·喻昌《医门法律·问病论》云："医，仁术也。仁人君子，必笃于情。笃于情，则视人犹己，问其所苦，自无不到之处。"此案患者由公之学生推荐来诊，仅怀 5 元钱，除去车费、化验费，仅余不足 1 元钱。因治病两年，耗尽家资。公闻之，故附以针灸处方，回当地医院由公之学生施术。

《灵枢·九针十二原》云："五脏有疾，当取十二原。十二原者，五脏所以禀三百六十五节气味也。""原"，即本原、原气之意，因脏腑病变，多反映于十二原穴上。原气又称元气，是人体原气作用集中的地方，故脏腑经络病变在原穴上反应也较敏感。且原穴与三焦密切相关，三焦为原气之别使，导原于脐下肾间动气，而输布全身，具和内调外，宣上导下，主司人体的气化功能。取足太阴脾经之原穴太白，足厥阴肝经之原穴太冲，足少阴肾经之原穴太溪，具调和肝、脾、肾经之功能。《素问·气府论》云："五脏之俞各五，六腑之俞各六。"俞，通"腧"，此处是指背俞穴，属足太阳膀胱经之腧穴，是脏腑经气输布于背腰部的腧穴，故取肝俞、脾俞、肾俞，以通达转输肝、脾、肾三经之经气，于是三俞穴合用，则肾气得充，脾气得健，肝气得疏，三脏之阴得补，则寒湿得除，肝脏得养，肝郁得解。食窦，宋·窦材《扁鹊心书》谓其能接脾脏真气，故名之曰"命关"。募者，募集之义，募穴是脏腑经气汇集于胸腹部的穴位。胃之募穴为中脘，具健脾和胃之功，与脾俞合用，乃脏腑、阴阳、表里、募俞配伍法，此即《内经》"善针者，从阴引阳，从阳引阴"之意，亦《难经》"阴病行阳，阳病行阴"，"募在阴，俞在阳"之谓。关，闭藏之义；元，指元阴元阳之气，关元乃任脉之腧穴，内应胞宫精室，为元阴元阳闭藏之处，又为小肠经之募穴，故该穴有益肾元，调冲任，濡肝脉之功，又具司气化，利小便之用。三阴交，为足太阴脾经之腧穴，尚为足太阴、足少阴、足厥阴三经之交会穴，具健脾利湿，调补肝肾，益气养血之功。足三里为足阳明经之合穴，为人身四要穴之一，有健脾胃，补中气，调气血，通经络之功。故该病以针灸施术，以诸穴之功愈病。

窦材在"须识扶阳"一节中记云："人无病时，常灸关元、气海、命关、中脘……可保百年寿矣。"故该患者愈后，续用窦材灸法以固疗效。

此案之用方，在20世纪60年代生活困难时期，因营养障碍而致水肿、肝脾肿大者，公均以此针灸处方治之，颇有疗效。

30. 鼓胀

柴胡鳖甲汤证案

刘某，男，42岁，福山县职工。1964年4月3日就诊。

患慢性肝炎2年，在当地医院以肝硬化入院治疗，出院后经人介绍来诊。自诉纳食呆滞，脘腹胀满，食后加重，嗳气或矢气后腹胀减轻。刻下症见两肋胀痛，腹部膨隆，尿少便溏，面色苍白，面、胸多处蜘蛛痣，大小鱼际发红。查体：肝大，剑突下两指，触痛，质韧，右肋部叩击痛，腹部移动性浊音。舌边有瘀点，舌苔白腻，脉沉弦。

证属肝郁气滞，脾虚失运。宜疏肝解郁，理气导滞，健脾和胃，利水除胀。予柴胡鳖甲汤加减。

处方：柴胡12g，鳖甲12g，郁金10g，鸡内金10g，桃仁10g，牡丹皮10g，青皮10g，醋大黄15g，制香附10g，醋元胡10g，太子参15g，枳壳6g，炒白术15g，云苓15g，炙甘草6g。水煎服。

4月15日，经治10日，腹胀，纳呆，腹痛悉减。予以上方加猪苓10g，黄精15g。

续治3个月，在当地医院复查：肝功能正常，肝大，剑突下可触及，腹水消退。为固疗效，予鳖甲煎丸续服。

解读：肝硬化，是由各种原因引起的肝组织损害的先期表现，主要表现是肝功能减退和门静脉高压，属中医"鼓胀""癥瘕""腹胀"的范畴。《灵枢·水胀》云："鼓胀何如？岐伯曰：腹胀，身皆大，大与肤胀等也，色苍黄，腹筋起，此其候也。"本案由慢性肝炎迁延失治而成，其临床症状，即与

《灵枢》所记相符，故从"鼓胀"论治。由于肝郁乘脾，脾失健运，致肝脾失和，气滞湿困，水液停积，故胀大，嗳气，矢气后，鼓胀减轻；肝脉络胁，气积湿困，络脉不通，故胁胀痛；脾虚胃弱，故纳食呆滞；脾虚湿阻，故尿少便溏；舌苔白腻，脉沉弦，皆肝气郁结，湿浊积滞之候。故公有疏肝解郁，健脾渗湿之治。立柴胡鳖甲汤，方中主以柴胡疏肝理气；辅以鳖甲软坚散结；四君子汤健脾渗湿以消鼓胀；郁金、香附、青皮、枳壳，用以化瘀散结；并佐柴胡理气导滞；当归、牡丹皮、桃仁、白芍、元胡，佐鳖甲活血通脉以祛胁痛。于是肝郁得疏，气滞得通，脾虚得补，湿浊得化，胃纳得助，而鼓胀以消，积聚以除，而收效于预期。

二诊时药加猪苓，乃寓四苓散全方之效。入黄精补肺之阴津，意在佐金平木，以除肝气郁结。补脾之阳气，以治肝气犯脾，故鼓胀之疾得以痊愈。

鳖甲煎丸证案

张某，男，49 岁，干部。1967 年 3 月 19 日就诊。

往有饱食酗酒史，患肝炎 3 年，肝区不适，食欲不振，消化不良。肝区隐痛，肝脾可触及，质硬，腹胀如鼓。面色萎黄，面颊、上胸、背部、两肩及双上肢均可见蜘蛛痣，手掌大小鱼际暗红（肝掌）。舌苔白腻，脉弦。

证属肝郁脾虚血瘀而致鼓胀（肝硬化腹水）。治宜调达枢机，行气活血，祛湿化痰，软坚消癥。师鳖甲煎丸意调治之。

处方：制鳖甲 10g，柴胡 12g，黄芩 10g，红参 10g，姜半夏 6g，桂枝 10g，炒白芍 15g，酒军 6g，厚朴 10g，牡丹皮 15g，土元 15g，地龙 10g，露蜂房 10g，鼠妇 10g，葶苈子 15g，炒王不留行 15g，川牛膝 15g，瞿麦 10g，石韦 10g，凌霄花 10g，射干 10g，桃仁 10g，炮山甲 3g（冲），郁金 10g，生姜 10g，大枣 10g，水煎服。

辅以灸食窦、中脘、关元、足三里、太冲、太白、太溪，每日 1 次。

3 月 26 日。服药 5 剂，诸症悉减，仍宗原意，上方加黄精 15g，续服。

患者经中药及灸疗续治 2 月余，肝区痛、腹胀、纳呆、诸症悉除。遂予原方制成蜜丸以固疗效。

解读：张景岳《景岳全书》云："单腹胀者，名为鼓胀，以外虽坚满，而中空无物，其象如鼓，故名鼓胀。"此案由饱食酗酒，伤及肝脾，致肝郁脾虚，气滞血瘀而成鼓胀，故药用鳖甲煎丸易汤治之。其用，诚如《金匮要略论注》所云；"药用鳖甲煎者，鳖甲入肝，除邪养正，合煅灶灰所浸酒去痕，故以为君。小柴胡汤、桂枝汤、大承气汤为三阳主药，故以为臣。但甘草嫌柔缓而减药力，枳实嫌破气而直下，故去之。外加干姜、阿胶，助人参、白术养正为佐。痕必假血依痰，故以四虫、桃仁合半夏消血化痰。凡积必由气结，气利而积消，故以乌扇、葶苈利肺气，合石韦、瞿麦消气热，而化气散结。血因邪聚则热，故以牡丹、紫葳去血中伏火、膈中实热为使。"由此可见，鳖甲煎丸具调达枢机，扶正祛邪，软坚消痰，理气活血之用。公于此方唯加黄精一味，盖因黄精性平味甘质润，甘可益脾，使五脏丰盈，润能养血，从后天平补。对此，《本草便读》谓"黄精得土之精气而生，甘平之性，故为补益脾胃之胜品，土者万物之母，母得其养，则水火既济，金木调平，诸邪自去，百病不生矣"。

辅以灸法，亦益脾胃，养肝肾之资也。公谓此乃宋·窦材《扁鹊心书·膨胀》篇载"黄帝正法：先灸命关（食窦）百壮，固住脾气……再灸关元三百壮，以保肾气"。公宗《内经》"五脏有疾，当取十二原"意，辅以足太阴脾经之原穴太白、足少阴肾经之原穴太溪、足厥阴肝经之原穴太冲，此皆扶正祛邪之法。

31. 头 痛

通窍活血汤证案

董某，男，57 岁，莱阳县纪格庄人。1975 年 2 月 27 日就诊。

患者于去年 8 月，被倒塌墙壁击伤右头及右侧上肢，神志尚清，四肢活动自如，右耳右鼻孔均出血不止，急入莱阳中心医院就诊。查：右侧巅顶部 1cm 裂口，无凹陷，胸部上方 5cm×5cm 肿块，无塌陷，皮下气肿，颅底骨折。诊断：脑外伤；胸部软组织损伤。经外科住院治疗，半月基本恢复。刻下症见：头痛，右侧肢体麻木，嘴歪，右侧上肢痛，右眼视物不清，大便微燥，舌暗少苔，脉缓。血压：130/90mmHg。

证属头窍外伤，瘀血阻络，营卫不和。治宜调和营卫，益气活血，通窍逐瘀。方予通窍活血汤合补阳还五汤、牵正散调之。

处方：赤芍 10g，川芎 6g，桃仁 10g，白芷 12g，胆南星 10g，石菖蒲 10g，黄芪 30g，土元 20g，地龙 10g，当归 12g，白附子 6g（研冲），全蝎 6g（研冲），僵蚕 6g（研冲），钩藤 12g，葱白 3 个，生姜 4 片。4 剂，水煎服。

3 月 2 日，药后诸症悉减。仍宗原意，上方加鹿角胶 10g（烊化），熟地黄 15g，枸杞 15g，续服。

3 月 15 日，续服 10 剂，头身痛，面瘫诸症豁然，右眼视物亦可。予上方加炮山甲 10g，菊花 12g，山萸肉 15g，天麻

10g，续服。

3 月 27 日，续服 12 剂，诸症若失，舌淡红苔薄白，脉沉有力。予以益元活血汤预后。

处方：熟地黄 15g，鹿角胶 10g（烊化），地龙 10g，土元 12g，胆南星 10g，桃仁 10g，红花 10g，川芎 10g，赤芍 10g，柴胡 10g，枳壳 10g，桔梗 10g，怀牛膝 10g，炙甘草 10g。水煎服。

解读：外伤头部，必将导致颅内出血，而离经之血一旦不及时消散，必成瘀血，日久痰瘀互结必成顽症，故活血化瘀为其治。气行则血行，必予补气之药。故公首诊处以通窍活血汤合补阳还五汤，以补气活血，祛瘀止痛，辅以牵正散，疏风通络。故服药 4 天，诸症悉减。《灵枢·海论》云："脑为髓之海。"《素问·五藏生成》云："诸髓者皆属于脑。"《素问·脉要精微论》云："头者，精明之府。"《灵枢·大惑论》云："五脏六腑之精气，皆上注于目而为之精。"本案患者因伤脑损髓，故有"精""明"之功能异常，故必藉填精益髓之药以建功。故二诊时佐以补血益髓填精之熟地黄、鹿角胶。三诊时虽诸症豁然，然右目视物见效不明显，故加养肝明目之菊花、山萸肉、天麻，软坚散结之炮山甲。续服 12 剂，诸症若失，故予以益元活血汤，以其益元荣髓，活血逐瘀，豁痰开窍之功以善其后。

益元活血汤乃公之所立，方由血府逐瘀汤合补血益肾之熟地黄、鹿角胶，活血通脉之地龙、土元，豁痰开窍之胆南星组成。

吴茱萸汤证案

丁某，女，41 岁，工人。1979 年 12 月 9 日就诊。

患者平素形寒肢冷，月经后期，量少色淡，带下清稀。近十余天，头痛，干呕，吐涎沫，口淡，心下痞，纳食呆滞。舌淡苔白滑，脉弦迟。

证属素体肾阳不足，寒自内生，寒邪内犯足厥阴肝经，循经上冲达巅顶而致头痛。治宜暖肝和胃，温中降逆。师《伤寒论》吴茱萸汤意治之。

处方：吴茱萸 10g，红参 12g，大枣 10g，生姜 20g，水煎服。

12 月 14 日，服药 3 剂，头痛、干呕、吐涎沫悉除。予以吴茱萸汤化裁作散剂冲服，以除肝寒犯胃，而致心下痞、纳呆等症。

处方：吴茱萸 60g，人参 30g，苍术 60g，炒麦芽 30g，陈皮 30g，神曲 30g。共为细末，每次 10g，日 3 次，饭前服。

12 月 25 日，续治 1 周，胃肠无不适，纳食渐馨。

解读：吴茱萸汤，方出《伤寒论》，乃为寒逆干呕头痛证而设方。1979 年，己未岁，乃太阴湿土司天，太阳寒水在泉之年。12 月 11 日为古历冬月，乃终之气时，主客之气均为太阳寒水，盖因“终之气，寒大举，湿大化……寒湿推于气交而为疾也。”故外寒、外湿犯人，引动内寒，加之患者素体阳虚，寒自内生，故有寒邪内盛、浊阴上犯足厥阴肝经，而致“干呕、吐涎沫，头痛”之疾。方以吴茱萸暖肝和胃；伍大剂生姜宣散寒邪，降逆止呕；人参、大枣益气补虚和中，诸药合用，以奏暖肝和胃，通阳泄浊之功。故公谓吴茱萸汤为治肝寒头痛和寒逆干呕之良剂。

清·魏之琇《续名医类案》云：“药不在多，贵得其宜。”清·冯兆张《冯氏锦囊秘录》云：“虽然方不可泥，亦不可遗。以古方为规矩，合今病而变通。”故公以己未岁终之气“寒湿推于气交而为疾”，宗仲景“干呕，吐涎沫，头痛者，吴茱萸汤主之”之论，而有吴茱萸汤疗头痛之案。

为除阳虚内寒之“心下痞、纳呆”症，予以吴茱萸汤作散剂续服，亦"合今病而变通"之治也。

补肾荣脉汤证案

于某，女，33岁，教师。1993年7月13日就诊。

患者1年前，因高龄产子出血过多，遂发头痛头晕。近几月，因任课较多，病症加重，或因操持家务后则发病。病发服用止痛剂，头痛可缓解。然仍有头眩不可转侧，伴项强、肢麻、心慌、纳呆之感。大便二三日一解，略干，月经量少，经后小腹隐痛。舌暗，舌下赤络迂曲而暗，苔薄白，脉沉细微弦。省立医院颈椎CT检查示：颈椎间盘突出。颈颅多普勒（TCD）检查示：椎基底动脉血管弹性减弱；双侧大脑中动脉及左侧椎动脉供血不足；右侧大脑后动脉及右侧椎动脉血管痉挛。以血管神经性头痛予西药治疗。未见好转，遂经人介绍来诊。

证属肾元亏虚，髓海失荣，络脉失养。治宜益元荣脉，养血通络。予以补肾荣脉汤。

处方：熟地黄20g，山萸肉15g，山药12g，泽泻15g，茯苓20g，牡丹皮10g，怀牛膝20g，鹿茸3g（研冲），当归12g，杭白芍15g，川芎12g，红参10g，黄芪20g，桂枝10g，鹿含草15g，毛姜15g，地龙12g，土元15g，炙甘草10g，生姜3片，大枣4枚，为引，饴糖10g，为引。水煎服。

7月18日，服药5剂，头痛、头晕若失，项强、肢麻、心慌诸症亦减。仍宗原意加天麻12g，续服。

续服20剂，病臻痊愈。予以左归丸合乌鸡白凤丸以善其后。

解读：补肾荣脉汤内寓补肾地黄丸与圣愈汤两方而成。补肾地黄丸，方出《证治准绳》。方以六味地黄丸以益元荣肾，填精濡髓；加怀牛膝补肝肾，强筋骨以利血脉；鹿茸血肉有情之品，其性温煦而功补虚，有补督脉，壮元阳，生精髓，强筋骨之功。于是则气充血足，肾强髓密，而肾虚头痛、眩晕可愈。合入《医宗金鉴》之圣愈汤，以其寓参芪汤（人参、黄芪）补气，当归补血汤（当归、黄芪）补血，四物汤（当归、川芎、芍药、地黄）补血调经。故公立"补肾荣脉汤"，共奏益气养血，活血通脉之功，以冀血虚头痛可愈。于是髓海得荣，气血得补，脑络得通，则头痛眩晕诸候得除。筋骨失养，而有项强、肢麻等症，故方加鹿含草、骨碎补强筋健骨之施；黄芪、桂枝、白芍伍姜枣乃《金匮要略》黄芪桂枝五物汤除痹之谓；再伍饴糖，乃黄芪建中汤，具调和营卫，安和五脏之用，而心慌、纳呆、腹痛之症可解。

二诊时，加天麻乃息风解痉、通络止痛之用。盖因天麻微辛甘平，大凡头痛眩晕、痉挛抽搐，肢体麻木，颈项强痛，手足不遂等诸般风证，皆可赖之以平。然其味辛而不能发散，虽甘而不能滋补，故单味效力不强，唯同补药可治虚风，同散药可除外风，不仅阴虚之风可用，阳虚之风亦可用。故伍补肾地黄丸则增其益元扶正之功，阴阳双补之用；伍圣愈汤则气血双补；伍桂枝汤则营卫共调；伍建中汤安内攘外则内外之风俱除。故而，一味天麻之伍，则诸方诸药之功倍增，而病臻痊愈。清·赵晴初《存存斋医话稿》云："论药则得一药之功能，论方则观众药之辅相，凡药皆然。"观公之处方用药，方简药效，有一味不可减之境界也。

32. 眩晕

天麻钩藤饮证案

赵某，男，52岁，干部。1974年6月15日就诊。

患者头晕目眩，耳鸣，胸闷气短，烦热心悸，腰膝酸软，大便干，小便黄。查：舌紫暗尖红，苔薄白，双寸脉弱，左关弦。血压 200/115mmHg。X 线胸透示：主动脉迂曲延伸。心电图示：窦性心律，心肌劳损。

证属阴虚阳亢，心营不足而致眩晕。治宜育阴潜阳，活血通络。予天麻钩藤饮加味。

处方：天麻 10g，钩藤 10g，代赭石 15g，石决明 15g，黄芩 10g，坤草 15g，焦栀子 10g，香豉 10g，当归 15g，白芍 12g，桃仁、红花各 10g，葛根 12g，茯苓 12g，桑椹子 30g，川牛膝 12g，夜交藤 30g，茯神 12g，夏枯草 10g，桑寄生 12g，陈皮 10g，炙甘草 10g，大枣 4 枚。水煎服。

6 月 27 日复诊：迭进 12 剂，诸症豁然，血压降至 170/105mmHg。仍宗原意，上方加杜仲 12g。

续进 15 剂，诸症若失，血压 160/90mmHg。心电图检查未见明显改变。予以丹参片内服，草决明、黄芩代茶饮。

解读：药用天麻、钩藤、石决明以其潜阳熄风之功而疗眩晕诸候；辅以栀子、黄芩、豆豉，寓栀子豉汤、栀子柏皮汤二方之效，以泻火存阴，清热除烦，乃苦坚阴之义，则烦热、便干、溺黄之症可除；佐以杜仲、牛膝、坤草以养肝肾、强腰膝，而腰膝酸软、耳鸣之症可疗；茯神、夜交藤、桑椹子宁心神而心悸可定；当归、赤芍、桃仁、红花，以活血化瘀之效而疗胸痹。本案用药之妙，在夏枯草、代赭石、陈皮三味：代赭石苦寒质重，寒可泄热，重可镇降，入心肝血分，具平肝清火，重镇降逆之功；夏枯草冬至后生芽，至春而花，到夏至即枯，虽属阴寒，而阴中含阳，得春木发陈之性，而功于条达，故为平肝降压之要药，且与代赭石、石决明、白芍、牛膝等药相伍，名代赭石汤，为肝阳上亢之高血压病眩晕症之良方；陈皮味辛苦而性温，气芳香入脾肺，《本草求真》谓其具"调中快膈，导痰消滞，利水破癥，宣五脏，理气燥湿"之功，复云其"同补剂则补，同泻剂则泻，同升剂则升，同降剂则降，各随所配，而得其宜"，公谓此即平胃、二陈、温胆汤诸方用陈皮为主药之妙，亦此案以其快膈消滞之功，而除痰浊中阻之胸闷之候之谓。

温胆汤证案

张某，女，43 岁。1973 年 3 月 6 日就诊。

患者于今日上午劳作间，突发晕眩耳鸣，胸闷气短，恶心，休息多时，未见好转，即去院就诊。自述以往曾有类似的症状发作，经检查心肺功能正常，理化检查亦无异常，诊其脉细数而滑，苔薄白微腻。

证属脾虚湿盛，清阳不振，脑海失荣。治宜健脾益气，祛痰降逆。师温胆汤意化裁。

处方：陈皮 10g，茯苓 12g，姜半夏 10g，珍珠母 30g，生铁落 30g，竹茹 10g，胆南星 10g，苏梗 10g，枳壳 6g，甘草 6g，水煎服。

6 月 13 日，用药 1 周，眩晕若失，仍感胸闷。故原方加瓜蒌 12g，黄连 6g，续服。

6 月 21 日，续治 1 周，眩晕、耳鸣，诸症豁然，病告痊愈。

解读：目花为眩，头旋为晕，故称眩晕。《灵枢·卫气》篇云："上虚则眩。"《灵枢·海论》云："髓海不足，则脑转耳鸣，胫酸眩冒，目无所见，懈怠安卧。"此即"无虚不作眩"之谓也。然上虚之由多端，或气血亏虚，清阳不展，血虚则脑失所养者；有因肾元亏虚，髓海失荣而作者；有因脾虚湿盛，或痰浊中阻，阳不布津，脑海失荣，浊阴不降，痰浊上扰清窍而作者。此案则属于后者，因湿浊郁久始成湿热，脉见细数而滑，故有温胆汤之施。耳内蝉鸣声，头旋重，视物倾斜摇动，乃肝风内动之象，故有珍珠母、生铁落平肝熄风之用。经治1周，诸症若失，仍有胸闷，故合入小陷胸汤，以瓜蒌、黄连清热化痰之功，而收效于预期。

加味真武汤证案

于某，男，59岁，干部。1974年10月15日就诊。

往有高血压病史十余年，头晕目眩，肉瞤心悸，形体肥胖，肢体浮肿，腰膝酸软，小便频而短，大便较稀，胸闷短气，纳呆，体倦，神疲，心烦。舌淡红有齿痕，苔薄白，脉沉迟，左关脉弦。血压190/110mmHg。

证属肾元不足，阴阳双亏。治宜温肾壮阳，养血益阴。予加味真武汤调治之。

处方：制附子10g，白术15g，茯苓12g，白芍12g，石决明18g，生龙骨、生牡蛎各30g，天麻10g，女贞子15g，旱莲草15g，杜仲12g，桑寄生12g，枸杞15g，生姜3片，水煎服。

药用4剂后，眩晕、肉瞤、心悸、胸闷、浮肿、纳呆诸疾悉减，时有心烦，脉沉迟，血压180/109mmHg。仍宗原法，予上方加莲子心10g。水煎服。

续进8剂，诸症豁然，血压仍高。仍宗原意，继服中药。

续进12剂，诸症悉除，血压稳定，舌淡红薄白苔，脉沉缓，血压150/90mmHg。给予附子10g，石决明18g，白芍10g，夏枯草10g。水煎服，以善其后。

解读：高血压的主要病机是阳亢风动扰乱清窍而致眩晕诸证。而阳亢风动者，又多因肝阴亏虚所致。故其治多为平肝、育阴、重镇、潜阳之法。然尚有痰火蕴伏扰动肝阳者，及脾肾阳虚水气内停者。若水邪上犯清阳，必头眩或清阳不升、清窍失濡、髓海失荣，而发眩晕者，公有加味真武汤之用，本案即属后者。

真武汤方出自《伤寒论》，乃为阳虚水泛证而设方，其治，功于温阳利水。方中附子温补肾阳，助阳以行水，则无水邪上犯清窍而发眩晕之弊；白术、茯苓健脾渗湿，以利水邪；生姜辛温，佐附子以助阳，宣散水气，又伍茯苓以温散水邪；芍药以其敛阴缓急之功，而解肉𰀋之症。此案用药之要，是附子、石决明之伍。附子为回阳救逆，温阳行水之味；石决明为镇肝潜阳，解痉熄风之品。一动一静，一温一寒，药性功效相殊，然二药并用，而有异途同归之妙。其要有二：其一肝旺于上，肾亏于下，肝肾不交，母子相离，以石决明潜降虚阳，使其从上达下，公谓"凡补阳之剂，无不能升者，正以阳主升之由也"，附子鼓动肾阳，蒸发肾火，使其从下济上，故二者得交，肝肾同归于平。其二附子能固肾中之阳，石决明能制肝木之刚，两者并用，乃"扶阳长阴"之义。而方加杜仲、寄生、枸杞，以佐白芍柔肝熄风之功；又佐石决明制肝木之刚之力。于是公谓其方"加味真武汤"，为阳虚水泛之高血压者之用方。

"加味真武汤"用药之妙，公认为仍不出《本草纲目》"七情合和"之理。并引蔡陆仙《中国医药汇海》语解之："若夫方之与药，其功用又迥不相侔。盖药仅有个性之特长，方则有合群之妙用，一也。药有益而即有害，方则有利而无弊，二也。药则功力有限，治病之范围狭小，方则裁制随心，临证则应变无穷，三也。""不明方义，不足以尽药物治病之功能；不明剂制，不足以定方剂轻重之标准。"

加味温胆汤证案

刘某，男，47 岁，海阳县教师。1973 年 7 月 13 日就诊。

患高血压病经年，近几日感头沉重而痛，眩晕，胸闷，体倦，纳呆，喉中痰鸣，咳痰黏腻质稠，口苦咽干，心烦意乱，舌淡苔白腻，脉沉弦。血压 160/100mmHg。

证属脾虚湿盛，蕴久化火，痰火蕴伏，扰动肝阳。治宜健脾化痰，平肝潜阳。予加味温胆汤调之。

处方：陈皮 12g，姜半夏 10g，茯苓 12g，炒白术 15g，枳实 10g，竹茹 12g，天麻 10g，钩藤 10g，龙骨 15g，牡蛎 15g，炙甘草 10g，大枣 4 枚，生姜 3 片。水煎服。

7 月 20 日，服药 1 周，头沉重感、胸闷、纳呆、喉中痰鸣诸症若失，动则仍有坐车舟之感。仍宗原意，加泽泻 15g，红参 10g，续服。

7 月 28 日，续治 1 周，诸症豁然，血压正常范围。予以健脾和胃，化浊导滞之保和丸，以防痰浊蕴伏之弊。

解读：《千金方》之温胆汤，由二陈汤加竹茹、枳实、大枣而成，名温胆，实乃清胆和胃之谓。诚如罗东逸所云："和即温也，温之者，实凉之也。"入天麻一味，以其熄风止痉之功，可解头痛眩晕之症；再入白术，以其健脾益气之功，可愈体倦、纳呆之候。天麻、白术伍二陈汤，乃《医学心悟》之半夏白术天麻汤。由此可见，本案之用方，乃集温胆汤、二陈汤、枳术汤、小半夏汤、小半夏加茯苓汤、半夏白术天麻汤诸方之效。就用药而论，公临证喜用对药，并谓"对药"多系小方组成，如白术伍枳实，乃《金匮要略》之枳术汤，为健脾散结之伍；半夏伍生姜，为《金匮要略》之小半夏汤，以成蠲饮散结化痰之用。然诸方清热化痰降浊之功有余，而天麻平肝熄风之功稍逊，故佐以钩藤以增其力，入龙骨、牡蛎以平肝潜阳。故诸药合用，公名其方曰"加味温胆汤"，称其为痰火蕴伏，扰动肝阳之高血压病之效方。

《素问·示从容论》云："夫圣人之治病，循法守度。"公谓"这个'度'，就是以这个'证'字为规矩准绳。"郭霭春尚云："病因万变，见证亦多端，病者合诸证以成病，医者合诸药以成方。有一证，自有治此证一药。要必先审证以识病，而后议药以处方。"而此案之治，乃审证、识病、议药、处方之验也。

建瓴汤证案

辛某，男，56 岁，干部。1981 年 2 月 26 日就诊。

患高血压十余年，近因春节拜亲访友交际颇多，而眩晕头痛加剧，伴耳鸣，烦躁易怒，失眠多梦，视物昏花。舌红无苔，脉沉弦而细。血压 170/105mmHg。

证属肝阴不足，肝阳上亢，肝风扰动清窍。治宜镇肝熄风，育阴潜阳。师建瓴汤意化裁。

处方：山药 20g，怀牛膝 20g，代赭石 20g，生龙骨 20g，生牡蛎 20g，生地黄 20g，生白芍 12g，柏子仁 15g，磁石 12g，桑寄生 12g，菊花 10g，酒黄芩 10g，枸杞 15g，女贞子 15g，旱莲草 15g，甘草 6g。水煎服。

3 月 3 日，服药 5 剂，诸症悉减，唯耳鸣不减。血压 160/100mmHg，脉象已缓。予原方加节菖蒲 10g，川芎 6g。

3 月 14 日，续服中药 10 剂，头痛、眩晕、耳鸣、不寐、视物昏花诸症悉除，舌淡红苔薄白，脉沉微弦。血压 150/96mmHg。予以每日炒草决明 20g，炒槐米 10g，炒黄芩 10g，代茶饮。

解读：高血压病的主症是眩晕头痛，故中医多从眩晕论治。目花为眩，头旋为晕。目为肝之窍，"肝足厥阴之脉"，"连目系，上出巅"。肝为风木之脏，体阴而用阳，主升主动，风为肝之本气，风性动摇，动则眩晕。可见眩晕一证，与肝关系甚密，《内经》病机十九条有"诸风掉眩，皆属于肝"之说，故眩晕一证当从肝论治，而有潜阳熄风之法。肝喜条达，恶抑郁，每因情志所伤，气失条达郁而化火，火性炎上，火动阳亢，风火相煽，扰动清窍，见头痛，性急易怒，多梦不寐，舌红少苔，脉弦诸症，故眩晕一证，当有泻火潜阳之治。肝体阴而用阳，若肝阴不足，阴虚阳亢，则见眩晕，视物昏花等症，故眩晕一证，当有柔肝熄风之治。乙癸同源，肾阴不足，水不涵木，致肝阴不足，而致肝阳上亢，故眩晕一证，当有滋肾养肝之治。本案患者上述病机均存，于是有镇肝熄风，育阴潜阳，泻火存阴诸法之用。故公予以《医学衷中参西录》之建瓴汤加味治之。方中龙骨、牡蛎、代赭石重镇潜阳熄风，任为主药；生地黄、怀牛膝、白芍滋养肝肾，育阴熄风；柏子仁养心安神；山药益脾肺之气；方用磁石，以代铁锈水镇潜浮阳之功。于是，诸药合用，则上亢之肝阳，若高屋建瓴之水，向下之势易也，故今云有降压之功。方中加寄生、甘菊、枸杞、女贞子、旱莲草，乃育阴潜阳之助；酒芩、甘草、乃清上扰之火之用。于是阳潜、火清、风息，而眩晕、头痛、烦躁、不寐诸症悉除，而病臻痊愈。二诊时，药用节菖蒲、川芎，以其活血通脉、开窍聪耳之功，而愈耳鸣。炒草决明、炒槐米、酒芩，以其清头目，泻火存阴之用，为防治高血压病之用方。

加味独活寄生汤证案

柳某，男，59岁，县委干部。1974年11月15日就诊。

头晕眼花，头痛项强，胸闷气短，右侧上下肢时有麻木，阴雨天加剧。刻下症见：食欲、睡眠尚可，大便时有燥结，小便调。舌质紫绛，尖红，苔薄白，脉双寸弱，左关弦。血压200/115mmHg。X线胸透示：主动脉迂曲延伸。心电图示：窦性心律；心肌劳损。

证属肝肾亏虚，肝阳上亢，心营不足。治宜益肾柔肝，平肝潜阳，益心和血。予加味独活寄生汤调之。

处方：当归15g，赤芍12g，桃仁12g，红花10g，片姜黄

10g，五灵脂 12g，菊花 12g，柴胡 10g，葛根 12g，党参 15g，茯苓 12g，桑椹子 30g，羌活 10g，独活 10g，牛膝 10g，桑寄生 24g，陈皮 10g，炙甘草 10g，生姜 3 片，大枣 4 枚，为引。水煎服。

11 月 20 日，药后项强头痛、肢麻悉减，唯稍有胸闷气短、头晕眼花之候。去羌活、独活，加桂枝 12g，守方继服。

12 月 3 日，服药后仍眩晕、胸闷。血压 180/100mmHg。予身痛逐瘀汤合左归饮、大定风珠治之。

处方：当归 12g，桃仁 12g，红花 10g，五灵脂 12g。制香附 12g，秦艽 12g，牛膝 10g，地龙 6g，白芍 12g，龟板 12g，熟地黄 18g，鹿角胶 10g（烊化），女贞子 15g，旱莲草 15g，枸杞 15g，桑椹子 15g，钩藤 10g，牡蛎 15g，桑寄生 24g，葛根 30g，桂枝 12g，麦冬 15g，山萸肉 12g，炙甘草 10g。10 剂，水煎服。

12 月 15 日，服药后眩晕、胸闷若失，血压 175/95mmHg。舌质红苔薄白，脉沉弦。予以中成药左归丸、脑立清丸、生脉饮以固疗效。

解读：中医学医籍中，无高血压之病名，鉴于高血压病的主证是头目眩晕而痛，故以眩晕证论治。本案患者尚有"头痛项强、左侧肢体麻木"等症，此乃肝肾亏虚，气血不足，髓海失荣，营卫失和，筋骨失濡而致，故公予独活寄生汤以养肝肾、补气血、强筋骨、止痹痛，合以柴胡、葛根诸药，乃寓柴葛解肌汤意，二方合用，方名"加味独活寄生汤"，以疗"头痛项强"诸候。故二诊时上述诸症悉除。鉴于胸痹、眩晕之症未除，故三诊时予身痛逐瘀汤以活血祛瘀、通经络、止痹痛之功，而治患者之形体痹、胸痹；予左归饮、大定风珠以育阴潜阳、益气养血之功，以治肝阳上亢之眩晕、心营不足之胸痹证。故四诊时，"眩晕、胸闷若失，血压下降"。而予左归丸、脑立清丸、生脉饮之中成药，意在缓治也。

本案之治，似有两点有悖于常理。其一，高血压病药用羌独二活？公云："'头项强痛，阴雨天加重'，此痉证也，湿痹也。《本草求真》谓痉证川羌'宜同独活调治'；《得宜本草》谓川羌'得当归，能利劳伤骨节酸痛'。"其二，高血压病方用独活寄生汤？公引《松崖医径》语解之："'古人方，固有为一病而设者，亦有数处用者。如四君子汤，可以补气，可以调气，又可以降气，凡涉于气证者，皆可用之。四物汤可以补血，可以调血，又可以止血，凡涉于血证者，皆可用之。'此案首治予以独活寄生汤，其补气血之功，得益于该方寓八珍汤之味也。"而地黄、寄生、白芍、杜仲、牛膝乃养肝肾之药也。于是肝肾得养，气血得补，亢阳得降，筋脉得濡，心脉得调，而病臻痊愈。

补肾地黄丸证案

丁某，女，46 岁。1976 年 12 月 22 日就诊。

往有低血压史，近来眩晕加剧，伴精神萎靡，健忘，腰膝酸软，耳鸣，四肢不温，形寒肢冷，闭经 3 个月。舌质淡，脉沉细而弱。血压 85/60mmHg。

证属肾阳虚弱，肾精不足，髓海失养，而致眩晕。治宜益元荣肾，添精补髓之法。予以补肾地黄丸易汤合桂枝甘草汤加味。

处方：熟地黄 15g，山药 12g，山萸肉 15g，茯苓 15g，牡丹皮 10g，泽泻 15g，鹿茸 6g（研冲），怀牛膝 10g，天麻 10g，桂枝 12g，肉桂 6g，炙甘草 10g。5 剂，水煎服。

12 月 27 日，服药后，眩晕诸症悉减，耳鸣仍作。加磁石 10g，五味子 10g，续服。乃寓耳聋左慈丸意。

1977 年 1 月 8 日，续服 10 剂，眩晕、耳鸣息，神悦体健。

血压110/70mmHg。予以原方去重镇之磁石续服。1月后复诊欣然相告：眩晕诸症未作，血压正常。1周前月经来潮。嘱服金匮肾气丸、乌鸡白凤丸，以益肾元、调冲任。

解读：精髓不足，髓海失荣而发眩晕，此即"无虚不作眩"之谓也。故予以《证治准绳》之补肾地黄丸易汤治之。方中六味地黄丸滋阴益肾，养肝健脾；加怀牛膝补肝肾，益气血；鹿茸血肉有情之品，补督脉，壮元阳，生精髓。如是则气充血足，肾强髓密，俾眩晕可息。《伤寒论》桂枝甘草汤，乃辛甘化阳之伍，辅之肉桂以补火助阳，俾清阳得以上升，浊阴得以下降，故服药5剂而眩晕止。二诊时，耳鸣仍作，加磁石，乃镇肝潜阳、聪耳明目之用；五味子五味具备，然以酸咸之味而补肾水。二药之用，又成耳聋左磁丸之治，则肝肾得养，肾窍得聪，眩晕耳鸣可解。因肝肾得养，故冲任得调，虽主调眩晕，皆因肾元得补，气充血足，而月经得以复潮。

33. 风寒湿痹

三痹汤证案

王某，女，29岁，烟台某药厂职工。1980年9月21日就诊。

因长期湿地作业，加之产后体弱，遂感四肢关节酸痛、肿胀，痛有定处，手足沉重，肌肤麻木不仁，已有月余。舌体胖有齿痕，苔白腻，六脉濡缓。

证属肝肾亏虚，感受风寒湿之邪，而致湿滞肌肉，痹阻关节而致着痹。予以益气养血，祛风胜湿之法。师三痹汤化裁。

处方：红参10g，茯苓15g，黄芪30g，当归12g，制白芍

12g，生地黄 30g，川芎 12g，桂枝 12g，川断 12g，杜仲 12g，葛根 10g，怀牛膝 12g，秦艽 12g，独活 12g，防风 10g，细辛 3g，制川乌 10g，海桐皮 30g，生薏米 30g，炙甘草 10g，生姜 3 片，大枣 4 枚，为引。水煎服。

9 月 27 日，服药 5 剂，诸症悉减。予以原方继服。

10 月 6 日，续服 10 剂，诸症豁然，病臻痊愈。原方去风燥走窜之味，续服以善其后。

处方：红参 10g，茯苓 15g，黄芪 30g，当归 12g，制白芍 12g，熟地黄 20g，桂枝 12g，川断 12g，杜仲 12g，怀牛膝 12g，鸡血藤 30g，生薏米 30g，炙甘草 10g，生姜 3 片，大枣 4 枚，为引。水煎服。

解读：三痹汤，方出《妇人良方》。公谓其方乃变通《千金方》之独活寄生汤，去寄生加黄芪、续断、生姜而成。对独活寄生汤之用，《成方切用》云："此亦肝肾虚而三气乘袭也。故以熟地黄、牛膝、杜仲、寄生补肝益肾，壮骨强筋；归、芍、川芎和营养血，所谓治风先治血，血行风自灭也；参、苓、甘草益气扶脾，又所谓祛邪先补正，正胜则邪自除也。"此即方中寓八珍汤之由也。"然病因肝肾先虚，其邪必乘虚深入"，故方中有祛风胜湿散寒诸药之用。因气血亏虚，于独活寄生汤中加黄芪伍当归，寓有当归补血汤之用。《本草便读》谓续断"益肝肾，筋骨能强，利关节，劳损可续"，故方加续断，以其补肝益肾，活络止痛而建功。故诸药合用，肝肾得补，气血得和，风寒湿邪可除，则痹证得解。公于三痹汤加制川乌，乃增其散寒之用；生薏米增其除湿之功；海桐皮增其疏风通络之效。于是理、法、方、药朗然，而收效于预期。

牛膝木瓜汤证案

吕某，男，41 岁，工人。1970 年 5 月 26 日就诊。

近1周来，胸痛引背，胁肋及少腹时痛，伴听力下降，烦冤。近日伴咳逆，肩背连尻、阴、股、膝、髀、腨、胻皆痛。舌红少苔，脉弦而紧。

盖因庚戌岁，岁金太过，燥气流行，肝木受邪，筋失濡养而致筋痹。师宋·陈言《三因方》之牛膝木瓜汤意治之。

处方：牛膝15g，木瓜15g，制白芍30g，杜仲12g，枸杞15g，松节10g，菟丝子15g，天麻12g，炙甘草10g，生姜3片，大枣4枚，为引。水煎，饭前服。

6月2日，服药5剂，诸症悉减，唯咳不减。予原方加炙紫菀15g，炙百部12g，炙冬花10g，以润肺止咳。

6月9日，续服药1周，胸胁痛、肢节烦痛、咳逆、耳聋诸症悉除，收效于预期。

解读：《素问·气交变大论》云："岁金太过，燥气流行，肝木受邪。民病两胁下少腹痛，目赤痛……耳无所闻……则体重烦冤，胸痛引背，两胁满且痛引少腹……甚则喘咳逆气，肩背痛，尻阴股膝髀腨胻足皆病。"盖因肝脉布胸胁，循足跗上廉、内踝、上腘内廉、循股阴，过阴器，抵小腹，属肝络胆，上贯膈，布胁肋，循喉咙之后，连目系。1970年庚戌年，金运太过之年，燥气流行，肝木受病，肝阴不足，筋脉失养，挛急而痛而致筋痹。故其治当养血柔肝，缓急止痛。牛膝木瓜汤乃陈言为"岁金太过，燥气流行，肝木受邪"证而立方。其方解，公谓当以缪问之解释之："此治岁金太过，肝木受邪之方也。夫金性至刚，害必凌木。民病两胁与少腹痛，目赤痛，肩背至胻足皆痛。是非肝为金遏，郁而不疏，故上下诸痛悉见耶？盖肝藏血，而所畏惟金。肺气逆行，不独上蒙清窍，且无以荣养百骸，缘见诸痛。及其火复阴伤，更致气血交病，用药之例，补肝血者可以从酸，补肝气者必不得从辛矣。何则？酸可育肝之阴，辛则劫肝之血也。故方用牛膝酸平下达为君，木

瓜酸温舒筋为臣。而即佐以白芍，和厥阴之阴，且制肺金之
横。杜仲养风木之气，自无辛烈之偏。同为气血交补，义仍重
取肝阴，最为有见至。松节利血中之湿，且治关节之痛。菟丝
子入三阴之经，专助筋脉之力。复以枸杞甘平润肺，合之天麻
辛温熄风，金安而木亦平，此则柔克之道也。顾虑周密，虽有
火气来复，喘咳气逆等证，亦可无忧矣。"故公谓此乃六庚年
太商金运，岁金太过，燥气流行，金胜火复所生病，故宜以此
方治之。

因燥气流行，肺金自病，即燥气伤肺，肺失肃降而致喘咳
逆气，故二诊时，佐以润燥宣肺之紫菀百花汤，药用紫菀、百
部、款冬花，而收效于预期。

甘草干姜茯苓白术汤证案

林某，男，36 岁，栖霞县农民。1964 年冬月就诊。

自秋后入冬，在旷野"地窨子"里编高粱秸炕席月余。
近几日遂感身重，脚弱，关节重痛，微恶寒，大便飧泄，腰膝
冷痹。继而身体沉重，腰中冷，如坐水中，舌胖伴齿痕，白
苔，脉濡缓。

证属寒湿痹着于腰部而致肾著证。治宜温中散寒，健脾燥
湿之法。师《金匮要略》甘草干姜茯苓白术汤意治之。

处方：炙甘草 15g，炒白术 15g，干姜 20g，茯苓 30g，水
煎温服。

12 月 18 日，服药 5 剂，全身关节重痛悉减，大小便正
常，腰重略减，大便仍溏。方加苍术 15g，公丁香 10g，水煎
温服。

12 月 24 日，续服中药 5 剂，诸症悉除。为固疗效，患者
要求续服。予以原方减量，续服 5 剂。

处方：炙甘草 10g，炒白术 10g，干姜 10g，茯苓 15g，陈

皮10g，苍术10g，公丁香6g，水煎温服。

解读：栖霞县白洋河畔，地产高粱，故有农民冬闲时，利用高粱秸编炕席。多在田间挖"地窖"为作坊，加之"席条"均由水浸湿变软，故场所潮湿。加之1964年岁甲辰，乃岁土太过之年，司天之气为太阳寒水，在泉之气为太阴湿土，故寒湿气太过，易伤人肾气；而12月乃古历11月，六之气主气为太阳寒水，客气为太阴湿土，故寒湿之气犯身，尤有湿邪叠加之况，而有"身重、腰中冷，如坐水中"之体征。故吉忱公宗《金匮要略》"肾著之病，其人身体重，腰中冷，如坐水中"，"久久得之，腰以下冷痛，腰重如带五千钱，甘姜苓术汤主之"而治之。

著，同着，乃留滞附着也。故肾著，又称肾着。《素问·脉要精微论》云："腰者，肾之府。"《素问·至真要大论》云："诸寒收引，皆属于肾。"故寒邪外侵犯肾必致腰痛。《素问·至真要大论》复云："诸湿肿满，皆属于脾。"《灵枢·经别》云："足少阴之正，至腘中，别走太阳而合，上至肾，当十四椎，出属带脉。"故湿邪犯人，引动内湿，带脉不束，故湿着腰部，阳气痹着不行，而有腰部冷痛沉重之感，故有"如坐水中"，"形有水状"，"腰重如带五千钱"之感。病在人体下焦，内脏尚无病变，故治法不在温肾，只需驱除在经脉之寒湿，则肾着可愈。方中重用干姜伍甘草，以温中散寒；茯苓伍白术以健脾除湿。故诸药合用，则理法确当，方证相符，5剂而肾著之候若失。因腰重之症略减，故加苍术以增健脾燥湿化浊之功；药用丁香取其辛温之性，而温肾助阳，又因其有特异芳香之味，兼以温暖脾阳而化湿浊；陈皮以其辛苦温之性，而理气健脾，燥湿化浊。肾着汤伍此三药，乃陈言《三因方》之"渗湿汤"，为治"坐卧湿地""身重脚弱，关节重疼""大便飧泄"而设方。故二诊时，组此方，则"腰重"

"便溏"之症亦除。

此案为公讲授《金匮要略》，条释"肾著之病"时之附案。并以日·丹波元坚语训之："盖用方之妙，莫如加减；用方之难，亦莫如于加减。苟不精仲景之旨，药性不谙，配合不讲，见头治头，滥为增损，不徒失古方之趣，亦使互相牵别，坐愆事机者，往往有之，加减岂易言乎！"

加味大羌活汤证案

张某，男，37 岁。1974 年 11 月 26 日就诊。

左肩疼痛，不能抬举，已有 1 年之久。查：左肩肌肉萎缩，三角肌尤为明显，肩峰下及三角肌前后缘有明显压痛，肩关节运动受限，尤以上举为难。

证属风寒湿邪乘虚侵入，发为漏肩风。治宜祛风化湿、散寒疏络。予加味大羌活汤调之。

处方：羌活 10g，独活 10g，防风 10g，桂枝 12g，当归 15g，赤芍 12g，白芍 20g，僵蚕 10g，嫩桑枝 30g，秦艽 10g，苍术 10g，鸡血藤 15g，络石藤 12g，炒地龙 10g，炙甘草 10g，生姜 3 片，大枣 4 枚，为引。水煎服。

局部配用理筋推拿手法治疗。

12 月 4 日，治疗 1 周，痹痛若失，唯肩关节运动时仍痛。合入《医学衷中参西录》之活络效灵丹易汤以活血通痹，当归加至 20g，乳香 10g，没药 10g，丹参 20g。

12 月 22 日，续治 1 周，诸症豁然。加黄芪 30g，以成当归补血汤活血导滞之功。

12 月 30 日，续服 6 剂，肩痛已愈，肩关节活动自如。嘱服十全大补丹、风湿豨桐片，以固疗效。

解读：痹证多由于风寒湿邪侵袭人体，闭阻经络，气血运行不畅而致。《素问·长刺节论》云："病在筋，筋挛节痛，不可以行，名曰筋痹。"故公谓此案属风寒湿痹，又属形体痹之筋痹；病发肩关节，又名漏肩风；"筋挛节痛"，又谓历节风。治疗宜疏风散寒胜湿，养血柔筋，方予《此事难知》之大羌活汤加味。方中羌活以辛苦之性，对上半身之肌肉风湿痛，伴筋缩者，用之尤宜；独活亦具辛苦微温之性，而有祛风胜湿、散寒止痛之功。羌活气味浓烈，具上升达表之功，发散力强，可直上巅顶，横行肢臂，善治上部风邪；而独活气味较淡，性和缓，长于治筋骨之风湿。故二药相伍，为治"漏肩风"之主药。秦艽辛散，质润不燥，故为风药之润剂，既能祛除风湿，又能舒筋通络，为治风湿痹痛，关节拘挛，筋骨不利常用之品；防风辛甘微温，性浮升散，甘缓不峻，为治风通用之品；苍术辛苦性温，为祛风胜湿，健脾燥湿之良药；桑枝、络石藤诸药，以成疏风通络，舒筋除挛之伍。《圣济总录》云："历节风者，由血气衰弱，为风寒所侵，血气凝涩，不得流通关节，诸筋无以滋养，正邪相搏，所历之节，悉皆疼痛，故谓历节风也。"其治当调和营卫，大补气血，故予桂枝汤倍芍药，乃桂枝加芍药汤之谓，以成和营卫之功；当归辛甘，既能补血又能活血，故以其辛香善走，又有"血中气药"之称，合赤芍、地龙、鸡血藤、僵蚕，有活血通络、止痉定挛之用。诸药合用，公名其方曰"加味大羌活汤"，对因风寒湿邪而致之肩关节周围炎者，多获卓效。二诊时加活络效灵丹，乃活血通络止痛之用。三诊时加黄芪以佐当归，乃当归补血汤之意；伍桂枝汤，乃黄芪桂枝五物汤之谓，为《金匮要略》治证属"血痹阴阳俱微"之用方。

从此案之理、法、方、药，足见公"理必《内经》，法必《仲景》，药必《本经》之临床辨证施治轨迹也"。

三附子汤证案

马某，男，46岁。1973年9月23日就诊。

前几天冒雨劳作，汗出雨淋，遂发腰背酸重而冷，头晕目眩，四肢麻木，小便频数，大便正常，饮食尚振，自觉腰部发凉板痛，俯仰不便。舌质淡苔薄白，脉沉细而迟。

证属雨水浸渍，寒湿着于肾府。治宜散寒祛湿，温经通络。予三附子汤化裁。

处方：桂枝 6g，赤芍 10g，防风 10g，麻黄 10g，附子 6g，当归 15g，白术 10g，茯苓 10g，独活 10g，知母 6g，炙甘草 6g，生姜 12g，水煎服。

艾灸足三里。首次灸 30 分钟，其后每日灸 10 分钟即可。

治疗 5 日，寒湿得除，诸症悉减，然仍腰背酸重沉着。予以原方加黄芪 30g，续治 1 周，而病臻痊愈。

解读：《素问·痹论》云："风寒湿三气杂至，合而为痹也。其风气胜者为行痹，寒气胜者为痛痹，湿气胜者为着痹也。"又云："其多汗而濡者，此其逢湿甚也，阳气少，阴气盛，两气相感，故汗出而濡也。"此案患者冒雨劳作，汗出雨淋，发为着痹，而见诸症。《伤寒论》第 174 条及《金匮要略·痉湿暍病脉证治》篇，有共同的条文："伤寒八九日，风湿相搏，身体疼烦，不能自转侧，不呕不渴，脉浮虚而涩者，桂枝附子汤主之；若大便坚，小便自利者，去桂加白术汤主之。"《伤寒论》175 条云："风湿相搏，骨节烦疼，掣痛，不得屈伸，近之则痛剧，汗出短气，小便不利，恶风不欲去衣，或身微肿者，甘草附子汤主之。"而此案患者之痹为寒湿之痹，故予以三方合之，实甘草附子汤之谓也。为使其寒湿表解，故佐以麻黄、防风、独活。经云："邪入于阴则痹。"故公以当归佐桂枝汤以调营卫，和血气；药用知母，以其滋阴润燥之用，以防麻黄、独活发散风寒而劫阴。故诸药合用，有泻有补，有攻有防，而收效于预期。

《金匮要略》有"肾著之病"，"身劳汗出，衣里冷湿"，

"腰以下冷痛，腹重如带五千钱"的病因病症的表述，实与本案相牟，其治为"甘姜苓术汤主之"，本案之方药，亦寓此方。"肾著"又名"肾着"。《金匮心典》记云："肾受冷湿，着而不去，则为肾着。"然病不在肾之中脏，而在肾之外腑，故其治法，不在温肾以散寒，而在培土以制水。甘、姜、苓、术辛温甘淡，本非肾药，名肾着者，原其病也。故有"甘草干姜茯苓白术汤"之用，《千金方》名"肾著汤"，今名"肾着汤"。

《灵枢·四时气》篇云："著痹不去，久寒不已，卒取三里。"故邪留于骨节，久寒不去，当取足三里，乃健脾胃而化寒湿之谓也。二诊时，药入黄芪，乃《内外伤辨惑论》当归补血汤之治。

三痹灵仙汤证案

陈某，女，33 岁，福建省福州人，军人家属。1977 年 9 月 8 日就诊。

患者产后左下肢肌肉痉挛，继而左下肢麻木酸痛，伴有头部湿疹，在省人民医院治疗无效，发病至今已 3 年。现病症仍如前，形体消瘦，面色萎黄，抗"O"250U/mL，红细胞沉降率28mm/h，服镇痛药后疼痛减轻，阴雨天仍酸麻，头昏加重，左侧臀大肌酸麻、萎缩、松弛，梨状肌腹有弥漫性肿胀，有压痛。直腿抬高试验60°以下疼痛明显，高于60°疼痛减轻。主动下肢外展外旋时可引起坐骨神经痛。查：舌质淡无苔，六脉沉迟而弱。

证属肝肾亏虚，湿着肌腠，血虚寒凝之证。治宜养肝肾，补气血，祛寒湿，止痹痛之法。予三痹汤化裁。

处方：黄芪30g，桂枝10g，当归15g，白芍12g，威灵仙10g，熟地黄15g，川芎10g，苍术12g，黄柏10g，薏苡仁

20g，没药10g，茯苓12g，龙骨15g，杜仲10g，牛膝10g，细辛3g，独活12g，防风10g，秦艽10g，炙甘草10g，生姜3片，大枣4枚为引。

9月14日复诊，服药5剂，头部湿疹消退，唯有臀大肌麻木疼痛，舌淡无苔，脉沉涩。以三痹汤加萆薢12g，石斛10g，桑枝30g，水煎服。

9月20日三诊，患者欣然告知：续服中药5剂，肢体痛麻挛急悉除。

解读：本案患者证属"筋痹"范畴，现代医学诊为梨状肌综合征。因产后肝肾亏虚，气血不足，故有"风寒湿三气杂至，合而为痹"之病机，此即"邪之所凑，其气必虚"之谓也。公处以《妇人良方》之三痹汤、威灵仙散加减，故有证准、法对、方符、药效之治，而收效于预期。

三痹汤由独活寄生汤加减而成。方寓八珍汤伍黄芪、杜仲，以养肝肾，补气血，扶正而达邪；独活、细辛、防风、威灵仙诸药以祛风散寒胜湿建功。方中尝以桂枝、白芍、黄芪、甘草诸药，实寓有桂枝汤、黄芪桂枝五物汤之渭，以和营卫、调气血之功，而舒筋通络止痛。公谓方名"三痹灵仙汤"，乃合三痹汤、威灵仙散（威灵仙、当归、没药、木香、桂枝）二方之功而愈病。实乃三痹汤加威灵仙之伍也。威灵仙辛散善走，性温通利，能通行十二经，为风寒湿痹之要药，其效诚如其名"是以威喻其性，灵喻其效，仙喻其神耳"。药用没药，用其行瘀止痛之功。苍术、黄柏、牛膝，名三妙散，合苡米、萆薢、石斛用其燥湿养阴之治，以除头部之湿邪浸淫，兼以杜湿邪化热之弊。公谓"药用龙骨，以其含钙量高，能抑制骨骼肌的兴奋，有镇痛之用"。故用10剂三痹灵仙汤加味，而收效于预期。

独活寄生汤证案

马某，男，47 岁，某部队政委。1974 年 10 月 24 日就诊。

患者全身关节疼痛 7 年，疼痛游走不定，项强肩硬，腰背活动受限，时有肌肉麻痛，经 X 线片诊断为轻度腰椎骨质增生，查：血压 150/110mmHg，舌淡苔薄白，脉沉弦而弱。

证属风寒湿邪侵袭，痹阻经络，而致关节屈伸不利，尤以风邪偏胜，故成行痹。治宜祛风散寒，通络逐瘀，佐以和营卫，补气血。师独活寄生汤意化裁。

处方：独活 12g，桑寄生 24g，防风 10g，黄芪 30g，熟地黄 15g，当归 30g，赤芍 12g，桃仁 12g，红花 10g，麻黄 10g，桂枝 10g，细辛 3g，熟附子 10g，姜黄 10g，秦艽 10g，牛膝 3g，鹿角片 15g，海桐皮 30g，茜草 12g，桑枝 30g，炙甘草 12g，生姜 3 片，大枣 4 枚为引。水煎服。

11 月 6 日，服药 10 剂，双腕、双膝、双踝关节仍呈游走性疼痛，处方如下：

黄芪 30g，桂枝 10g，麻黄 10g，防风 10g，桃仁 12g，红花 10g，当归 15g，赤芍 12g，熟地黄 30g，羌活、独活各 10g，秦艽 10g，姜黄 10g，牛膝 12g，海桐皮 30g，制川乌 10g，威灵仙 10g，松节 12g，没药 6g，细辛 3g，炮甲 5g，炙甘草 12g，桑枝 30g，大枣 4 枚为引。4 剂，水煎服。

11 月 12 日，服药后，全身关节疼痛减轻，遇冷天痛减。前方加白芷 10g，防己 10g，白术 15g，水煎服。

11 月 26 日，服药 10 剂，诸症豁然，病臻痊愈。予以十全大补丸以善其后。

解读：《素问·宣明五气》篇云："邪入于阴则痹。"故治病必求于本。此案予以《千金方》之独活寄生汤以祛风湿，止痹痛，益肝肾，补气血；辅以《金匮要略》之黄芪桂枝五物汤、当归补血汤,《医宗金鉴》之桃红四物汤, 以和营卫, 活血通脉以除痹。方重于扶正以祛邪, 公谓此即《丹溪心法》 "凡治病必先固正气"之意也。《素问·缪刺论》云:"风痹往 来无常处", 风湿相搏, 寒凝关节, 故方中尚寓桂枝麻黄各半 汤, 桂枝附子汤诸方之效。关节呈游走性疼痛, 故公于方中加 防风一味, 寓《严氏济生方》之防风汤(防风、独活、当归、 赤芍、秦艽、赤苓、黄芩、桂枝、杏仁、甘草), 重在疏风通 络, 并语云:"防风辛甘微温, 善行全身, 以祛风邪, 以其温 而不燥, 甘缓不峻, 以风药之润剂著称。"而首诊处方中之他 药, 或以附子、细辛温经散寒; 或以桑枝、海桐皮、松节祛肌 肤肢节之湿邪; 或以姜黄、茜草活血通痹, 共为佐使药。二诊 时, "关节仍呈游走性疼痛", 故方加威灵仙、没药、当归、 桂枝, 以成威灵仙散之伍。取威灵仙性急且温, 味辛而散, 通 行十二经, 既可祛在表之风, 又能化在里之湿, 通经达络, 可 导可宣, 为风寒湿痹之要药; 没药乃化瘀止痛之用; 而当归、 桂枝, 亦乃桂枝汤、当归补血汤中之主药也。以诸方之合力, 故诸症悉减, 关节游走性痛已消。三诊时公予原方加白芷、防 己、白术, 此乃《金匮要略》防己黄芪汤之用, 意在振奋卫 阳, 祛邪外出, 以诸方诸药之功, 而行痹之证得瘳。

34. 寒热错杂痹

三黄独活汤证案

马某, 男, 42 岁, 农民。1975 年 6 月 29 日就诊。

3 日前感受风寒, 遂发热恶寒, 头痛身痛, 村卫生室予以 对乙酰氨基酚、抗生素, 发热恶寒症痊愈。然仍手足骨节挛痛，烦热，心乱，汗出，咽痛，失音不能言。查舌淡红，苔薄白兼黄，脉弦微数。

证属外感风寒，郁而发热而致痹证。予以外解风寒，内清郁热之法。予三黄独活汤化裁。

处方：麻黄 10g，黄芪 30g，细辛 3g，黄芩 10g，独活 10g，桂枝 12g，白芍 30g，天花粉 10g，甘草 10g，生姜 3 片，大枣 4 枚为引。水煎服。

7月5日，服药 5 剂，诸肢节挛痛悉减，仍宗原意去麻黄、细辛续服。

7月11日，续服 5 剂，咽痛痊愈，已能发声，烦热心乱已除。去天花粉、黄芩，甘草，乃黄芪桂枝五物汤意，以固疗效。

解读：本案外感风寒之邪，遂发"手足骨节挛痛"，而成痹证。郁而发热，而有"烦热""失音不语"之候，故病属寒热错杂之证。公予以《千金翼方》之三黄汤（麻黄、黄芪、黄芩、独活、细辛），合《千金方》之独活丹（白芍、栝楼根、独活、桂枝、甘草、生姜），公名"三黄独活汤"。二方实由仲景方衍化而成。独活丹实由《金匮要略》之栝楼桂枝汤加独活而成。栝楼桂枝汤以治"太阳病，其证备，身体强"之柔痉证。药用独活，以其独除太阳经之风寒，主治一身诸痛之候。合入三黄汤，重用白芍，乃《伤寒论》桂枝新加汤，为太阳证兼身痛之治用；经云："邪之所凑，其气必虚。"故阴阳俱微、营卫气血不足而成血痹，方又寓《金匮要略》之黄芪桂枝五物汤之治。病三日，经治发热已除，然身痛仍在，说明病仍在太阳经。证为表邪不解，非桂枝汤所能除者；已汗出，又非麻黄汤可峻汗出，故入麻黄。太阳证，郁结始热，"心中烦，不得卧"。黄芩合芍药，乃少阴热化证之治；《伤寒论》云："少阴病二三日，咽痛者可入甘草汤。"本案乃太阳病，热郁少阴，客热咽痛，失音不能言，故一味甘草，名甘草汤为少阴咽痛证之治。

一纸"三黄独活汤"，彰显了公"理必《内经》，法必仲景"之临证辨证思维方法。公谓："药不在多，贵在得宜。"故本案有"三黄独活汤"，一方含众方之效。复云："虽然方不可泥，亦不可遗，当以古方为规矩，合今病而变通。"由此可见，"三黄独活汤"乃熔经方时方于一炉之剂。

加味阳和汤证案

贾某，男，22 岁，莱阳人。1974 年 10 月 16 日就诊。

今春开始左下肢疼痛，继而左足、右膝关节红肿疼痛，舌赤无苔，脉沉弱而紧。

证属肾元亏虚，筋骨失养，风寒湿凝结关节，郁久化热。治宜益元通阳，祛风散寒，清热燥湿。予加味阳和汤调之。

处方：熟地黄 30g，鹿角胶 15g（烊化），当归 15g，赤芍 12g，川芎 10g，麻黄 10g，白芥子 12g，羌活、独活各 10g，牛膝 12g，茯苓 15g，柏子仁 12g，防风 10g，海风藤 15g，桑寄生 18g，海桐皮 12g，薏苡仁 15g，苍术 12g，黄柏 10g，防己 10g，甘草 10g，生姜 3 片，大枣 4 枚为引。水煎服。

10 月 30 日，服药后，肢体活动灵活，关节肿痛悉减，舌赤无苔，脉沉紧。

处方：熟地黄 30g，鹿角胶 15g（烊化），麻黄 10g，白芥子 12g，姜黄 10g，白芷 10g，当归 15g，川芎 10g，赤芍 12g，羌活、独活各 10g，桑寄生 18g，牛膝 12g，茯苓 15g，柏子仁 12g，防风 10g，海风藤 15g，海桐皮 12g，薏苡仁 15g，苍术 12g，黄柏 10g，防己 10g，甘草 10g，炮姜 3g，大枣 4 枚为引。水煎服。

11 月 19 日，服上药疼痛大减，时有窜痛，晨起时腰痛，舌赤无苔，脉沉细微弦。

处方：当归15g，熟地黄30g，赤芍12g，川芎10g，麻黄10g，桂枝10g，白芥子12g，姜黄10g，海风藤15g，海桐皮15g，秦艽10g，牛膝12g，防风10g，苍术12g，黄柏10g，防己10g，桑寄生24g，炮山甲15g，黄芪30g，柏子仁12g，炙甘草10g，威灵仙10g，生姜3片，大枣4枚为引。水煎服。

12月7日，服药后腰痛若失，身体恢复正常。予加减地黄丸以巩固疗效。

解读：风湿性关节炎，属中医学"痹证"范畴。《素问·宣明五气》篇云："邪入于阴则痹。"意谓邪气侵犯营卫筋骨，则血脉凝滞而成痹。故公以阳和汤，温补和阳，散寒通滞。方中重用熟地黄益肾填精，大补阴血任为主药；鹿角胶血肉有情之品，生精补髓荣骨，养血助阳；肉桂、炮姜温阳散寒而通血脉，均为辅药；麻黄、白芥子协姜、桂散寒滞而化痰结，并与熟地黄、鹿角胶相互制约，共为佐药；甘草解毒，调和诸药以为使。诸药合用，则通而不散，补而不滞，乃寓攻于补之方，相辅相成之剂。阳和汤何以治痹？公以《景岳全书》之论解之："此乃血气受寒则凝而留聚，聚则为痹，是为痛痹，此阳邪也。""诸痹者皆在阴分，亦总由真阴衰弱，精血亏损，故三气得以乘之。经曰'邪入于阴则痹'，正谓此也。是以治痹之法，最宜峻补真阴，使气血流行，则寒随去，若过用风湿痰滞等药，再伤阴分，反增其病矣。"公评云："其论述痹证之病因、病机及治则，提示了阳和汤之适应证。该方为清·王洪绪所立，鹤膝风列为阳和汤主治之首，故今用治痹证，非出臆造也"。方佐独活寄生汤，乃增其和营卫、补气血、祛风散寒胜湿之功。盖因湿邪凝滞关节，郁久化热，部分关节红肿，乃局部成热痹也，故以二妙散、海桐皮、海风藤、防己、薏苡仁以清利湿热。药用柏子仁，以其甘平入心脾，而畅中快膈，公谓："此顾护心气心脉之用也，以杜风湿热、风湿性心脏病之治。此治，诚如宋·司马光所云：'治生者，去其所以害生者而已矣。'"

消痹万应丸证案

李某，男，42岁，栖霞人，农民。1982年8月9日就诊。

患者肢节疼痛经年，形寒肢冷，身体消瘦，关节不可屈伸。近1月来病情加剧，下肢关节疼痛加重，双膝、踝关节灼热肿痛，痛不可触。兼头眩短气，口渴，烦闷不安，呈痛苦貌。舌质淡，苔黄白相间，脉寸关细数，两尺弱。

证属寒热错杂之痹证。故有祛风胜湿，温经散寒，滋阴清热，调和营卫，养血通络之治。因患者家境困难，予消痹万应丸治之。

处方：黄芪30g，桂枝15g，麻黄15g，苍术、白术各15g，威灵仙12g，姜黄15g，当归20g，黄柏15g，赤芍、白芍各18g，制川乌15g，蚕沙50g，萆薢15g，薏苡仁60g，羌活、独活各15g，防风15g，白芷15g，木瓜12g，牛膝12g，知母15g，鸡血藤30g，茜草15g，制马钱子10g，没药25g，土元20g，炙甘草15g，焦枣肉15g。

上药共为细末，炼蜜为丸，每日早晚，空腹5g，白水黄酒各半温服。

另嘱采杨树枝、柳树枝、桑树枝、槐树枝、桃树枝各7枝，每枝约筷粗尺长，切寸长，烧水浴足。

9月26日复诊：患者面色红润，活动自如。欣言相告：关节肿痛已除，肢体活动自如，已能下地劳作，唯行路、劳作时间稍长，仍有痛感。查舌淡红，薄白苔，六脉沉弱。

予以原方去麻黄、苍术、黄柏、羌活，加穿山龙30g，伸筋草15g，透骨草15g，豨莶草15g，桑寄生15g。同法制成丸剂续服。

解读：此案乃久患风寒湿痹，三邪流注筋脉关节，气血运行不畅，故有关节肿痛之候。痹阻日久，正气日衰，邪气日盛，耗阴灼津，故见形体消瘦。湿无出路，流注下肢，故膝、踝关节肿痛。湿邪郁久化火，故下肢关节灼热且痛。此乃风寒湿邪外袭日久化热之候，故本患者为寒热错杂之痹，而有消痹万应丸之用。该方由桂枝芍药知母汤加味而成，一味知母去皮为末，炼蜜为丸，如子弹大，《卫生宝鉴》名为"万应丸"，为燥热伤阴证而设方。而消痹万应丸，方中主以《金匮要略》之桂枝芍药知母汤祛风胜湿，温经散寒，滋阴清热。方中桂枝、麻黄祛风通阳，附子温经散寒止痛，白术、防风祛风除湿，知母、芍药清热养阴，甘草和中。因虑其祛邪之力不足，则"病历节不可屈伸，疼痛"难除，故以《金匮要略》之乌头汤（麻黄、芍药、甘草、川乌、白蜜）佐之，以增其温经散寒、除湿解痛之功；因膝、踝关节红肿灼痛，为防其湿热壅盛，故予二妙散，以黄柏苦寒清热燥湿，苍术苦温，化痰燥湿，二药合用，以增清热燥湿之力；经云："邪之所凑，其气必虚""故邪之所在，皆为不足"，方用当归、黄芪，乃《内外伤辨惑论》之当归补血汤之谓；黄芪与桂枝、芍药、大枣、生姜，乃《金匮要略》之黄芪桂枝五物汤，以和营卫，补气血之用而除痹。方中伍之独活、防风、威灵仙、蚕沙、白芷、草薢、薏苡仁，以增其祛风、胜湿、散寒之力；药用马钱子、土元、鸡血藤、茜草、没药、木瓜、牛膝，乃舒筋通络、活血止痛之伍；以蜜为丸，乃"丸取其缓"之意。五枝熏洗剂，乃治痹之外治法也。

二诊时，关节肿痛已除，寒热错杂之证悉除，故去二妙散及开腠发汗之麻黄、羌活，增其舒筋通络之品。

清·吴瑭云："医，仁道也，必智以先之，勇以副之，仁以成之。"金·李东垣尝云："大抵汤者荡也，去久病者用之；散者散也，去急病者用之；丸者缓也，不能速去其病，用药徐缓而治之也。"本案以丸剂、熏洗剂而愈病，可见公乃"智""勇""仁"者之医也。余习医之初，公即以元·王好古之语训之："盖医之为道，所以续斯人之命，与天地生生之德不可一朝泯也。"公一生躬身力行之。此案患者乃一农民，家庭经济困难，公予以丸剂，及外治之法，其济世利众之心彰也。

35. 热痹

白虎加桂枝汤证案

例1：王某，男，9岁。1973年5月12日就诊。

患者起病5天，发热，咽痛，伴游走性关节疼痛。发病第二天，即见左踝关节肿胀疼痛，行走不便，继之右膝关节亦肿大而痛，体温40.6℃，舌苔薄白，脉滑数，面色萎黄，咽部充血，扁桃体Ⅱ度肿大，肺部听诊无杂音，心尖区2级收缩期杂音。实验室检查示：白细胞计数7.9×10^9/L，中性粒细胞0.58，淋巴细胞0.42，抗"0"833U/mL，黏蛋白16mg/24h，红细胞沉降率116mm/h。心电图检查示：左心室肥大。本院内科诊为风湿热。

证属湿邪入经，化热侵络。治宜清热燥湿，活血通络。予白虎加桂枝汤调之。

处方：石膏30g，桂枝10g，牛膝10g，桃仁12g，生地黄15g，川芎10g，红花10g，赤芍10g，防己10g，秦艽10g，羌活、独活各10g，苍术10g，白术15g，知母10g，丝瓜络 15g，黄柏 10g，西河柳 30g，威灵仙 10g，甘草 10g。5 剂，水煎服。

服药后，诸痛悉减，仍宗原意。上方加鸡血藤 30g，忍冬藤 30g，海风藤 30g，海桐皮 30g。水煎服。续治 2 周，病臻痊愈。

解读：明·王肯堂《证治准绳》云："痹者，闭也。五脏六腑正气为邪气所闭，则痹而不仁。"清·林佩琴《类证治裁》云："其历节风，痛无定处，遍历骨节，痛如虎啮。又名白虎历节。"故本案属热邪壅于关节，而成白虎历节。又因气血郁滞而致热痹，故公予以清热燥湿，活血通络之法。主以《伤寒论》之白虎加桂枝汤（生石膏、知母、甘草、粳米、桂枝），合《此事难知》之大羌活汤（羌独活、防风、川芎、防己、黄芩、苍白术、知母、生地黄、细辛、黄连、甘草）化裁治之。

药用西河柳，又称柽柳，其辛散外达之性，善解血分之毒。现代药理研究表明：其含有柳苷，即水杨素、槲皮黄碱素等，具调节体温，扩张血管，发表解肌之功。而方中诸藤、诸络，皆活血通络之药。故理、法、方、药朗然，内服与外治合用，收效于预期。

例2：杨某，男，13 岁。1976 年 9 月 12 日就诊。

患者低热 37.6℃，已有 2 月余，伴全身不适，关节灼热酸痛，经解放军 145 医院诊为风湿热。刻下症见：纳呆，体瘦，头痛，烦躁，汗出恶风，苔黄燥，脉滑数。

证属热邪壅于肌腠关节而致热痹。治宜清热通络，祛风胜湿。予白虎加桂枝汤加味。

处方：石膏 30g，知母 10g，黄芪 30g，党参 10g，苍术、白术各 10g，黄柏 10g，桂枝 10g，白芍 12g，秦艽 10g，熟地黄 15g，当归 10g，川芎 10g，牛膝 10g，忍冬藤 60g，桑椹子

15g，茯苓 10g，石斛 10g，炙甘草 10g，桑枝 10g 为引。5 剂，水煎服。并予以外治处方，嘱在当地医院守方续服。

9 月 29 日，患者父亲欣然相告：服药 15 剂，体温正常，诸痛悉除，病臻痊愈。因时值仲秋，草木青青，嘱其用鲜鬼针草、杨树枝、柳树枝、艾草各 60g，烧水浴足，以防复发。

解读：风湿热属中医"痹证"范畴。《素问·宣明五气》篇云："邪入于阴则痹。"《素问·痹论》云："痹，或痛，或不痛，或不仁，或寒，或热，或燥，或湿，其故何也……其热者，阳气多，阴气少，病气胜，阳遭阴，故为痹热。"《素问·四时刺逆从论》云："厥阴有余，病阴痹；不足，病生热痹。"由此可见，痹证，是由邪气留着人体肌腠关节筋骨，血气运行闭阻而造成的一种病症。本案患者发热，痹痛而有灼热感，是为肝肾之阴血不足，阳邪偏胜所致，故公予以清热通络之法，佐以养肝肾、补气血之味而治之。方主以白虎加桂枝汤，及二妙散、忍冬藤、秦艽、芍药，以建清热养阴、调和营卫之功；因患者为一少年，阳有余而阴不足，故辅以加味当归补血汤，以成养肝肾、补气血之功；以黄芪桂枝五物汤，具益气血、和营卫，活络通痹之功。

此案守方 15 剂而告愈，处方虽平淡，实收奇效，故请公释迷。公以宋·陈自明语解之："用药之法，有是病必用是药。"论及方剂加减之要，公以明·孙一奎语告云："然以一药而类治各经之证，苟用其方而不知其所以立方之意，则未免有执一之弊。"复以清·吴其浚语戒之："医者不知药而用方，固赵括之易言用兵也。"

36. 周痹

蠲痹汤证案

迟某，男，39岁，福山县，工人。1976年9月3日就诊。

劳作汗出冒风而发全身关节疼痛月余，尤以腰脊颈项肩臂为著，伴挛急，屈伸不利。舌淡红苔薄白，脉沉弦。

证属营卫失和，气血亏虚，筋脉失濡而致周痹。治宜益气和营，大补气血，濡养筋脉，疏风胜湿，蠲痹通络。师蠲痹汤加味。

处方：羌活10g，片姜黄12g，当归10g，赤芍12g，防风10g，黄芪30g，鸡血藤30g，葛根30g，桂枝12g，木瓜12g，桑寄生12g，炙甘草10g，姜枣各10g为引。水煎服。

9月10日，服药5剂，诸症悉减，唯肩臂仍有屈伸不利之感，予以上方加白芍12g，伸筋草15g，续服之。

9月18日，续治1周，诸症若失。嘱服伸筋丹，十全大补丸以愈后。

解读：周痹者，众痹也，痹在各所为痛也。《灵枢·周痹》篇云："周痹者，在于血脉之中，随脉以上，随脉以下，不能左右，各当其所。"此案患者劳作，全身汗孔开泄，汗后风寒湿邪乘虚侵入血脉之中，致血脉凝滞，筋脉失濡，故有挛急强痛，肢体屈伸不利，而见"不能左右"之症。《灵枢·周痹》复云："此内不在脏，而外未发于皮，独居分肉之间，真气不能固，故命曰周痹。"《证治准绳》云："周痹者，在血脉之中，上下游行，周身俱痛也，宜蠲痹汤。"故于此案，公予《百一选方》之蠲痹汤，以益气补血，蠲痹祛邪。药由羌活、姜黄、当归、黄芪、赤芍、防风、炙甘草、生姜组成。方中羌活辛温芳香，功于发散，以祛在表之风寒湿邪；防风素有"风药中润剂"之称，既可祛风，又可胜湿，为外感风邪而致头身关节酸痛之要药；二药相须为伍，尽解太阳犯表之邪。明·李时珍云"古方五痹汤，用片子姜黄，治风寒湿气手臂痛"；戴原礼谓"片子姜黄能入手臂治痛"。故片姜黄为疗周痹治肩臂痛之要药。药用当归、黄芪，乃当归补血汤之伍，佐之赤芍，则血脉得通；佐之生姜则肌腠得温；使之甘草益气和中，调和诸药；于是蠲痹汤以其益气和营，祛风胜湿逐寒之效，俾周痹得除。《素问·逆调论》云："营虚则不仁，卫虚则不用。"故在本案治疗中，公于方中加桂枝，伍赤芍以成和营卫，补气血，御外邪，安五脏之桂枝汤之用；加葛根以成和营通阳，解痉止痛之桂枝加葛根汤之效；加木瓜、寄生，乃养血柔筋之用；故服药5剂，则症减。二诊时原方加制白芍、伸筋草，以增其养血柔筋，疏经通络之效，故续治1周而病愈。

公告云："本案之治，以益气和营，大补气血，濡养筋脉为其本，疏风胜湿散寒治其标。名蠲痹汤者，诸方书多有记载。《杨氏家传方》与《百一选方》药物组成与功效主治相同，唯前者药用白芍，而后者为赤芍，故筋脉挛急者当用《杨氏家传方》之方。《重订严氏济生方》药物组成，较之上方少芍药、防风，多赤苓、大枣两味，以增其益气健脾除湿之功，乃着痹、肌痹之用方。而《医学心悟》之方，今称'程氏蠲痹汤'，与前三方书之方较之，唯存羌活、当归、甘草三味相同，方中以羌活伍独活，以解肌腠之风寒湿邪；当归伍川芎、乳香，以成活血通脉之功；甘草伍桂枝，乃《伤寒论》之桂枝甘草汤辛甘化阳之用；而方用秦艽、桑枝、海风藤、木香，乃风寒湿邪郁久化热之用药。故程氏方乃寒热错杂痹之选方。"公复云："古人随证以立方，非立方以待病，立一方必有一旨。"并以《医宗己任编》之语训之："夫立方各有其旨，用方必求其药。"上述诸蠲痹汤之解，乃公"用方必求其药"之心悟也。

37. 血痹

黄芪桂枝五物汤证案

例1：谢某，男，51岁，苏家店供销社职工。1974年11月22日就诊。

头目眩晕，左侧上下肢麻木，上肢尤甚，左胸膺闷，短气，自汗，晚眠，二便调。血压130/90mmHg。舌质暗，苔薄白，脉沉缓，左寸弱。

证属气血亏虚，筋骨失濡，心营不足，脉络不畅之血痹证。治宜益气荣脉，调和营卫，通络行痹。予黄芪桂枝五物汤化裁。

处方：桂枝12g，制白芍20g，当归15g，黄芪30g，鸡血藤30g，桑枝20g，片姜黄12g，怀牛膝15g，桃仁10g，红花10g，海桐皮20g，茜草10g，远志10g，柏子仁20g，茯苓15g，白术12g，炙甘草10g，生姜3片，大枣4枚。水煎服。

11月29日，服药8剂，诸症豁然。予原方加地龙10g，土元12g，续服8剂。

12月7日，药后诸症若失，为固疗效，调方继服。

处方：当归10g，黄芪30g，桂枝10g，制白芍15g，鸡血藤20g，片姜黄10g，怀牛膝15g，地龙10g，土元12g，炙甘草10g，生姜3片，大枣4枚为引。水煎服。

解读：《金匮要略·血痹虚劳病脉证并治》云："血痹，

阴阳俱微，寸口关上微，尺中小紧，外证身体不仁，如风痹状，黄芪桂枝五物汤主之。"" 阴阳俱微"，乃营卫气血不足之证，本案之病属此。"寸口关上微，尺中小紧"，乃阳气不足，阴血涩滞之证，本案之脉亦为营卫失和，气血不足之候。故公予黄芪桂枝五物治之。此即《灵枢·邪气脏腑病形》篇"阴阳形气俱不足……而调以甘药"之意。黄芪甘温，具生发之性，故能补气升阳生血，黄宫绣《本草求真》谓其"味甘性温"，"为补气诸药之最，是以有'耆'之称"；桂枝辛甘而温，《本草便读》称其"体用可通肢，由卫入营宣腠理，辛甘能入血，温经达络散风寒"。陶弘景《辅行决脏腑用药法要》谓仲景方"但以某药名之，亦推主为识之义耳"。故仲景以二药名其方，乃"推主为识之义"也。方中黄芪佐大枣，以固表和卫补中；桂枝伍生姜治卫升阳，佐白芍入荣理血，共成厥美。五物荣卫兼理，气血并补，则血痹可除，肢麻可解。本案方加当归一味，同黄芪乃《内外伤辨惑论》之当归补血汤，药简力宏，为补气生血之良方；入鸡血藤、桑枝、片姜黄、怀牛膝、茜草、桃仁、红花、海桐皮，乃和血通络之用。清·俞森尝云："久病之余，其神必伤。"故方加茯苓、白术、柏子仁、远志，乃健脾益气，宁心安神之伍，而"自汗，晚眠"之症得瘳。二诊时，加地龙、土元，以其为血肉有情之品，而活血通络疗痹。

公谓医者临证"辨本草之功效，乃医学之根基，实致知之止境"。今观此案，公之处方用药，乃宗医圣张仲景撰方之要，但以某药"推主为识之义"。故公复以清·周岩《本草思辨录》语训之："人知辨证之难甚于辨药，孰知方之不效，由于不识证者半，由于不识药者亦半，证识矣而药不当，非特不效，抑且贻害。"

例2：陈某，男，46岁，电业公司职工。1981年3月5日就诊。

患者长期野外高空作业，1月前右侧髂后上棘处疼痛，放射至右下肢腓肠肌，右下肢屈伸不利，活动受限，遇天冷气候变化加剧，舌淡无苔，六脉沉涩而紧。

证属寒凝经脉，营卫失和，络脉不通，而成痹证（坐骨神经痛）。予黄芪桂枝五物汤化裁。

处方：黄芪 30g，桂枝 10g，制川乌 10g，当归 15g，赤白芍各 10g，陈皮 12g，元胡 10g，没药 10g，牛膝 10g，麻黄 6g，独活 12g，鸡血藤 30g，茜草 12g，炙甘草 10g，生姜 3 片，大枣 4 枚，细桑枝尺长 1 支为引。水煎服。

3月11日，服药 5 剂，痛减。原方加威灵仙 12g，伸筋草 15g，地龙 10g。水煎服。

3月22日，续服中药 10 剂，腰腿痛悉除，病臻痊愈。予以服用十全大补丸、伸筋丹以善其后。

解读：《素问·宣明五气》篇云："邪入于阴则痹。"意谓血气受寒则凝而留聚，聚则为痹。故大凡痹证，公均予当归补血汤，以益气血，则邪难入阴也；同时入桂枝汤和营卫，调气血，亦邪难侵也；二方合用，则成黄芪桂枝五物汤以御血痹。《灵枢·寿夭刚柔》篇云："寒痹之为病也，留而不去，时痛而皮不仁。"《灵枢·贼风》篇云："此皆尝有所伤于湿气，藏于血脉之中，分肉之间，久留不去……其开而遇风寒，则血气凝结，与故邪相袭，则为寒痹。"均表述了风寒湿邪杂致则为痹证。此案腰痛，放射至下肢，活动受限，又以其脉沉涩而紧，乃寒邪痹阻经脉之谓也。此即《金匮要略·中风历节病脉证》之"病历节不可屈伸，疼痛，乌头汤主之"之谓也。方中麻黄发汗宣痹；乌头祛寒止痛；芍药、甘草缓急舒筋；方中妙在黄芪一味，在此方中益气护卫，可助麻黄、乌头温经止痛，又可防麻黄过于发散伤津；白蜜甘缓，以解乌头之毒。故乌头汤以其温经祛寒，除湿止痛之功以除痹证。处方用药至此，尚寓《金匮要略》乌头桂枝汤之伍。本案中药用元胡、没药、茜草、鸡血藤，乃活血通脉之伍，药用独活、牛膝乃养血柔筋，逐寒燥湿于下肢之义。

陈皮味辛苦而性温，气芳香入脾肺，功于健脾和胃，理气燥湿。《本草求真》谓："陈皮同补剂则补，同泻剂则泻，同升剂则升，同降剂则降，各随所配，而得其宜。"脾恶湿为生痰之源，脾健则无内湿之扰。陈皮之用，尚在于佐乌头、桂枝汤，外可祛风寒湿之痹痛；内可防寒气内结之腹痛寒疝。《金匮要略·腹满寒疝宿食病脉证治》篇有"寒疝，腹中痛，逆冷，手足不仁。若身疼痛，灸刺诸药不能治，抵当乌头桂枝汤主之"之治。在该篇附方中，又有"《外台》乌头汤：治寒疝腹中绞痛，贼风入攻五脏，拘急不得转侧，发作有时，使人阴缩，手足厥逆"之论。乌头桂枝汤，即乌头加桂枝汤而成，方中乌头，诸典籍均缺枚数。考《金匮要略》之乌头汤，川乌为5枚，故与乌头桂枝汤之枚数大致相同。《外台》乌头汤与《金匮》乌头桂枝汤药味相同，因较之病情较重，故药量亦大。由此可见，公于本案处方之臻妙。

综上所述，本案之处方，主以黄芪益气护卫，伍当归名当归补血汤，以益气血；伍桂枝汤，名黄芪桂枝五物汤，调气血，和营卫；伍乌头诸药，名乌头汤，乃扶正祛邪之剂。桂枝汤伍乌头，或云《金匮要略》之乌头桂枝汤，或谓《外台》之乌头汤。由此可见，该处方是由黄芪、桂枝汤伍当归、乌头诸药而成，故本案称"黄芪桂枝五物汤证案"。

独活寄生汤证案

闫某，男，53岁，莱阳昌山人。1974年11月6日就诊。1973年春，X线胸透示：主动脉迂曲延伸。1974年秋，出现左侧上下肢麻木，胸闷气短，时有项强肩硬，伴有耳鸣，心悸。患者形体肥胖，脉沉涩而弱，舌质紫暗，苔白腻。

证属营卫失和，络脉痹阻。治宜调和营卫，疏经通络，佐以活血濡筋。师独活寄生汤意化裁。

处方：当归15g，赤芍12g，桃仁12g，红花10g，生地黄30g，鸡血藤30g，片姜黄12g，羌活、独活各10g，牛膝12g，桂枝10g，黄芪30g，牡丹皮10g，五灵脂12g，元胡10g，细辛3g，茜草12g，陈皮10g，甘草10g，桑枝30g，生姜3片，大枣4枚为引。水煎服。

11月13日，服药4剂后，症状较前减轻，现仍项强，左手麻木。予以黄芪桂枝五物汤合柴葛解肌汤续服。

处方：黄芪30g，桂枝10g，桃仁12g，红花10g，当归15g，姜黄10g，赤芍12g，茜草12g，细辛3g，五灵脂12g，陈皮10g，鸡血藤30g，柴胡10g，葛根12g，羌活10g，甘草10g，桑枝30g，生姜3片，大枣4枚。水煎服。

11月27日，续服4剂，药后仍有胸闷，余症均消失，舌红苔薄白，脉沉细。予原方佐以栝楼薤白白酒汤续服。

处方：柴胡10g，桂枝10g，葛根12g，全瓜蒌12g，薤白10g，当归15g，白芍12g，桃仁12g，红花10g，细辛3g，姜半夏10g，茯苓12g，鸡血藤30g，陈皮10g，茜草12g，五灵脂12g，炙甘草10g，黄芪30g，生姜3片，大枣4枚为引。水煎服。

12月2日，续服4剂，胸闷悉除，身无不适。予以十全大补丸、鸡血藤片，以调补气血，活血通脉，而善其后。

解读：该患者"左上下肢麻木""项强肩硬"，乃营卫失和，气血不足之血痹，故予以《千金方》之独活寄生汤以调补气血，疏经通络。二诊时诸症悉减，然项仍硬。盖因患者形体肥胖，且伴有胸痹之候，此即《金匮要略·血痹虚劳病脉证并治》"尊荣人，骨弱肌肤盛"之候，即养尊之人，肌肉虽然丰盛，实则筋骨脆弱，腠理不固，因感风邪而致血痹。故予以黄芪桂枝五物汤以增其和营卫、调气血之功；合柴葛解肌汤以解肌通痹，则"项强肩硬"之症可解。故三诊时唯有胸闷未解，而余症均消。因独活寄生汤中有八珍汤大补气血之根基，再予黄芪桂枝五物之和营卫、补气血以助基，故合入栝楼薤白半夏汤，则气血得补，心营得畅，再得通阳豁痰之功，则痰饮壅盛，胸阳痹阻，心脉闭塞之证可解。故续服4剂后，而胸痹得解。

此案患者既有筋痹，又患胸痹，故吉忱公先有和营卫、补气血通痹之治，后佐通阳豁痰之用，此即"祛病之道，莫先乎宣通气血"也。

38. 尪痹

《金匮》三附子汤证案

张某，男，37岁，莱阳姜疃人。1979年10月18日就诊。

患者3月前晨起双手多个指关节活动受限，对称性关节肿胀，渐及指关节活动受限，近端指关节肥厚。近期关节疼痛加剧，红细胞沉降率、抗"O"尚正常，类风湿因子弱阳性。外科诊为类风湿关节炎，请中医诊治。查舌淡苔薄白，脉弦。

证属肝肾亏虚，营卫失和，风寒湿邪痹阻络脉而致尪痹。治宜调和营卫，温经散寒，疏风活络，燥湿通痹。予《金匮要略》之三附子汤加味治之。

处方：熟附子30g（先煎30分钟），黄芪18g，当归15g，桂枝10g，制白芍30g，白术12g，防风12g，羌活12g，独活

12g，防己12g，川断12g，生薏米24g，炙甘草18g，生姜3片，大枣4枚为引。水煎服。

10月29日，患者欣然相告：服药10剂，诸症豁然，关节肿胀疼痛消失，唯有"晨僵"之症。嘱续服中药，予原方加穿山龙30g，伸筋草15g，透骨草15g，络石藤20g，鸡血藤20g。

11月20日，续服20剂，诸症悉除，实验室检查示无异常。嘱用鬼针草、杨树枝各60g，煎汤浴足熏洗之，以作固效之施。

解读：现代医学对类风湿病的发病原因尚未查明，而中医学对此以"痹证"论治积累了丰富的临床经验。《灵枢·九针论》篇云："邪之所客于经而为痛痹"，"虚邪客于经络，而为暴痹者也"。《灵枢·贼风》篇云："此皆尝有所伤于湿气，藏于血脉之中，分肉之间，久留而不去……其开而遇风寒，则血气凝结，与故邪相袭，则为寒痹。"《灵枢·寿夭刚柔》篇云："寒痹之为病也，留而不去，时痛而皮不仁。"由此可见，"伤于湿气藏于血脉之中，分肉之间，久留而不去"，继而"遇风寒之为病也，留而不去，时痛而皮不仁"，乃其病因病机也。故于本案有调和营卫，温经散寒，祛风胜湿，蠲痹通络之法。本案证属卫阳不足，而感风寒湿邪留着肌肉、关节。故公宗《金匮要略》风湿留着肌肉关节之治，主以桂枝附子汤、白术附子汤。桂枝附子汤方取桂枝汤调和营卫，配附子辛热温阳逐寒湿而止痛；白术附子汤，以附子温经散寒定痛，白术健脾祛湿，桂枝、甘草散风邪，温阳化气。因病邪深入关节，意在缓而行之，方以甘草为主，意在"得微汗则解者，非正发汗也，阳胜而阴自解耳"；故本案方中合两方之量，甘草药用18g。本案实"甘草附子汤""桂枝附子汤""白术附子汤"同用。重用附子，取其辛热燥烈，走而不守，能通行十二经，功于能峻补下焦之元阳，而逐在里之寒湿，又能外达皮毛而散在表之风寒；方加生薏米，取其健脾渗湿之功；羌活、独活，佐附子以祛风胜湿，取羌活气味雄烈，其力横行肢臂以除肌表之风寒湿邪，取独活药性较缓，以长于治筋骨间之寒湿；防风乃"风药中润剂"，具祛风解痉之效；防己有行水退肿之功，伍黄芪、白术、甘草，乃《金匮要略》之防己黄芪汤，以治"风湿，脉浮，身重，汗出恶风者"；入黄芪、当归，乃当归补血汤，大补气血，以解"邪之所凑，其气必虚"之证；黄芪伍桂枝、白芍、姜、枣，乃《金匮要略》治血痹之黄芪桂枝五物汤。如此顽疾，药仅 10 剂，药简而力宏，有"诸症豁然"之效。公谓："经方者，乃古圣发明，有法则，有定例，可为治疗之规矩准绳，可作后人通常应用，只要不越出其范围，足堪称师取之方也。"

二诊时，加穿山龙、伸筋草、透骨草，虽为民间中草药，然其对风湿痹痛，颇有疗效。待其"诸症悉除"，予以鬼针草、杨树枝水煎外治熏洗，虽云"偏方"，然现代药理研究表明，其有较好的抗风湿作用。

阳和汤证案

李某，男，28 岁。1974 年 10 月 6 日就诊。

患者自 1971 年开始，下肢及双膝关节肿痛。于今年 2 月，开始双手指关节疼痛，伴晨僵麻木沉重感，倦怠无力，遇冷则重，腰痛，小关节微有变形，指关节出现皮下结节。食欲尚可，二便调，月经正常。舌质淡，苔薄白，脉沉缓。

证属肝肾亏虚，筋骨失濡，寒痰凝滞，痹阻络脉而致尪痹。治宜养肝肾，濡筋骨，温阳解凝，蠲痹通络。师阳和汤意化裁。

处方：熟地黄 20g，肉桂 6g，桂枝 12g，白芍 30g，麻黄

10g，白芥子6g，炮姜3g，鹿角片15g，阿胶10g（烊化），黄芪30g，当归15g，茜草10g，片姜黄10g，防风10g，苍术12g，桑枝30g，大枣4枚，炙甘草10g。水煎服。

11月6日，服药1月，晨僵、关节肿痛减轻。予原方去桑枝、苍术，加威灵仙15g，鸡血藤30g，海风藤30g，续服。

12月2日，守方服用20剂，诸症豁然，小关节仍微有变形，晨僵、肿痛症状悉除，为促其进一步恢复，予以阳和汤合当归补血汤、桂枝倍芍药汤继服，以固疗效。

处方：熟地黄18g，肉桂6g，鹿角胶10g（烊化），麻黄6g，白芥子6g，炮姜3g，当归15g，黄芪30g，桂枝12g，白芍30g，地龙10g，全蝎10g，鸡血藤30g，炙甘草10g，大枣4枚。水煎服。

解读：类风湿关节炎，以其有关节晨僵、疼痛、肿胀、关节活动障碍、关节畸形、皮下结节等临床表现为其诊断要点，病属中医"尪痹"范畴。本案属肝肾亏虚，寒邪痰浊凝滞关节，脉络痹阻而致。故公予阳和汤温阳解凝，荣骨濡筋，蠲痹通络为主方；辅以当归补血汤，大补气血而活血通脉；佐以黄芪桂枝五物汤，和营卫补气血，行脉通络，而周身之痹痛可解。公临证处方，多数方用之，每收卓效。诚如清·徐灵胎所论："盖病证既多，断无一方能治之理，必先分证而施方。"

公用"阳和汤"治疗多种疾病，今用治尪痹，弗明不解，遂请公释迷。公谓"王洪绪《外科全生集》用治鹤膝风，列为阳和汤主治之首，故用治类风湿病非臆造也。"明·万全云："肾主骨，骨弱而不坚，脚细者禀受不足，气血不充，故肌肉瘦薄，骨节俱露，如鹤之膝。此亦由肾虚，名鹤膝节。"昔张介宾有云："此血气受寒则凝而留聚，聚则为痹。"治之之法，宜温补和阳，散寒通滞。故方中重用熟地黄益肾填精、大补阴血任为主药。鹿角胶血肉有情之品，生精补髓，养血助阳，且鹿角胶由鹿角熬化而成，骨属，"禀纯阳之质，含生发之机"，而强筋健骨，通利关节。佐以肉桂、姜炭温阳散寒而通血脉，均为辅药。麻黄、白芥子协助姜桂以散滞而化痰结，并与熟地黄，鹿角胶相互制约而为佐药。甘草调和诸药以为使药。方中熟地黄、鹿角胶虽滋腻，然得姜、桂、麻黄、白芥子宣通，则补而不滞、通而不散，乃寓攻于补之方，相辅相成之剂。诸药配伍，共奏温阳散寒之施，而成养血通脉之功。犹如"阳光普照，阴霾四散"，故有"阳和"之名。

黄芪桂枝五物汤证案

张某，男，32 岁，莱西县人。1979 年 3 月 31 日就诊。

患强直性脊柱炎经年。腰痛脊柱不能弯曲，痛及骶髂关节，四肢关节疼痛，走路蹒跚，右侧外踝关节肿痛，面色萎黄，体瘦，身无热，大便时下黏液，纳呆食少，舌淡苔白腻，脉沉弱而濡。

证属肾阴不足，脾阳不振，风湿之邪内蕴关节，阴营受阻。治宜补肾健脾，温阳燥湿，佐以活血化瘀。师黄芪桂枝五物汤合乌头桂枝汤、独活寄生汤意化裁。

处方：黄芪 30g，桂枝 9g，鹿角片 15g，当归 12g，赤芍 10g，独活 10g，桑寄生 10g，狗脊 15g，川断 20g，制川乌 9g，醋元胡 12g，土元 10g，鸡血藤 20g，白术 10g，茜草 15g，牛膝 10g，红参 10g，茯苓 12g，炙甘草 10g，苍术 12g，桑枝 10g 为引。水煎服。

关节肿痛处以鲜柳树根皮捣烂和热醋敷之。

4 月 10 日，服药 8 剂，痛减，腰部能直立，关节肿痛微消，纳稍振，大便仍有黏液，舌淡苔白薄微腻，脉沉缓无力。予前方去土元，加薏苡仁 24g，佛手 10g，嘱服 10 剂。肿痛处仍用外治之法。

5月6日患者欣然相告：共服38剂，而诸症悉除，病告痊愈。

解读：现代医学认为，强直性脊柱炎是以中轴关节慢性炎症为主的全身性疾病。主要累及脊柱、中轴关节，病程长，致残率高。本案患者伴有"面色萎黄""大便时下黏液，纳呆食少，舌淡苔白腻，脉沉弱而濡"，提示其病之本为脾肾两虚，继而营卫失和，气血双亏，筋骨失养，而致风寒湿邪乘虚客于筋骨之间而成痹证。此病属中医"阴痹""骨痹"范畴。《灵枢·五邪》篇云："邪在肾，则病骨痛阴痹。"《素问·痹论》云："肾痹者，善胀，尻以代踵，脊以代头。"表述了该病的临床症状。《素问·长刺节论》云："病在骨，骨重不可举，骨髓酸痛，寒气至，名曰骨痹。"《灵枢·刺节真邪》篇云："虚邪之中人，洒淅动形，起毫毛而发腠理，其入深，内搏于骨，则为骨痹。"表述了外邪侵入为致病之外因。《素问·寒明五气》篇云："邪入于阴则痹。"表述了"邪入于阴"，则血脉阻滞而成痹证。诚如张景岳所云："诸痹者皆在阴分，亦总由真阴衰弱，精血亏损，故三气得以乘之。"其治，景岳又有"是以治痹之法，最宜峻补真阴，使气血流行，则寒随邪去"。故公方用《金匮要略》之黄芪桂枝五物汤，和营卫，补气血，以振奋阳气，温运气血，以冀痹证得愈；合入《金匮要略》之乌头桂枝汤，以温阳散寒，除湿止痛，意在祛邪外出。虑上述二方扶正祛邪之力不足，故公于案中合入《千金方》之独活寄生汤。方寓十全大补汤重在扶正，外加独活诸药兼以祛邪。由此案可见公组方用药之一大特点，即"经方头""时方尾"。从而彰显其"读仲景之书察其理，辩后世之方而明其用"之临证大法，示人以古方为规矩，合今病之变通也。

本案患者属强直性脊柱炎之病轻者，故药仅38剂而"诸症悉除"，说明疾病的早期治疗，是愈病的关键所在。

桂枝芍药知母汤证案

例1：胡某，女，18 岁，乳山县人。1976 年 8 月 16 日就诊。

患者发病时左手小指痛，后中、次指亦痛，继而腕部肿起变硬而痛，后右脚踝、右手腕及左脚踝均肿痛。走路蹒跚，持物不便，面色萎黄，贫血不华，月经数月未潮，饮食尚可，大便常稀，发作时局部发热有灼痛感，病程 1 年。西医诊为类风湿关节炎。舌淡无苔，六脉沉濡而弱。

证属阴血亏虚，风寒湿邪蕴结脉络，湿渍关节发为尪痹。治宜调和营卫，祛风胜湿，温经宣痹，佐以养血清热。师桂枝芍药知母汤意化裁。

处方：黄芪 30g，桂枝 10g，赤芍 10g，麻黄 10g，姜黄 10g，白芷 12g，茯苓 15g，独活 10g，当归 12g，熟地黄 15g，知母 10g，苍术 12g，黄柏 10g，薏苡仁 30g，防风 12g，牛膝 10g，威灵仙 10g，没药 10g，茜草 10g，海桐皮 12g，木瓜 10g。生姜 3 片，大枣 4 枚，水煎服。

另予柏子仁 120g，白芷 30g，捣为末，淡醋调糊，敷病患处。

8 月 22 日，服药 4 剂后肿处渐消，舌淡无苔，脉沉涩。予以原方合活络效灵丹（当归 15g、丹参 30g、乳香 6g、没药 6g），羌活 10g，川芎 12g，皂角刺 10g，海风藤 20g，鸡血藤 20g，络石藤 20g，以活血通络止痛。

9 月 16 日，上方续服 20 剂，诸症悉除，病臻痊愈。

解读：本案患者之临床见证，乃阴血亏虚，风湿兼热之痹，或云为虚实寒热错杂之风湿历节证。故公以《金匮要略》之桂枝芍药知母汤加威灵仙，以成祛风胜湿，温经通痹，滋阴清热之用；辅以四物汤、活络效灵丹、牛膝、茜草，养肝肾、营血脉，以养血通络；二妙散、海桐皮、独活、白芷清利湿热，而消关节肿痛。诸方诸法施之，则虚实寒热错杂之痹得除。

曹颖甫先生尚云："夫治病者，必先识病，愚者察同，智者察异。"今谓公为智者，在于其临床辨证缜密，理、法、方、药朗然，一丝不苟之谓也，诚如清·张睿所云："欲查病者，务求善方；欲善方者，务求良法。"

例2：丁某，男，37岁，海阳人。1994年3月6日就诊。

患者全身小关节游走性疼痛，以双指间关节为著。服止痛片或推拿后略减。于1993年在莱阳中心医院查类风湿因子强阳性，诊为"类风湿关节炎"，予以免疫抑制剂控制症状，停药即疼痛加剧，故求中医治疗。现双手近指端关节肿痛，伴全身小关节游走性灼痛，活动即疼痛加剧。时骨节烦痛，掣痛不得屈伸，触之则痛剧。纳可，二便调，舌绛红中有裂纹，苔薄黄，脉弦。

证属肝肾不足，营卫失和，脉络痹阻，而致历节风（类风湿关节炎）。治宜益元荣骨，舒筋通络，调和营卫。予桂枝芍药知母汤加味。

处方：桂枝20g，炒白芍30g，赤芍15g，知母12g，牡丹皮12g，地骨皮12g，鹿角胶10g（烊化），熟地黄20g，当归15g，麻黄10g，炮姜3g，黄芪40g，穿山龙30g，伸筋草15g，透骨草15g，猫爪草12g，雷公藤12g，地龙15g，羌活10g，独活10g，制附子60g（先煮沸60分钟），威灵仙10g，玄驹30g，全蝎10g，炙甘草10g，生姜10g，大枣10g，水煎服。

5月10日，服中药2个月，四肢关节肿胀减轻，晨起或劳累后，双手指关节自觉略肿胀，微痛，休息后好转，舌淡红苔白，脉沉弦。予乌头汤合乌头桂枝汤、当归补血汤、阳和汤意化裁。

处方：麻黄 10g，白芍 15g，黄芪 30g，制川乌 12g，当归 15g，熟地黄 20g，桂枝 10g，鹿角胶 10g（烊化），玄驹 10g，地龙 12g，白芥子 6g，炮姜 3g，猫爪草 10g，伸筋草 15g，透骨草 15g，豨莶草 15g，臭梧桐 10g，穿山龙 12g，炙甘草 10g，生姜、大枣各 10g。水煎服。

6 月 15 日，续服 1 月，关节肿痛悉除，查类风湿因子阴性。予以独活寄生汤续服，以固疗效。

解读：《灵枢·寿夭刚柔》云："病在阴者，名曰痹。"《素问·宣明五气》云："邪入于阴则痹。"此即肝肾亏虚，营卫失和，脉络痹阻之谓也。对此，《景岳全书》云："诸痹者皆在阴分，亦总由真阴衰弱，精血亏损，故三气得以乘之。经曰'邪入于阴则痹'，正谓此也。是以治痹之法，最宜峻补真阴，使气血流行，则寒邪随去。"故药有熟地黄、鹿角胶、黄芪、当归，养肝肾、益气血之用。《素问·痹论》云："风寒湿三气杂至，合而为痹。其风气胜者为行痹，寒气胜者为痛痹，湿气胜者为着痹也。"此案之证，三邪俱存也，故辅以《金匮要略》之甘草附子汤（甘草、附子、白术、桂枝），祛风散寒、燥湿止痛之用。风湿流注关节，气血通行不畅，故肢节疼痛肿大；风寒湿邪外袭，渐化热伤阴，而成寒热杂合之痹，故有桂枝芍药知母汤之治。方中桂枝麻黄祛风通阳，附子温经散寒止痛，白术、防风祛风胜湿，知母、芍药养阴清热，生姜、甘草和胃调中。本案之治方，寓桂枝芍药知母汤、当归补血汤、阳和汤、甘草附子汤四方之效。药加穿山龙、地龙、玄驹、全蝎为舒筋通络止疼之用；羌活、独活、威灵仙乃增其疏风散寒祛湿之功。

经治 2 个月，关节肿痛悉减。故予当归补血汤大补气血，以和营卫；阳和汤温阳解凝、蠲痹通络；乌头汤温经散寒、除湿止痛；乌头桂枝汤除寒湿、和营卫为续治之方。

续治 1 个月，病告痊愈。予独活寄生汤，以养肝肾，补气血，祛风湿，通经活络之功，为善后之用。

类风湿关节炎，属中医"尪痹"范畴，临证以关节病变为主。西医认为其与变态反应和自身免疫有关。大凡可构成关节的各种组织，如滑膜、软骨、韧带、肌腱和相连的骨组织均有病变，实属中医寒凝痰滞关节之证。故凡具血虚寒凝痰滞之证者，吉忱公均主以或辅以阳和汤，以其温补和阳，散寒通滞，化痰开结，补血通络之功而愈疾。

千金三物黄芩汤证案

陈某，女，38 岁，栖霞县教师。1978 年 10 月 20 日就诊。

患类风湿病 2 年余，经治病情稳定，于半月前，因剖腹产后失于调护，外感风邪，遂发低烧，肢痛烦热，诸医调治，未见好转，求治于中医。刻下症见：脚趾及膝关节变形，四肢关节肿胀疼痛，指、趾小关节尤剧，手不能取物，步行困难，伴低热，自汗出，形体消瘦，全身乏力，纳差，咽燥，便干，溲赤，舌质干红，苔薄黄，脉弦细而数。查：类风湿因子阳性。

证属素体亏虚，复感外邪，邪陷血分，蕴热而成热痹。故首诊予以《千金》三物黄芩汤加味。

处方：黄芩 12g，苦参 20g，生地黄 30g，知母 10g，当归 15g，连翘 12g，生薏米 20g，姜半夏 10g，防己 12g，防风 12g，海桐皮 15g，忍冬藤 15g，滑石 15g，甘草 15g。水煎服。

10 月 29 日，服药 1 周，低烧、烦热、肢痛悉减。仍宗原意，去半夏、连翘，续服。

11 月 6 日，续治 1 周，低烧、肢痛节肿已除。查类风湿因子阴性。因值产后虚羸不足，故予《千金》内补当归建中汤，以补血和血，散寒止痛。

解读：患者有类风湿病史，续因妊娠产子，则肝肾、气血、营卫更虚，复感风邪，蕴热而成热痹。公予《千金》三物黄芩汤加味治之。该方见于《金匮要略·妇人产后病脉证治》之附方，乃为产后中风而设方。此案之治，以黄芩清热，地黄凉血，苦参燥湿，以治外邪入里，陷入血分之热痹。方加知母以清燥热伤阴之弊；连翘、海桐皮、忍冬藤佐黄芩以助清热之力；滑石、生薏米、防己、半夏，助苦参燥湿而化痰浊之凝结；防风乃"风药中润剂"，且能发散脾家之郁火，搜除脾家之湿。诸药合用，公名之曰"黄芩热痹汤"，为治热痹而兼痰结证之用方。类风湿病关节软组织肥厚，或因积液引起关节肥厚，公均以"痰结"论治。故有滑石、薏苡仁、半夏、防己之伍。

　　本案热痹已除，因患者产后，不宜过用发散之品，故予以"治妇人产后虚羸不足"之《千金》内补当归建中汤，补气血，和营卫，外达病邪，内安五脏，以冀全功。

39. 脉痹

桃红四物汤证案

王某，男，40 岁，军人。1973 年 3 月中旬就诊。

　　患者夜间猝发右腿肿痛，彻夜不寐。翌日早晨，整个右下肢严重水肿，股内侧疼痛、压痛显著，左下肢活动自如，收住某军医院治疗。外科诊为右髂股静脉血栓形成引起右下肢水肿，建议手术治疗。因患者拒绝手术，请公诊治。患者体质尚好，面容痛苦，卧床抬高患肢并以绷带缠裹，皮色紫而光亮。问之饮食二便如常，体温不高，血象无异常，舌质紫略暗，舌苔薄黄，脉沉数。

证属瘀血阻络，湿热壅滞。治宜活血通络，佐以清热利湿。予桃红四物汤意调之。

处方：当归 30g，赤芍 15g，川牛膝 12g，桃仁 12g，红花 10g，乳香 10g，没药 10g，防己 12g，鸡血藤 15g，忍冬藤 30g，白芷 15g，牡丹皮 10g，川芎 10g，生地黄 30g。水煎服。

服药 3 剂即痛止，5 剂而肿消过半，尿量增加。共服三十余剂，经脉通畅，病臻痊愈，至今未复发。

四妙勇安汤证案

隋某，男，58 岁，干部。1974 年 12 月 25 日就诊。

患者 9 月 12 日晨起，感下肢疼痛，筋脉挛缩。16 日清晨猝然左腿肿痛甚，发热，皮肤烧灼感，某医院诊为左下肢血栓性静脉炎。血常规检查：白细胞计数 15.7×10^9/L，中性粒细胞 0.92，嗜酸性粒细胞 0.08。入院 20 天，经抗生素等治疗，左下肢肿痛症减。近日复作，延请公诊治。症见精神尚好，步履困难，患肢肤色潮红，中度浮肿，按之凹陷，灼热，口干，便秘。舌质深红，苔黄腻，脉滑数。

证属湿热蕴滞，络脉血瘀。治宜清热利湿，佐以活血通络。师四妙勇安汤意化裁。

处方：金银花 60g，元参 60g，当归 30g，赤芍 15g，川牛膝 12g，生薏米 30g，苍术 15g，木瓜 12g，黄柏 12g，泽兰 24g，防己 12g，土茯苓 30g，甘草 15g。水煎服。

1 月 29 日复诊：迭进二十余剂，肿势尽消，二便如常，膝关节以下或感麻木、疼痛，步行稍久即患肢拘挛，自觉灼热。脉虚数，舌质红，苔薄黄略腻。原方加鸡血藤 30g，经服 5 剂，诸症若失，病已痊愈，迄今未发。

解读：静脉血栓形成和血栓性静脉炎，盖由术后、产后长期卧床，创伤、手术、感染、下肢静脉曲张等致血流缓慢，血液黏稠度增加，静脉内膜损伤，使静脉血栓形成，引发本病。

静脉血栓形成和血栓性静脉炎，属于中医学"脉痹"范畴。上述两患者均为湿热蕴结，瘀血痹阻脉络所致。然验诸临证，公认为：前者为瘀血阻络，导致湿热蕴滞，故"瘀血"为主要矛盾，"湿热"为次要矛盾，治宜活血通络，佐以清热利湿。后者为湿热蕴结，引起络脉血瘀，故"湿热"为主要矛盾，"瘀血"为次要矛盾，治宜清热利湿，佐以活血通络。以此两案之治验，公复告云："病不辨无以治，治不辨则无以痊。尔等当晓清·徐灵胎'辨证，必以独异处着眼'之理也。"

《灵枢·营气篇》云："营气之道……流溢于中，布散于外，精专者行于经隧，常营毋已，终而复始。"内而五脏六腑，外而四肢百骸，悉赖血液濡养。长期卧床、创伤、手术、感染邪毒，血管疾患均能引起瘀血阻络，致水湿蕴滞，郁而化热；或邪毒，或寒湿痹阻脉络，引起瘀血阻络，致发脉痹。《灵枢·邪气脏腑病形》篇云："身半以上者，邪中之也；身半以下者，湿中之也。"《素问·举痛论》云："寒气入经而稽迟，泣而不行。客于脉外则血少，客于脉中则气不通，故卒然而痛。"公谓："湿邪属阴，其性黏浊腻滞，下注而缠绵，湿热、瘀血相继为患，痹阻脉络，胶结难解，不易卒除。"故王案以元戎四物汤加乳没、鸡血藤、牡丹皮、白芷之属，以活血化瘀，消肿止痛；佐以忍冬藤、防己清热利湿，蠲痹通络。隋案以四妙勇安汤合三妙散加薏仁、木瓜、防己、土茯苓之属，以清热解毒，利湿通络；佐赤芍、泽兰之品，凉血和营，化瘀通络。药证相符，故收预期之效。

阳和四物汤证案

吴某，男，63 岁，系黄县人。1980 年 4 月 26 日就诊。

患者40年前溺水，遂高热昏迷四五日，然后头痛，双下肢浮肿疼痛，144医院诊为瘀滞性浅静脉炎，然多年来反复发作，遂经人介绍来诊。刻下症见：右下肢小腿皮肤发硬发黑，触之有大小不等的硬核，脚踝至膝盖皮肤如黑色镜瘢，两腿浮肿，小便涩赤，时有欲尿不畅之感，头痛，发白。舌淡质赤，六脉沉涩而微。

证属肾阳不足，营血瘀阻，脉络不通，湿浊注于下肢而致脉痹。当以和血温经通脉为法。师阳和四物汤意化裁。

处方：熟地黄30g，鹿角胶30g（烊化），生麻黄6g，桂枝10g，炮姜3g，白芥子6g，炮甲6g，怀牛膝12g，当归15g，川芎12g，赤芍12g，桃仁10g，红花10g，鸡血藤20g，木通10g，地龙10g，土元12g，炙甘草10g。水煎服。

4月30日，服药4剂，双下肢浮肿减，硬核皮肤变软。予上方加黄芪30g，皂角刺10g，浙贝10g，继服。

5月22日，续服20剂，诸症豁然。守方续服，并嘱以药渣合鬼针草60g，杨树枝、柳树枝、鬼箭羽各30g，水煎熏洗双下肢，以资祛瘀通脉之功。

1年后，患者欣然来信相告：守方服用中药120剂，辅以熏洗剂，诸症悉除，病臻痊愈。

解读：此案患者系肾元亏虚，营卫失和，而下肢脉络不通（浅静脉曲张），血脉瘀滞遂成脉痹。由于痰湿与瘀血互结而成硬核。故公认为治之之法，宜温补和阳，活血通脉，化痰导滞。故立阳和四物汤为治，内寓阳和汤，方中重用熟地黄益肾填精，大补阴血为主药；鹿角胶血肉有情之品，生精补髓，养血助阳，且鹿角胶由鹿角熬化而成，"禀纯阳之质，含生发之机"，活血通脉任为辅药；肉桂（代之桂枝）、姜炭温阳开腠而通血脉；麻黄、白芥子协助姜、桂散滞而化痰结，并与熟地黄，鹿角胶相互制约而为佐药；甘草解毒、调和诸药以为使药。方中熟地黄、鹿角胶虽滋腻，然得姜、桂、麻黄、白芥子宣通，则通而不散，补而不滞，乃寓功于补之方，相辅相成之剂。诸药配伍，共奏温阳散寒之功，而成养血通脉之勋。犹如"阳光普照，阴霾四散"，故有"阳和"之名。方中之桃红四物汤、二虫、木通、炮甲，以活血逐瘀通脉；合以桂枝汤和营卫，调气血。故诸方诸药合用，则脉痹可除，而收效于预期。

阳和通脉汤证案

贾某，男，43岁，栖霞人。1964年5月14日就诊。

患血栓闭塞性脉管炎年余，在当地公社医院治疗罔效，经人推荐来院求治。症见：左足大趾，皮色紫红，有片状瘀血，趾端轻度感染，有小米粒大小之溃破点且流血水。足二、三趾疼痛难忍，趺阳脉弱。舌苔白腻中心黄，脉沉而微数。

证属气滞血瘀兼湿热之候。宜温阳开腠，活血化瘀，益气通脉，佐以清利湿热之治。予阳和通脉汤调之。

处方：肉桂6g，姜炭6g，麻黄3g，鹿角胶10g（烊化），熟地黄20g，黄芪20g，当归15g，红参12g，乳香珠3g，川牛膝12g，金银花15g，苍术12g，黄柏10g，炙甘草10g。黄酒为引，水煎服。

5月25日，服药10剂，患趾皮肤片状瘀血消退，趾端溃破口愈合。予以原方去二妙散、金银花，加忍冬藤30g，鸡血藤30g，续服。

6月27日，患者欣然相告：续治月余，诸症悉除。予圣愈汤以固疗效。

处方：熟地黄20g，制白芍15g，川芎10g，当归15g，红参20g，黄芪20g，鸡血藤30g，水煎服。

解读：此案乃血虚寒凝，气滞血瘀兼局部湿热蕴结之证。公谓"趺阳脉弱，六脉沉而微数，及趾端溃血水，乃毒痰凝结之候，治之之法，非麻黄不能开其腠理；非肉桂、姜炭不能解其寒凝，此三味药性虽似酷暑，不可缺也。俾腠理一开，寒凝一解，气血乃行，毒亦随之消也，故王洪绪在《外科全生集》中，以三药之效首创'阳和丸'"。公予阳和丸易汤，加鹿角胶，熟地黄，大补阴血以助阳和；药用当归、黄芪、红参，乃当归补血汤、参芪汤之用，以资大补气血，益脉通痹之功；川牛膝引药下行，兼以养肝肾，渗湿邪之功；乳香活血理气止痛；诸药相伍，公名之曰"阳和通脉汤"。苍术、黄柏清热燥湿；甘草解毒，则湿热之毒得清；黄酒为引，鼓舞血行，载药以达肌腠、趾端。故诸药合用，则血虚得补，寒凝得解，气滞得通，湿毒得除，脉痹得愈。因郁热湿毒得解，故二诊时去二妙散、双花，加二藤以增其通脉导滞之功。三诊时病已痊愈，故予《医宗金鉴》之血栓闭塞性脉管炎恢复期之用方圣愈汤，方寓四物汤补血调血，参、芪益气通脉。

阳和八珍汤证案

徐某，男，62 岁，莱西人。1976 年 11 月 21 日就诊。

患血栓闭塞性脉管炎年余，在当地医院医治罔效。足趾喜暖怕凉，右足大、二趾皮色泛红，有片状瘀血，足大趾胀痛，趺阳脉弱，六脉微细。

证属血虚寒凝，气滞血瘀。宜温阳通脉，活血化瘀之治。予阳和八珍汤调之。

处方：熟地黄 15g，肉桂 6g，麻黄 6g，制附子 10g，干姜 6g，鹿角片 10g，白芥子 6g，当归 30g，川芎 12g，赤芍 15g，制白芍 12g，红参 10g，炒白术 15g。茯苓 15g，白芷 10g，炙甘草 10g，黄酒为引。水煎服。

11 月 27 日，服药 5 剂，足胀痛减。予原方加炮甲 10g，川牛膝 15g，苏木 10g，泽兰 10g，续服。

12 月 8 日，续服 10 剂，足趾怕凉、胀痛、瘀斑悉除，效不更方。继服 30 剂，患者来诊，欣然相告，足趾无不适。诊跌阳脉复，迟而缓，六脉虽沉，然有力。嘱每日制附子 10g，红参 6g，黄芪 15g。水煎服，续治月余，以固疗效。

解读：此案乃血栓闭塞性脉管炎之营养障碍期，为中医寒凝血瘀证者。故公合阳和汤、八珍汤二方之效，名之曰"阳和八珍汤"。方以阳和汤温阳散寒，养血通脉；八珍汤大补气血，化瘀通脉；加附子一味，又寓参附汤、四逆汤二方之效，以成温阳复脉之用。故服药 5 剂，而"足胀痛减"。二诊时药加炮甲、川牛膝，以增其通脉散结之功；入苏木、泽兰，以倍活血化瘀渗湿之效。故续治 2 月，而病臻痊愈。嘱服附子、人参、黄芪作饮者，乃参附汤、参芪汤二方之用也。以其大补元气，温阳通脉之法，以固疗效。

阳和四逆汤证案

倪某，男，49 岁。1975 年 6 月 20 日就诊。

患者肢端畏寒、发凉、酸胀，肤色略见苍白，足大趾皮肤温度低，足背动脉搏动减弱。舌淡苔薄白，脉沉细。

证属血虚寒凝脉痹。治宜养血通脉，温经散寒。予阳和四逆汤治之。

处方：熟地黄 30g，鹿角胶 6g（烊化），麻黄 3g，乳香 10g，白芥子 6g，肉桂 3g，干姜 6g，制附子 10g，怀牛膝 12g，鸡血藤 30g，当归 15g，浙贝 12g，炙甘草 10g，黄酒为引，水煎服。

6 月 26 日，服药 5 剂，跌阳脉搏动有力，趾端畏寒发凉减。予以原方附子加至 30g（先煎沸 30 分钟），黄芪 60g，水煎服。

7 月 18 日，续服 20 剂，跌阳脉搏动自力，足趾肤色正常。去浙贝，制附子用常量，续服，以固疗效。

解读：《灵枢·痈疽》云："发于足指，名脱痈，其状赤黑，死不治；不赤黑，不死。"表述了脱痈（疽）之状及预后。此案乃血栓闭塞性脉管炎之局部缺血期，属中医之血虚寒凝证。历代医家将此病列为"脱疽"范畴，而公谓此证型因其脉沉细，趺阳脉弱，可从"脉痹"论治。本案患者"肢端畏寒发凉""足大趾皮肤温度低"，故以血虚寒凝为证，治之之法，当予温补和阳，散寒通滞之阳和汤为治。方中重用熟地黄益肾填精、大补阴血任为主药。鹿角胶血肉有情之品，生精补髓，养血助阳，而为辅药。以肉桂、姜炭温阳散寒而通血脉；麻黄、白芥子协助姜桂散寒而化痰结，共为佐药。甘草解毒、调和诸药以为使药。方中熟地黄、鹿角胶虽滋腻，然得姜、桂、麻黄、白芥子之宣通，则通而不散，补而不滞，乃寓攻于补之方，相辅相成之剂。诸药配伍，共奏温阳散寒之功，而成养血通脉之勋。犹如"阳光普照，阴霾四散"，故有"阳和"之名。《伤寒论》少阴病篇，有"少阴之为病，脉微细"，"少阴病，脉沉者，急温之，宜四逆汤"之论。此乃心肾虚衰，阳气衰微，无力鼓动血行，则脉微。本案患者"脉沉细"，"足背动脉减弱"，乃阴寒内盛之证，治之之法，当予《伤寒论》回阳救逆之四逆汤为治。《内经》云："寒淫于内，治以甘热……寒淫所胜，平以辛热。"故有附子之热，干姜之辛，甘草之甘之治。公谓"却阴扶阳，必以甘草为君；干姜味辛热，必以干姜为臣；附子辛大热，开腠理，暖肌通经，是以附子为使。方由甘草干姜汤合干姜附子汤而成，因其主治少阴病阴盛阳虚之四肢厥逆证，故《伤寒论》名四逆汤。"于是，对血栓闭塞性脉管炎之局部缺血期患者，公合二方之用，名"阳和四逆汤"。故理、法、方、药朗然，仅服药5剂，诸症悉减。为增其开腠暖肌通经之效，故辅以芪附汤，即增大附子用量、加黄芪，续服 20 剂，而阳和寒解，肢温脉复而病愈。

40. 腰 痛

益元壮腰汤证案

林某，男，49 岁，部队干部。1974 年 12 月 27 日就诊。

近因晨练，汗出冒风，加之活动不慎，腰肌劳损。症见腰痛，俯仰转侧不利，动则疼痛加剧，步履维艰。既往有跌扑扭伤史。X 线片检查示：第三、四腰椎肥大增生，伴腰椎骶化。舌淡红苔薄白，舌下赤络暗紫粗大，脉沉细。

证属肝肾亏虚，筋骨失濡，脉络痹阻。治宜益元荣督，强筋健骨，活血通络。予益元壮腰汤治之。

处方：熟地黄 20g，鹿角胶 6g（烊化），桂枝 12g，白芍 60g，木瓜 12g，川断 12g，鸡血藤 15g，威灵仙 15g，狗脊 12g，杜仲 12g，鹿衔草 20g，毛姜 20g，地龙 10g，怀牛膝 12g，黄芪 30g，炙甘草 15g，生姜 3 片，大枣 4 枚为引。水煎服。

外用方：血竭 30g，没药 30g，乳香 30g，川芎 60g，当归 60g，醋元胡 100g，无名异 100g，生马钱子 60g，生南星 60g，生川乌 60g，川芎 60g，当归 60g，防风 60g，冰片 10g，生甘草 30g。共研细末，每次 60g，醋、热水各半，调糊敷腰部。

1975 年 1 月 20 日，经治 3 周，服中药 20 剂，腰痛已除，唯活动量大则仍有痛感。守方加乌蛇 10g，土元 10g，当归 15g，水煎服。外治方仍续用。

2 月 11 日，患者欣然相告：续服中药 15 剂，病臻痊愈，可做慢跑步运动。

解读：增生性骨关节病，乃老年关节退行性病变。盖因腰为肾之外府，督脉之外垣，因肾元亏虚，督脉失濡，筋骨失养，故腰痛生焉。治之之法，公谓当予益元荣督，强筋健骨，养血通络之剂，而立益元壮腰汤。方中主以熟地黄益肾填精，大补阴血任为主药；鹿角胶为血肉有情之品，生精补髓，养血助阳，"禀纯阳之质，含生发之机"，强筋健骨，通利关节，而为辅药；伍桂枝汤、黄芪桂枝五物汤，乃和营卫、益气血之用；威灵仙辛散善走，性温通利，能通行十二经，既可祛在表之风，又能化在里之湿，通经达络，可导可宣，为祛除风湿痹痛之要药；狗脊、杜仲、木瓜、川断、怀牛膝、鸡血藤、鹿衔草、毛姜乃《证治准绳》之续断丹，为养肝肾，强筋骨，活血通络之用。故诸药合用，药仅20剂，辅以活血通络，化痰开结之外敷方，即收效于预期。二诊时，予以土元、乌蛇伍地龙，乃增其活血通脉，解痉通络之功。药用当归伍黄芪，乃当归补血汤之谓，以除"邪入于阴则痹"之弊。腰椎病之腰痛，可称"肌痹"，而有当归补血汤之用；或称"筋痹"，而有续断丹之用；或称"骨痹"，而有益元荣骨方（熟地黄、鹿角胶、毛姜、鹿衔草）之用；或称"血痹"，而有黄芪桂枝五物汤之用。

可准之谓"法"，不易之谓"方"。法因证立，方随法处。辨证固要准确，立法务须精当，方药则可精确无误，始克效于预期。故公谓"处方是施治的重要环节，临证如临阵，用药如用兵。一药之效，乃单兵之勇；众方之妙，乃组阵之法，用将之道"。故其临证，处方药物不多，若排兵布阵，病机丝丝相扣，携众方诸药之妙，而沉疴顽证，多收效于预期。问其处方之要，公云："医者，理也。冉日峰尝云：'（治病）要之在方剂，则活法之中有定法；在加减，则定法之中有活法。临证贵临机之通变，勿执一成模。执者，要也，变也，病变所由出也。病机者，为入道之门，为跬步之法也。"

41. 腿痛

乌头汤证案

姜某，男，61 岁。1994 年 8 月 22 日就诊。

因夏季湿地"纳凉"，遂感肢体关节酸痛，寒冷及阴雨天加剧。尤以右侧下肢为著，环跳穴至小趾处，呈胆经循行线挛痛。近期右足肿胀伴灼热感，头眩短气呕恶，诸医以"坐骨神经痛"诊治，均罔效。查舌淡红，苔白，脉沉弦。

证属风寒湿邪，闭阻经络而致痛痹；下肢筋脉挛急而致筋痹腿痛。治宜温经散寒，祛风胜湿，佐以调和营卫，舒筋通络。予乌头汤合桂枝倍芍药汤加味。

处方：制川乌 10g，麻黄 6g，黄芪 30g，桂枝 10g，赤芍、白芍各 10g，防己 10g，牛膝 10g，羌活、独活各 10g，桑寄生 15g，威灵仙 10g，茜草 12g，白芷 10g，苍术 10g，石斛 10g，木香 10g，没药 10g，炙甘草 10g，生姜 3 片为引，水煎服。

乌头热熨方：生川乌 10g，生草乌 10g，白芷 10g，细辛 6g，透骨草 15g，肉桂 6g，大葱 120g。捣碎加醋炒热，布包热敷痛处，每晚 1 次。凉后再炒，连熨 6 晚。

9 月 1 日，用药 1 周，诸症豁然，调方如下：

黄芪 30g，桂枝 10g，羌活、独活各 10g，秦艽 12g，当归 15g，赤芍 10g，威灵仙 12g，防己 10g，牛膝 10g，制川乌 10g，没药 10g，桑寄生 15g，海风藤 20g，姜黄 10g，黄柏 10g，苍术 10g，杜仲 12g，甘草 10g，生姜 4 片为引。水煎服。

仍辅以乌头热熨方外治。

10 日后，患者欣然相告，续治 1 周，诸症若失。遂予伸筋丹、十全大补丸以善其后。

解读：《素问·评热病论》云："邪之所凑，其气必虚。"《素问·刺法论》云："正气存内，邪不可干。"此案患者已过甲子之年，年近八八，"五藏皆衰，筋骨解堕"。故湿地"纳凉"，感风寒湿邪而致痛痹。故公予以祛邪扶正共施之治。首诊予以乌头汤。方中乌头温经散寒，通痹止痛任为主药；麻黄开腠宣痹；芍药伍甘草，乃《伤寒论》之芍药甘草汤，以成酸甘化阴和营之功；黄芪甘温，具生发之性，善达表益卫，温分肉，实腠理，使卫阳通达，共为佐使药，俾营卫调和，气血得充，则鼓邪外出。本案方入桂枝、赤白芍，乃寓《伤寒论》桂枝加芍药汤之谓；加黄芪，乃寓《金匮要略》黄芪桂枝五物汤，以温阳行痹，此即《灵枢·邪气脏腑病形》篇"阴阳形气俱不足，勿以针，而调以甘药"之谓。方加防己，以成《金匮要略》之防己黄芪汤之用，为风湿表虚证而设方。所加他药，乃独活寄生汤祛风湿，止痹痛，益肝肾，补气血之意。而乌头热熨方亦温经通痹之用。方中套方，方中加药，诸方诸药合用，1 周后诸症豁然，邪气势减，故二诊时主以黄芪桂枝五物汤，辅以减味独活寄生汤，共成扶正匡邪之功而愈病。

健步汤证案

丁某，男，42 岁，农民。1995 年 10 月 16 日就诊。

患者素体禀赋不足，1 周前因寒夜秋收劳作，汗出感受风寒湿邪，遂发腿痛，关节重着，痛不可屈伸，遇寒加剧。查：局部肤色不变，触之不热，苔薄白，脉弦紧。

证属肝肾亏虚，复感风寒湿邪，营卫失和，致筋脉挛急，遂发腿痛。治宜养肝肾，强筋骨，和营卫，疏风散寒祛湿。予《儒医指掌》之健步汤。

处方：丹参30g，当归尾12g，怀牛膝12g，杜仲12g，木瓜10g，木香6g，苍术10g，羌活10g，元胡10g，秦艽10g，防风10g，甘草6g。兑黄酒水煎，空腹服。

10月22日，服药5剂，腿痛略减，仍遇寒加重。予上方加熟地黄20g，熟附子10g，鹿角胶6g（烊化），穿山龙15g，伸筋草15g，鹿衔草15g，酒水煎服。

11月10日，续服15剂，诸症豁然，惟快步行走时感不适。予以伸筋丹、十全大补丸续服，以固疗效。

解读：《素问·长刺节论》云："病在筋，筋挛节痛，不可以行，名曰筋痹……病在肌肤，肌肤尽痛，名曰肌痹……病在骨，骨重不可举，骨髓酸痛，寒气至，名曰骨痹。"公谓："足少阴肾经主骨，足厥阴肝经主筋，足太阴脾经主肉，故筋痹、肌痹、骨痹，皆形体痹之类也。尽管因感风寒湿邪而发，而病症加重，盖因素体禀赋不足，肝肾亏虚，脾虚失运，先后天俱不足之谓也。"故予以清·孙侗《儒医指掌》之健步汤。健步者，方中怀牛膝、杜仲、木瓜，养肝肾以强筋骨也；药用丹参、当归、甘草，以实肌腠，和营卫也；木香辛苦香燥，取其可升可降之性，而行气止痛；秦艽、防风，以成其祛风止痛之用；苍术、羌活，以助其散寒祛湿之功，共成达邪之用；酒煎，以其辛甘大热之性，以活血温经。故诸药合用，而诸形体之痹证悉除，腿痛之疾得愈，可健步以行，故名健步汤。

二诊时，加熟地黄、鹿角胶、鹿衔草，以增其强筋健骨之用；入穿山龙、伸筋草，乃舒筋通经之施。故续服15剂，而收效于预期。而十全大补丸、伸筋丹，以其益气血，强肝肾，舒筋通络之功，为防其复发之用。

42. 足跟痛

益元荣骨汤证案

于某，男，42 岁，山东利津县干部。1979 年 1 月 4 日就诊。

X 线片检查示：右足跟生骨刺。走路则痛，视外踝关节上段肥大如赘肉，根部连及足跟疼痛难忍，不能工作，曾于多地就医，诊治效果均不显著，苦于此病久治无效而失去信心，今经其亲戚介绍来诊。查舌淡无苔，脉两尺沉而濡。

足跟生骨刺，亦增生性骨关节病也。究其因，则谓"肾之合骨也"，"邪在骨，则病骨痛阴痹"。故治当滋肾荣骨，和血祛瘀，佐以通络镇痛。予益元荣骨汤内服，二乌透骨方外敷。

处方：熟地黄 30g，鹿角片 10g，当归 15g，白芍 30g，牛膝 10g，川断 12g，桑寄生 12g，制川乌 9g，杜仲 12g，鹿衔草 15g，菟丝子 15g，枸杞 10g，仙灵脾 10g，元胡 10g，补骨脂 10g，防风 10g，白芷 10g，甘草 9g，水煎服。

外用方：生川乌 12g，生草乌 10g，透骨草 120g，白芷 10g，细辛 6g，五加皮 60g，牡丹皮 10g，冰片 6g。共为细末，用热醋和药敷于患处，凉则温之再敷，每剂可敷 6 次。

此患者共服药 24 剂，外用方十余剂，则痛止肿消恢复工作。

解读：益元荣骨汤乃公所立之方，为肾精亏虚而致骨病之用方。《素问·六节藏象论》云："肾者主蛰，封藏之本，精之处也……其充在骨。"《素问·逆调论》云："肾者，水也，而生于骨，肾不生则髓不能满，故寒甚至骨也。"《灵枢·五色》篇云："肾合骨也。"由此可见，肾气足，肾精密，则骨坚髓满，否则肾元亏虚，则骨痿髓空而骨病也。方中重用熟地黄益肾填精，大补阴血为主药；鹿角生精补髓，养血助阳，"禀纯阳之质，含生发之机"，健骨密髓，而为辅药；佐以四物汤、元胡，以养血通脉，二子、牛膝、杜仲、寄生、毛姜、鹿衔草以养肝肾，强筋健骨；大剂白芍伍甘草，名芍药甘草汤，乃酸甘化阴，柔濡筋脉，为足跟痛症之效验小剂；川乌、防风、仙灵脾、白芷，乃疏风散寒，祛湿镇痛之用。辅以二乌透骨方外敷，以成温经散寒、活血通脉、解痉止痛之功。故诸方诸法合用，则骨刺得消，跟痛症得解。

验诸临床，此法以其养肝肾，益气血，强筋骨，利关节之效，而适用于骨质增生致颈肩腰腿疼痛者。

补肾地黄丸证案

王某，男，67岁。1973年11月13日就诊。

患者1年前双足跟及跖面疼痛，晨起踩地时痛剧，活动后症状减轻。步行或久立复痛，入冬以来加剧。X线片检查示：跟骨骨刺。查：患部无红肿，足跟、跖面部有明显压痛。舌淡红苔薄白，脉沉。

证属肝肾亏虚，筋骨失养，营卫失和，而致足跟痛。治宜益元荣骨，调和营卫，养血通络。师补肾地黄丸易汤合桂枝倍芍药汤意内服，佐以骨刺洗方。

处方：熟地黄18g，山萸肉12g，菟丝子15g，枸杞15g，怀牛膝10g，鹿衔草15g，毛姜15g，鹿角胶10g（烊化），地龙10g，土元12g，仙灵脾10g，当归12g，桂枝12g，制白芍30g，炙甘草10g，生姜、大枣各10g为引。5剂，水煎服。

外洗方：苍术30g，白芷30g，生川乌30g，生草乌30g，透骨草 30g，甘草 30g。共为粗末，装袋，煎水 2000mL，另外用醋 500mL，趁热倒入袋内，用脚踩踏。

11 月 19 日，患者欣然相告，药后足跟及足跖面痛若失。效不更方，予 5 剂续服，渍剂法继用。

11 月 25 日，患者主诉足无疼痛，患部亦无压痛，唯用足跟跳跃时仍有痛感。嘱继用"骨刺渍方"以善其后。

解读：足跟痛，又名跟痛症。本病多发于中年以上人群，多属老年关节退行性病变。《素问·上古天真论》云："丈夫……七八肝气衰，筋不能动……八八……五脏皆衰，筋骨解堕。"由此可见，人过中年，肝肾亏虚，筋骨失养，是造成筋骨退行性病变的主要病机。故益养肝肾，强筋健骨是治疗骨质增生之大法。故予《证治准绳》之补肾地黄丸加味，以成益元荣髓，强筋健骨之功；足跟痛，乃筋脉挛急之谓也，当取酸甘化阴之芍药甘草汤以愈之。故佐以桂枝倍芍药，以增其和营卫，补气血，缓急止痛之用，实乃《伤寒论》桂枝加芍药汤。此方之妙在于加倍芍药，与甘草酸甘相辅而化营阴，养血柔筋，而筋脉挛急得解；且芍药能引桂枝，深入阴分，升举其阳，通达阳经之气，而足跟痛症得除。

肾阳虚衰，脾失健运，化生内湿，故入冬加剧。而药用"骨刺渍方"，以其温经散寒，通络祛湿之功，而增其效。

43. 虚损

加减炙甘草汤证案

李某，女，29 岁。1974 年 5 月 16 日就诊。

患者 1 月前，因低热、倦怠乏力就诊，查：白细胞计数为

$2 \times 10^9/L$，内科以白细胞减少症治疗。因患者拒绝用肾上腺皮质激素治疗，故转中医治疗。症见：面色无华，纳食呆滞，倦怠乏力，头晕目眩，心悸懒言，五心烦热，舌淡红少苔，脉细弱。

证属气阴两虚，治宜益气养阴。师加减炙甘草汤意化裁。

处方：红参 10g，麦冬 15g，五味子 10g，桂枝 6g，生地黄 15g，生白芍 15g，阿胶 10g（烊化），麻仁 10g，当归 6g，黄芪 30g，赤灵芝 10g，补骨脂 10g，核桃仁 10g，炙甘草，生姜 3 片，大枣 10 枚。水煎服。

另予大枣黑豆膏内服：大枣 60g，黑豆 30g，枸杞 15g，骨碎补 15g，山药 20g，人参 30g，当归 15g，何首乌 30g，黄芪 15g，赤灵芝 10g，天冬 10g，生侧柏叶 30g，白芍 12g，茯苓 10g，白术 15g，生地黄 30g，核桃肉 30g，龙眼肉 30g，甘草 10g。先煎大枣、黑豆、核桃肉、龙眼肉 30 分钟，再入诸药，慢火 2 小时后过滤去渣，药汁浓缩后兑蜂蜜 250g 成膏。每日 3 次，饭前服 30mL。

5 月 25 日，用药 1 周，诸症悉减。汤剂加鹿角胶 6g（烊化），龟板胶 6g（烊化），女贞子 15g，旱莲草 15g，仍做膏方续服。

6 月 22 日，治疗 1 月余，诸症悉除。查：白细胞计数 $6 \times 10^9/L$。予以膏方续服，以固疗效。

解读：白细胞减少症，属中医"虚损""虚劳"范畴。本案患者以心悸懒言，头晕乏力，四肢酸软，纳食呆滞，低热见症。《素问·通评虚实论》云："所谓气虚者，言无常也。"张志聪注云："言无常者，宗气虚，而语言无接续也。"《素问·脉要精微论》云："言而微，终日乃复言者，此夺气也。""言无常""言而微"均为心慌气短、气虚的表现。

"虚劳"首见于《金匮要略·血痹虚劳病脉证并治》。篇中"脉大为劳，极虚亦为劳"，提示了虚劳病为气虚的脉象。"脉大"是大而无力，是精气内损的脉象；"极虚"为轻按则软，重按则无力，亦是精气内损的脉象。篇中"面色薄者，主渴及亡血，卒喘悸"之候，表述了阴血不足，面色无华，血虚不能养心则心悸；阴血不足，则津亏口干渴；精血不足则肾不纳气而短气作喘。气属阳，血属阴，故此案属气阴两虚之证，治宜调补气血，益气养阴之法，予《伤寒论》之炙甘草汤，益气滋阴，补血益心。本方又名复脉汤，以桂枝汤去白芍加人参先扶其阳；以阿胶、麦门冬、麻仁、生地黄后滋其阴。《血证论》谓"合观此方，生血之源，导血之流，真补血第一方，未可轻议加减也。"公于此案，方加当归、黄芪者，乃《内外伤辨惑论》之当归补血汤，寓补气生血之力，俾劳倦内伤，气弱血虚，阳气外越，低热心烦之症以除；入补骨脂、核桃仁，乃宗李时珍之用药之要也。李时珍曰："破故纸属火，收敛神明，能使心胞之火与命门之火相通，故元阳坚固，骨髓充实"，"胡桃属木，润燥养血，血属阴恶燥，故油以润之，佐破故纸，有木火相生之妙"。于是木火相生，肝肾得养，精血得滋，治其本以冀虚劳得愈。因其"低热""心悸""五心烦热"，故公仍用白芍，又寓《温病条辨》之加减复脉汤之伍，以成敛阴润燥之效。

大枣黑豆膏，乃公变通《金匮要略》治"虚劳诸不足"之薯蓣丸意，为膏滋方。验诸临床，尚对贫血、血小板减少症，粒细胞缺乏症有良好的疗效。

八珍汤证案

谭某，女，24 岁，莱阳县工人。1974 年 10 月 16 日初诊。

患者 1973 年春开始出现头晕、腰痛、肩胛部疼痛，后双髂骨、双膝关节、后小关节疼痛，月经后期，每因生气上火而发口疮。舌质赤，舌裂，脉沉，双尺部弱。查：抗"O"，红细胞沉降率均正常。在某医院经中药、西药治疗未效而求治。

证属肝肾不足，阴虚火旺，灼伤真阴，筋骨失荣。治宜滋阴清热，调和营卫，强筋健骨，养血通脉。师八珍汤意化裁。

处方：当归10g，生地黄30g，赤芍12g，川芎10g，党参15g，白术15g，茯苓10g，知母12g，桃仁12g，红花10g，桑寄生12g，牛膝12g，姜黄10g，枸杞12g，麦冬12g，秦艽10g，白薇10g，鸡血藤30g，炙甘草10g，生姜3片，大枣4枚为引。水煎服。

10月30日，服药10剂，肢节疼痛减轻，舌质赤，舌裂不减。故佐以滋阴之药。

处方：当归15g，熟地黄30g，川芎10g，桑椹子30g，麦冬12g，玉竹30g，党参15g，牡丹皮10g，枸杞12g，姜黄10g，牛膝12g，桑寄生24g，秦艽12g，海桐皮15g，知母12g，石膏15g，川断10g，杜仲12g，桑枝30g，甘草9g，生姜3片，大枣4枚。水煎服。

11月22日，患者欣然相告：续服中药4剂，诸症若失，停药1周，周身关节无不适。嘱服十全大补丸以固疗效。

解读：此案患者因外贸皮货加工任务重，日夜劳累，且心情不舒使然。自1973年春患口疮，继而眩晕、腰痛，提示为肝肾亏虚，阴虚火旺之证。继而全身关节疼痛，此乃劳损，致气血暗耗，筋骨失濡而筋骨痹阻。故首诊予以养肝肾和气血之法，方用《正体类要》之八珍汤。"舌边生疮""舌质赤舌裂"，示肝肾亏虚，精血暗耗，而致命门之火炽盛，故佐以知母、枸杞、麦冬、秦艽、白薇等滋阴清热之味；"通则不痛"，故药加桃仁、红花、鸡血藤，与四物汤共成活血通脉之功。二诊时"肢节疼痛较前减轻"，因肾火炽盛，热灼肾阴，肾府失荣，腰痛不减。故三诊时，入知母、石膏、海桐皮、桑枝等滋阴清热之品；加杜仲、川断养肝肾而强腰健脊。故药用 10 剂，而"诸证若失，停药 1 周，周身关节无不适。"

本案患者全身关节疼痛，属"痹证"范畴，盖因劳损之由，而及全身关节疼痛，故公按虚损论治。"虚损"一证，首见于《肘后备急方》，系指脏腑、阴阳、气血虚损致病之总称。本案舌象乃阴虚火旺津亏之象，尽管脉象为脾肾阳虚之候。不予温阳之法，而予养阴血、益肝肾之法，此乃由阴引阳之治也，即景岳"善补阳者，必于阴中求阳，则阳得阴助而生化无穷"之谓。

平补混元汤证案

孙某，男，48 岁。1971 年 3 月 11 日就诊。

患者近一年来，因负责筹建国有工厂，筹建厂房，购设备，疲惫不堪。其后遂感胃脘不舒，纳食呆滞，继而神疲嗜卧，少气懒言，心悸怔忡，健忘，失眠，多梦，阳痿，早泄，眩晕，自汗，腰背酸软，筋骨不能自持，面色无华，脱发，形体消瘦，大便溏薄。舌淡红少苔，六脉弱，尺脉迟而细。

证属肝肾心脾诸虚百损之候。故予《儒医指掌》之平补混元汤调之。

处方：熟地黄 12g，当归 10g，白芍 10g，川芎 6g，炙黄芪 10g，白术 15g，茯苓 10g，枸杞 10g，山药 10g，陈皮 6g，肉桂 3g，炙甘草 6g，生姜 3 片，大枣 4 枚为引。水煎服。

3 月 26 日，经服中药 15 剂，诸症悉减，然仍有形寒肢冷，心悸怔忡，自汗出之候。故予原方倍炙黄芪 20g，加制附子 10g，五味子 10g，浮小麦 30g，丹参 30g，远志 10g，炒枣仁 30g，水煎续服。

4 月 22 日，续治 3 周，患者欣然相告：体健神怡，病臻痊愈。嘱服十全大补丸、金匮肾气丸以固疗效。

解读：虚损又称虚劳，多因脏腑亏损，气血阴阳俱不足，故见诸虚百损之候。《素问·通评虚实论》云："邪气盛则实，精气夺则虚。"复云："气虚者，肺虚也……脉虚气虚尺虚，是谓重虚……所谓气虚者，言无常也。尺虚者，行步恇然。脉虚者，不象阴也。"此论言简意赅地表述了虚劳之病因脉证。而《难经·十四难》有"五损"之述："一损损于皮毛，皮聚而毛落；二损损于血脉，血脉虚少，不能荣于五脏六腑也；三损损于肌肉，肌肉消瘦，饮食不为肌肤；四损损于筋，筋缓不能自收持也；五损损于骨，骨痿不能起于床。"盖因肺主皮毛，心主血脉，脾纳五味而主肌肉，肝主筋，肾主骨。故"五损"实乃肺、心、脾、肝、肾五脏之虚损也。而《金匮要略·血痹虚劳脉证并治》篇中有"虚劳"病脉证治之专论。如有"失精家"之"目眩，发落，脉极虚芤迟……男子失精，女子梦交"之"桂枝龙骨牡蛎汤"之治；有"虚劳里急，悸，衄，腹中痛，梦失精，四肢酸疼"之"小建中汤"之治；有"虚劳里急，诸不足"之"黄芪建中汤"之治；有"虚劳腰痛，少腹拘急，小便不利者"之"八味肾气丸"之治；有"虚劳诸不足，风气百疾"之"薯蓣丸"之治。《儒医指掌·虚损》篇有"凡见诸虚百损，不问先天后天，在肾在脾，将此方（平补混元汤）坚心服之，加以保养，无不愈者"之记。并复云："平补混元汤，总主一切虚病，肾虚、脾虚、气虚、血虚、阴虚、阳虚、里虚、表虚，加减用之皆效。"篇中尚有详尽的加减用法。公谓"儒医孙侗先生之平补混元汤，实乃赅《金匮要略》虚劳篇诸证候之病机，精练诸方药之功效而立其方。药用黄芪、白术、山药、茯苓、甘草大补元气、益脾肺，以疗脾肺之虚损；当归、白芍、川芎养血补血、益心肝之精血，以疗心肝之虚损；熟地黄、肉桂，补肾通阳、益肾填精，以疗肾元之虚损；陈皮以其味辛性温，其气芳香入脾肺，功于健脾和胃，理气燥湿；姜、枣和营卫，益气血。故诸药合用，则'诸虚百损'之证可解。"故经治月余，药用 36 剂，而收效于预期。

44. 中风

镇肝熄风汤证案

倪某，女，62 岁。1951 年 12 月 6 日就诊。

患者既往有高血压病及便秘史。早饭后，因与人"口角"，情绪激动，回家后遂诉说头部剧痛，眩晕甚，继见恶心呕吐，右侧肢体痿软失用，神志尚清，舌謇，急来院就诊。查：血压 160/100mmHg，右侧上、下肢活动不利，心烦，口謇，语言理解力尚存，面赤唇红，舌绛苔少，脉弦细而数。

证属肝肾之阴亏虚，肝阳上亢，脉络瘀阻而致中风。治宜滋阴潜阳，镇肝熄风之法。师镇肝熄风汤意化裁。

处方：怀牛膝 30g，生赭石 30g（先煎），生龙骨 15g（先煎），生牡蛎 15g（先煎），生龟板 15g（先煎），生白芍 15g，元参 15g，天冬 15g，川楝子 6g，青蒿 6g，阿胶 10g（烊化），生地黄 10g，甘草 6g。水煎服。

12 月 9 日，服药 3 剂，血压正常，可言语，然吐字不清晰，头痛、眩晕等症若失，由家人扶持，可下地行走，脉仍弦。原方加天麻 10g，女贞子 15g，旱莲草 15g，水煎服。

12 月 12 日，续服 3 剂，诸症豁然。予以《杂病证治新义》之加减羚羊角散以续治。

处方：羚羊角 6g，天麻 10g，钩藤 10g，龙胆草 6g，桑寄生 10g，川牛膝 6g，鸡血藤 10g，僵蚕 6g，全蝎 5 个，蜈蚣 1

条。共为细末，每次 10g，白水冲服，日 3 次。

解读：此案为高血压病患者，因情绪激动，血压突然增高而发脑卒中。此即《素问·生气通天论》所云："阳气者，大怒则形气绝，而血菀于上，使人薄厥。"此乃气血逆乱之病。对此，张景岳注云："相迫曰薄，气逆为厥，气血俱乱，故为薄厥。"《素问·调经论》云："血之与气，并走于上，则为大厥，厥则暴死。"由此可见，脑卒中之病机为"阳亢化风，气血逆乱"所致，则与中医"薄厥""大厥"之病相牟，且病势危急，极易"厥则暴死"。其治，公师《医学衷中参西录》之镇肝熄风汤治之。鉴于病机为"血之与气，并走于上"，故方中重用牛膝引血下行，折其亢盛之肝阳；重剂赭石降逆平冲，以镇上行之脐气，共为主药。辅以龙、牡、龟板、白芍潜阳镇逆，柔肝熄风。佐以元参、天冬，壮水滋肝，清金抑木；青蒿清肝热而舒肝郁；麦芽疏肝和中；川楝子疏泄肝气；使以甘草调和药性。诸药合用，共成滋阴潜阳，镇肝熄风之功。方加阿胶、生地黄，又寓《温病条辨》三甲复脉汤之伍，增其潜阳熄风之效，尚兼滋阴通便之用，而解便秘。

二诊时，加女贞子、旱莲草、天麻，乃增其滋养肝肾，平肝熄风之效。病近愈，以加减羚羊角散续治，其用经济简便利于民。

人参汤证案

孙某，男，51 岁。1950 年端午节前 1 日就诊。

患者于晨起突然昏倒，不省人事，口角㖞斜，流涎不止，肢体软瘫，目合口张，鼻鼾息微，大小便自遗，急来院就诊。查：血压 130/80mmHg，舌暗红，苔薄白，脉沉细。

此乃阳浮于上，阴竭于下，阴阳气不相顺接而成脱证，且有离决之势。治宜益气回阳，救逆固脱之法，急予《金匮要略》人参汤合《伤寒论》四逆汤化裁。

处方：制附子 12g，红参 10g，干姜 10g，炒白术 12g，生黄芪 90g，赤芍 10g，当归 10g，地龙 10g，川芎 6g，桂枝 6g，桃仁 6g，红花 6g，竹沥 12g，石菖蒲 10g，炙甘草 10。水煎服。

3 日后家人告知：服药 3 剂，神志清，但左侧肢体仍麻木，不能站立，舌强语謇，带有痰声，口眼㖞斜，脉仍沉细，师王清任法，予以补阳还五汤化裁，调方如下：

黄芪 120g，赤芍 10g，当归 10g，地龙 10g，川芎 10g，桂枝 10g，桃仁 10g，红花 10g，石菖蒲 10g，天竺黄 10g，人参 10g，制附子 10g，炒白术 10g，炙甘草 10g。水煎冲服牵正散（白附子、僵蚕、全蝎各等分），每次 6g。

继服三十余剂，言语清，面瘫愈，已能下地行走，然左侧肢体仍行走困难。予上方去附子，加鹿角胶 10g（烊化），龟板胶 10g（烊化），巴戟天 10g，肉苁蓉 10g，水煎服。

续服二十余剂，家人欣然相告，病臻痊愈。

解读：此案系公任栖东县立医院院长时之验案，乡里曾传为神奇，公亦留案以作传道解惑之用。其病机，公引《金匮要略》语解云："邪在于络，肌肤不仁；邪在于经，即重不胜；邪入于腑，即不识人；邪入于脏，舌即难言，口吐涎。"此案患者年过半百，积损成虚，时值平旦，阴阳失序，而成脱证。诚如明·王肯堂《证治准绳》所云："卒仆偏枯之症虽有多因，未有不因真气不周而病者"。故予以人参汤（人参、甘草、干姜、白术）、四逆汤（附子、干姜、甘草）回阳救逆，此即《心典》"养阳之虚，即以逐阴"之解。二方之主药分别为人参、附子，名参附汤，乃闭证、脱证必用之效方；佐以补阳还五汤，乃师王清任补气活血祛瘀通络心法；牵正散祛风化痰通络，外风或内风之面瘫者皆可用之。故理、法、方、药朗然，而收奇效。

至于"传为神奇"说，公笑云："非医者之神奇也，亦非医药之神奇也，乃法之神妙也。昔吴尚先曾云：'医理药性无二，而法则神奇变幻，上可发泄造化五行之奥蕴，下亦扶危救急，层见叠出而不穷。'"

补阳还五汤证案

栾某，男，65 岁。1951 年 8 月 21 日就诊。

今晨起左侧上下肢活动不利，右侧口眼歪斜，舌强语謇，口角流涎，神志尚清。几日前即时有头痛，头晕，大便干燥，小便频数之症，未在意，亦未行治疗。查：舌质暗苔薄白，舌下赤络粗长暗紫，脉涩而无力。体温、血压正常。

证属气虚血滞，脉络瘀阻之证。治宜补气活血，祛瘀通络。师补阳还五汤意治之。

处方：生黄芪 120g，当归尾 10g，赤芍 10g，地龙 10g，川芎 10g，熟地黄 12g，桃仁 10g，红花 10g，土元 15g，石菖蒲 12g，乌梢蛇 10g，僵蚕 10g，蜈蚣 10 条，郁李仁 12g，肉苁蓉 15g。3 剂，水煎服。

同时辅以手足阳明盛络刺，人中、委中点刺。

3 日后复诊，家人代述，治后口眼歪斜，语言謇涩缓解，无口角流涎之症。自今日起肢体作痛，此乃气血亏虚，筋脉失濡所致，予原方合入加味黄芪五物汤服之。

处方：生黄芪 120g，当归尾 12g，赤芍 12g，白芍 20g，桂枝 10g，怀牛膝 12g，川芎 10g，桃仁 10g，红花 10g，地龙 10g，土元 15g，石菖蒲 12g，乌梢蛇 10g，僵蚕 10g，蜈蚣 10 条，生姜 3 片，大枣 4 枚为引。水煎服。

服上方 10 剂，已能下地行走，微跛，余症豁然。守方续服 10 剂，诸症悉除，病臻痊愈。

解读：王清任之"补阳还五汤"，近代多视为中风后遗症半身不遂之用方。公谓本案患者在安静睡眠中发病，且意识清楚，当为西医脑血栓形成之疾，属中风急性期风中经络之候，乃气虚血滞之证。不可予大秦艽汤疏风涤痰燥烈之品，以免辛温燥烈之性而损气伤血劫阴；亦不可予《古今录验》治中风痱之续命汤方。当予王清任《医林改错》之补阳还五汤，以补气活血通络。方中重用黄芪，大补元气以起痿，益中气而固下元，则小便频数可愈；伍当归乃李东垣当归补血汤之用，大补脾肺元气以生气血之意；《成方便读》云："夫人之所赖以生者，血与气耳，而医家之所以补偏救弊者，亦惟血与气耳。故一切补气诸方，皆从四君化出；一切补血诸方，又当从此四物而化也。补气者，当求之脾肺；补血者，当求之肝肾。地黄入肾，壮水补阴，白芍入肝，敛阴益血，二味为补血之正药。然血虚多滞，经脉隧道，不能滑利通畅，又恐地、芍纯阴之性，无温养流动之机，故必加以当归、川芎，辛香温润，能养血而行血中之气者以流动之。"公谓风中经络，半身不遂，不用大秦艽汤辛温燥烈之剂，以四物汤"以流动之"之意也；用一味大剂量黄芪，大补脾肺之元气，其功盖寓四君子汤之谓也。桃仁、红花增其活血通脉之力；地龙血肉有情之品，通络搜风而不劫阴，此乃王清任起痿之用心也。方加石菖蒲开窍益智；乌梢蛇、僵蚕、蜈蚣佐地龙以通经活络；郁李仁、肉苁蓉润肠而通腑。

服药 3 剂，病有起色，遂因气血亏虚，营卫失和而肢体酸楚疼痛，故公在其《临床讲稿·中风》篇中谓："若中风瘫痪，血压正常者，以加味黄芪五物汤（黄芪、桂枝、白芍、归尾、牛膝、桃仁、生姜、大枣）治之。"公谓此方乃和营之滞，助卫行之良剂。

《灵枢·根结》篇云："不知根结，五脏六腑，折关败枢，开阖而走，阴阳大失，不可复取。九针之玄，要在终始，故能知终始，一言而毕，不知终始，针道咸绝。"又云："太阳为开，阳明为阖，少阳为枢……阖折则气无所止息而痿疾起矣，故痿疾者，取之阳明。"盖因宗气为阳明所生，上行于喉司呼吸，继而行气血于四肢而起痿。故公宗《灵枢·根结》"阳明根于厉兑，结于颡大"，而有"足阳明根结刺"，取厉兑、头维；宗"足阳明根于厉兑，溜于冲阳，注于下陵，入于人迎、丰隆"，而有"足阳明盛络刺"，取厉兑、冲阳、解溪、人迎、丰隆；宗"手阳明根于商阳，溜于合谷，注于阳溪，入于扶突、偏历"，而有"手阳明盛络刺"，取商阳、合谷、阳溪、扶突、偏历。此即"治痿者独取阳明"之谓也。针刺足太阳经之合穴委中，督脉之人中，名"通阳二中方"，以益督通阳达卫而起痿。

尚有张锡纯《医学衷中参西录》之加味黄芪五物汤，方由生芪30g，白术、当归、生杭芍各15g，桂枝尖、秦艽、广陈皮各10g，生姜5片组成，乃为治历节风证而设方。并谓热者，加知母；凉者，加附子；脉滑有痰者，加半夏。

圣愈汤证案

林某，女，59岁。1951年7月28日就诊。

往有风湿性心脏病史二十余年，伴心房纤颤。于今晨起即感右侧上下肢瘫痪，伴胸闷，心动悸，关节酸痛，面色萎黄，自汗出，神志尚清，无口眼歪斜，血压亦正常。查：舌淡红，苔薄白，脉沉细无力。

证属心脾两虚，营卫失和，脑络瘀阻之证。治宜补气血，和营卫，通脑络之剂。予以圣愈汤合加味黄芪五物汤治之。

处方：红参10g，黄芪90g，当归12g，川芎12g，熟地黄15g，赤芍15g，制白芍15g，桂枝12g，桃仁10g，丹参30g，地龙 12g，土元 30g，水蛭 10g，鼠妇 10g，陈皮 10g，怀牛膝 15g，炙甘草 10g，生姜 3 片，大枣 4 枚为引。水煎服。

灸内关、食窦、中脘、关元、足三里、冲阳、太溪、昆仑，手足阳明盛络刺。

7 月 31 日，经治 3 日，肢体瘫痪之症悉减，然仍心动悸、胸闷。合入生脉饮意，原方加麦门冬 30g，五味子 10g，黄精 30g，继服。

8 月 6 日，续治 6 日，胸闷、心动悸已缓，上肢活动可，已能下地行走。守方续服。

解读：本案患者有风心病及心房纤颤史，发病当为血栓脱落堵塞脑血管而致脑梗死。故公有圣愈汤合加味黄芪五物汤之治。圣愈汤为李东垣为气血亏虚证而设之方，方以四物汤以养血活血通脉；人参大补脾肺之元气，脾为生化之源，肺主一身之气，脾肺气足，则一身之气皆旺，乃虚劳内伤之第一要药，单味用之，为《医方类聚》之独参汤，乃扶阳救阴之用方；黄芪味甘性温，质轻皮黄肉白，故清·黄宫绣谓其"能入肺补气，入表实卫，为补气诸药之最，是以有耆之称"，需补血者，可重用本品与当归同用，名当归补血汤。故圣愈汤寓四物汤、当归补血汤、独参汤诸方之效，故有益气养血起痿之功。方加桂枝倍芍药，乃仲景桂枝加芍药汤，具和营卫、益气血之用，可解肢体痿废挛痛之症；方合黄芪、牛膝、桃仁，为加味黄芪五物汤之伍，又增养肝肾之用；方加土元、水蛭、鼠妇，以佐地龙活血通脉之功；《本草求真》谓陈皮"主脾肺，调中快膈"，"同补剂则补"，故配参、芪则助其益气之功，并使之补而不滞。故诸药合用，共成补气血、和营卫、通脑络之效，药用 3 剂即见初效。二诊时因其心动悸、胸闷之症未解，故方入麦门冬、五味子，人参乃生脉饮之伍，为益气养阴濡心脉之治；《博爱心鉴》之保元汤，药由参、芪、肉桂、甘草组成，生脉饮与黄芪、桂枝、甘草为伍，乃成生脉保元汤之伍，为陈旧性心脏病阴阳俱虚证之用方。此案用黄精一味，公谓其味甘、性平、益脾，可使五脏丰盈，精充神固，甘润之味能养血，故为补益脾胃之圣品。土为万物之母，母得其养，则水火既济，金木调平，诸邪自去，而五脏安和。公名之曰"加味保元汤"，用之而心悸、胸闷诸候悉除。

其灸法，乃取宋·窦材灸法，此其补虚损之大法；手足阳明盛络刺，乃《内经》益气血、活络通脉之用方，公谓此乃通痹起痿必用之法。尤为中风后遗症之效方。

45. 瘿瘤

柴胡生脉汤证案

阮某，女，27岁，工人。1981年3月3日就诊。

患者素有甲状腺功能亢进症史，颈前粗大重坠，心悸，心尖区第一心音亢进，伴易怒多疑，思虑多，失眠，神志萎靡不振，生气时两上肢战栗，心慌不安，目视无神，愁苦容，言语低沉，不时嗳气，胸闷气短，纳呆。育有一女已周岁，产期顺利。查舌淡无苔，质地胖嫩，六脉沉弱而短。

证属肝郁脾虚，心气不足。当以疏肝解郁，益气养阴，化痰散结为治，佐以养心安神之法。予柴胡生脉汤调之。

处方：柴胡 10g，桂枝 9g，龙骨、牡蛎各 30g，广木香 10g，青皮 10g，炒枣仁 30g，远志 10g，郁金 10g，茯苓 12g，枳壳 10g，麦冬 10g，五味子 10g，川朴 10g，人参 20g，白术 10g，杭白菊 12g，甘草 10g，生姜 3 片为引。5 剂，水煎服。

3月9日，服药后病情有所好转，但遇事仍有多疑之象，脉沉濡无力，舌淡无苔。

处方：柴胡 12g，人参 20g，麦冬 12g，桂枝 9g，龙牡各 30g，龟板 10g，炒枣仁 30g，五味子 10g，郁金 10g，夜交藤 20g，白术 12g，茯苓 12g，桑椹子 30g，广木香 10g，钩藤 15g，瓜蒌 10g，白芍 12g，橘红 12g，远志 10g，甘草 15g。水煎服。

6 月 15 日，经治 3 个月，诸症豁然，颈前重坠感亦除。原方续服以固疗效。于甲状腺肿大处敷化核膏（处方详见乳癖案）。

解读：《诸病源候论·瘿候》有"瘿者，由忧恚气结所生"之记，瘿病之名即首见于此。明代《医学入门》认为"忧虑伤心，心阴受损"，"肝火旺盛，灼伤胃阴"，可出现心悸，烦躁等症。故本病多由情志不畅，肝气郁结，聚湿凝痰；或因肝郁化火，气阴不足，肝阳上亢而致。其治宜益气养阴，疏肝理气，化痰散结之法。本案即属此之证治。

首诊时公以疏肝理气，化痰散结法为主，予以《伤寒论》之柴胡加龙骨牡蛎汤化裁，辅以《内外伤辨惑论》益气养阴之生脉饮，《证治准绳》益气补血之养心汤加减。故本案虽属顽疾，然 5 剂而见效。因其肝气得舒，故二诊时，公重在益气养阴，益心安神为主，疏肝解郁为辅，方加龟板，而有《千金方》孔圣枕中丹滋阴降火，镇心安神之用。于是，守方治疗 3 个月，而收效于预期。

养心安神法，乃中医治疗阴虚心神不安，或心血亏虚心悸不寐证之法。本案即属于后者，故佐以《证治准绳》养心汤化裁，以成益气补血，养心安神之功。方由《金匮要略》之酸枣仁汤化裁而成，药有人参、当归、茯神、柏子仁、炙黄芪、炒枣仁、远志、川芎、肉桂、五味子、半夏曲、炙甘草组成。尝有《妇人良方》之养心汤，乃为心血虚，惊悸怔忡，盗汗不寐而设方。以黄芩、茯神、茯苓、半夏曲、当归、酸枣仁、柏子仁、肉桂、五味子、人参、炙甘草、生姜、大枣组成。另有《傅青主女科》之养心汤，原为产后心血不足，心神不宁证而设方。方由黄芪、柏子仁、茯神、川芎、远志、当归、麦门冬、人参、五味子、甘草、生姜组成。《证治准绳》方功于益气养血，故适用于心血亏虚之证者；《妇人良方》方功于清热除烦，宁心安神，故适用于心肾不交，相火妄动之证者；而《傅青主女科》方，药物组成类似《证治准绳》方，内寓四君子汤、四物汤、当归补血汤、生脉饮、人参养荣汤、生脉保元汤诸方之效。故公谓此方乃气血不足、气阴两虚心病之良方。

柴胡加龙牡汤证案

张某，女，23岁，栖霞县工人。1975年2月23日就诊。

月经先期色暗量可，经行乳房及小腹胀痛，带下色黄量多。患者自1971年夏季始，出现不明原因低热，体温持续在37℃~38℃，历时3年。尝按风湿热治疗，服用中西药物甚多，未愈。现眩晕头痛，以目眶及前额痛著，目睛胀突，心悸少寐，自汗怕热，畏声畏光，肢体麻木，周身痛，双手震颤，烦躁易怒。胸膺痞闷，咽哽口干，消谷善饥，痰色黄浊，大便或秘。曾于1973年12月11日于青岛白求恩医院检查：甲状腺摄[131]碘最高吸收率61.6%，确诊为甲状腺功能亢进症。视之颈部甲状腺弥漫性肿大，甲状腺听诊血管杂音（++）。面色白皙，目睛胀突，口唇淡红，舌红苔白，声音气息无异，脉弦数。血压100/70mmHg。

证属肝气郁滞，痰热结聚，发为瘿瘤。治宜解郁化痰，消瘿散结。师柴胡加龙骨牡蛎汤意。

处方：柴胡9g，黄芩9g，半夏9g，龙骨、牡蛎各30g

（先煎），茯苓 12g，桂枝 6g，大黄 15g，黄药子 15g，连翘 15g，朱砂 1.5g（冲服），大枣 9g，生姜 9g。水煎服。

嘱息念虑，戒恼怒，薄海味。

2 月 28 日，迭进 4 剂，喉中爽，胸闷轻，痰吐利，悸烦轻，二便调，守原方继服。

3 月 3 日，复进 4 剂，悸烦若失，震颤递减，眼胀突轻，肉瘿缩小，饮食如常。脉象弦，舌红苔白。守原方去朱砂，加党参 15g，续服。

3 月 11 日，更进 8 剂，肉瘿及目睛胀突若失，畏声畏光递减，他症渐除，饮食、二便复常。甲状腺听诊血管杂音（±）。脉象濡缓，左关略弦，舌红苔白。医嘱：停药 1 周，查基础代谢。

3 月 19 日，基础代谢报告：身高 164cm，体重 62.5kg，基础代谢率>6%。出院，嘱续服上方善后。

解读：现代医学之"甲状腺功能亢进症"，属中医学"瘿证"范畴。按文献记载瘿证有气瘿、血瘿、肉瘿、金瘿、石瘿五种。"甲亢"多属气瘿，若伴甲状腺肿大者称肉瘿，而坚硬不可移者，属石瘿。隋·巢元方《诸病源候论·瘿候》记云："瘿者由忧恚气结所生，亦曰饮沙水，沙随气入于脉，搏颈下而成之。"清·沈金鳌《杂病源流犀烛》云："瘿瘤者，气血凝滞，年数深远，渐长渐大之症。何谓瘿，其皮宽，有似樱桃，故名瘿。亦名瘿气，又名影袋。"《医宗金鉴》亦载："外因六郁，营卫气血凝郁，内因七情忧恚怒气，湿痰凝滞，山岚水气而成"。皆言本病成因为忧恚和水土。验诸临证，公谓此病多因痰气郁滞，热结瘀滞使然。治宜解郁化痰，消瘿散结。柴胡加龙骨牡蛎汤治瘿证，取其达郁化痰，软坚散结之功。方以柴胡疏肝达郁；黄芩清热化痰；半夏祛痰散结；生姜祛痰解郁；大枣扶正达邪；茯苓宁心安神，协半夏和胃化痰；

龙、牡、铅丹（今多以朱砂代之）之属，重镇安神，宁心安神，软坚散结；大黄逐瘀导滞；加黄药子、连翘，以增清热化痰、消瘿散结之效。于是，瘿消结散、神志安和，诸证自愈。

46. 虫瘤

加味二陈汤证案

例1：孙某，男，52岁，栖霞县委干部。1963年3月12日就诊。

患者发现全身黄豆粒大之圆形囊瘤月余，质硬不坚，推之可移，不痛不痒，以前胸、后背及两上臂内侧较多，周身板滞不灵。性情急躁，眩晕头痛，旋即晕仆，昏不识人，面色苍白，牙关紧闭，手足抽搐，口吐白沫，移时苏醒，一如常人，二三日一发。形体尚丰，精神萎靡，言语如常。舌质淡红苔白腻，脉象沉缓。皮下结节活体切片检查，确诊为囊虫病。内科诊断为脑囊虫发作癫痫。

证属痰壅虫扰，蒙蔽清窍。治宜豁痰开窍，杀虫定痫。方予加味二陈汤调之，佐以磁朱丸服之。

处方：半夏9g，陈皮9g，茯苓12g，白芥子12g，榧子仁9g（研冲），雷丸9g（研冲），琥珀6g（研冲），胆南星9g，全蝎6g，僵蚕9g，薏苡仁18g。水煎服。

磁朱丸6g，日2次，药汁冲服。

4月6日，迭进20剂，虫瘤消失1/3。肢体关节伸展自如，眩晕减轻，痫证半月一发，饮食、夜寐如常，舌质淡红苔白，脉象濡缓。宗原方加竹沥15g（冲服）。

5月10日，续服30剂，虫瘤消失殆尽，饮食、二便如常，痫证偶发，发则眩晕昏沉约两分钟即过，已无晕仆、抽搐现象，面色渐转红晕，神志自若，舌质淡红苔白，脉象缓，拟用健脾化痰、杀虫定痫之剂。

处方：党参 15g，云苓 12g，白术 9g，炙甘草 9g，半夏 9g，陈皮 9g，胆南星 9g，远志 9g，琥珀 3g（研冲），雷丸 9g（研冲），榧子仁 9g（研冲），僵蚕 9g。水煎服。

磁朱丸 3g，日 3 次服。

10 月 5 日，复进 30 剂，诸症消失，病臻痊愈，痫证 3 月未发，身体康复，一如常人，恢复工作月余。

例 2：林某，女，36 岁，福山县第一高中教师。1975 年 6 月 7 日就诊。

痫证频作，已 2 年之久，重则日发。发作前眩晕头痛，痰多胸闷，面部及肢体瘛疭。发则猝然晕仆，昏不识人，牙关紧闭，手足搐搦，移时苏醒。夜梦纷纭，周身重着，左上臂有黄豆粒状囊瘤 5 枚。尝于 144 医院做活体切片检查，并由 145 医院脑电图检查，以及烟台地区人民医院确诊为脑囊虫发作癫痫。精神疲惫，面色苍白，经行后期，量可，色暗有块，经行腰腹胀痛，白带黏稠量多。舌质淡红苔白腻，脉象滑左关弦。

证属痰壅虫扰，蒙蔽清窍。治宜豁痰开窍，杀虫定痫。予加味二陈汤佐服磁朱丸调之。

处方：半夏 9g，陈皮 9g，云苓 12g，白芥子 12g，薏苡仁 18g，胆南星 9g，郁金 9g，远志 9g，琥珀 3g（研冲），雷丸 9g（研冲），榧子仁 9g（研冲），全蝎 6g。水煎服。

磁朱丸，6g，日 2 次服。

6 月 23 日，迭进 7 剂，眩晕轻，痰浊减，搐搦失。痫证三五日一发，面有气色，夜寐宁，舌质淡红苔白略腻，脉象滑，左关略弦。仍宗原方续服。

7 月 31 日，迭进 30 剂，痫证未发，眩晕若失，虫瘤消退，并能带领学生助农劳动，神志自若，面色红润，饮食、二便如常。舌红苔白，脉象濡缓。药方宏效，无须更方。

10月6日，复进18剂，痫证愈，眩晕失，夜寐如常，工作、劳动无碍，偶觉左侧肢体麻木，项部惕惕而动，然倏尔即止，舌质淡红苔薄白，脉象缓。拟用健脾化痰，杀虫熄风之剂。

处方1：党参15g，云苓12g，白术9g，炙甘草9g，姜半夏9g，陈皮9g，僵蚕9g，钩藤12g，白芍12g，郁金9g，胆南星9g，全蝎6g，水煎服。

处方2：黑牛角1只（切片瓦焙），琥珀60g，朱砂30g，雷丸30g，榧子仁90g。共研细末，每次6g，日3次服。

12月上旬，来函告知，续服25剂，并辅药1料，诸症消失，病臻痊愈，颅平片示虫体钙化。1979年12月告知无复发，现已调任烟台某中学工作。

例3：崔某，男，43岁，胜利油田地质队干部。1977年3月26日就诊。

患者既往身体健壮，无他病史。1976年8月中旬，客抵天津旅馆，猝觉左眼球不适，巩膜内似有异物遮蔽，视物不清，当时未尝在意，同年9月15日回单位交代工作时，复觉眩晕，眼前若云雾缭绕，继之两目天吊，牙关紧闭，嗥叫一声，旋即晕仆，口吐白沫，手足搐搦，昏不识人。急送医院检查，未能确诊，醒后总觉左目内有异物遮睛，影响视力，仍未停止工作，后又出差天津。10月27日复发痫证两次，因引起重视，返乡后，赴济省立二院神经科和眼科会诊检查，左眼球内有包块状物，并见到囊虫蠕动。11月26日住省二院重作全面检查后，于12月7日行左眼球切开术，在视网膜内取出死囊虫1条。12月18日左目复感胀闷不适，眼球肿胀突起。30日复行手术，取出活囊虫一条。由于囊虫侵扰，复经2次手术，诱致左眼失明。1977 年 1 月 25 日继发痫证 3 次，经省二院神经科与眼科会诊证明，脑中仍有囊虫存在，并诊断其将分布全身皮下组织及其他器官。血液乳酸凝集反应均为阳性，在其住院期间常服槟榔南瓜煎，未排出虫体。经人介绍来莱阳中心医院诊治。

入院检查：体质尚健，言语清晰，精神萎靡。左眼球因两次手术存有瘢痕，视力消失，微有光感。自觉眩晕脑胀，不能阅览书报，胸痞痰多，纳呆恶心，二便如常，舌质淡红苔白腻，脉象滑，左关弦。

证属痰壅虫扰，波及睛明。治宜化痰散结，杀虫定痫。

处方：半夏 9g、陈皮 9g、云苓 12g、甘草 9g、白芥子 12g、远志 9g、胆星 9g、榧子仁 9g（研冲）、雷丸 9g（研冲）、郁金 9g、朱砂 2g（研冲）。水煎服。

4 月 4 日，迭进 8 剂，眩晕减，胸痞轻，谈吐爽，纳运健，惟觉左颞颥部及左目胀痛，视之气轮赤脉传睛，脉象滑左关弦，舌红苔白。宗原方加菊花 15g，龙胆草 9g，续服。

4 月 12 日，复进 8 剂，眩晕头痛失，目赤胀痛轻，胸膺痞闷除，痰浊蔽心消，寐食均如常，舌质淡红苔白，脉象滑左关略弦。仍宗上方。

5 月 1 日，续服 15 剂，目赤痛消失。寐食均安，神态自若，能阅书报。脉象滑左关略弦，舌质淡红苔白。效不更方，仍宗原方续服。

5 月 18 日，再进 18 剂，痫证始终未发。近日感冒，发热恶寒，头痛身楚，咳嗽痰黄，脉象濡滑而数，舌红苔薄黄。仍拟原方，佐服羚翘解毒丸。

5 月 21 日，患者猝于上午 11 时复发痫证，吼叫一声，旋即晕仆，昏不识人，牙关紧闭，手足抽搐，约两分钟苏醒。脉象濡滑，舌红苔白。

处方：柴胡9g，云苓12g，白芍12g，钩藤15g，胆南星9g，郁金9g，雷丸9g（研冲），榧子仁9g（研冲），远志9g，琥珀6g（研冲），羚羊粉0.75g（冲服）。水煎服。

磁朱丸，6g，日3次，药汁送服。

5月27日：头脑日渐清醒，饮食夜寐如常，并能阅读书报，神态自若，略无所苦。脉象濡缓，舌质淡红苔白。拟用健脾化痰，杀虫定痫之剂。

处方：党参15g，云苓12g，白术9g，炙甘草9g，半夏9g，陈皮9g，胆南星9g，郁金9g，远志9g，琥珀9g（研冲），榧子仁9g（研冲），雷丸9g（研冲），水煎服。

6月11日，再进16剂，诸症豁然，痫证未发，亦未见皮下虫瘤，寐食如常。读书阅报，观看电影，均无妨碍。脉象缓，舌红苔白。续服丸、散以冀巩固。

处方：雷丸120g，榧子仁120g，郁金60g，琥珀60g，羚羊粉30g，研末，每次6g，日3次服。

磁朱丸，3g，日3次服。

1978年3月上旬，欣然相告，病臻愈可。体质健壮，神采奕奕，寐食如常，并无苦楚，检查一切正常，工作如初，至今未复发。

解读：脑囊虫病临床常见主症为癫痫、失明。癫痫常反复发作，很少自愈者，为缠绵难愈之痼疾。

绦虫，中医学因其体节寸许色白，而名寸白虫，为肠寄生虫之一。历代医籍皆有记述：《金匮要略·禽兽鱼虫禁忌并治》篇有"食生肉……变成白虫"；《诸病源候论·寸白虫候》有"以桑枝贯牛肉炙食，并食生栗而成……食生鱼后即饮乳酪，亦令生之"的记载。说明肉类含有病原虫，食生鱼、生肉容易感染寸白虫。《千金要方》云："人腹中生虫有九……其三曰寸白，长一寸，子孙相生，其母转大，长至四五丈，亦能杀人。"《景岳全书·诸虫篇》云："治寸白虫无如榧子煎，其效如神。"另外恣意口腹，湿虫蕴滞，是诸虫生长、繁殖的有利条件。《奇效良方》云："脏腑不实，脾胃俱虚，杂食生冷、肥甘油腻等物，或食瓜果与畜兽内脏遗留诸虫于类而生。"

囊虫病皮下结节，《罗氏会约医镜·论诸虫》云："凡项间及身上生瘤，而痒不可忍者，内有虫，宜剖之，虫净而愈"。并有虫瘤、痰核之病名。脑囊虫病发作癫痫，《证治准绳》云："虫积，多疑善惑，而成癫痫……痫病日久而成窠囊，窠囊日久而生虫。"先哲描述如此中肯，殊属难能可贵。

其治法，公谓："寸白虫宜先杀虫理气，后健脾养胃。囊虫病皮下结节，治宜化痰利湿，软坚散结；脑囊虫病发作癫痫，治宜豁痰开窍，杀虫定痫；平时治宜健脾化痰，杀虫散结，消补兼施，扶正祛邪。"公立"加味二陈汤"（制半夏9g，陈皮9g，茯苓12g，甘草9g，白芥子12g，砂仁18g）。五心烦热加地骨皮或牡丹皮；怔忡心悸加酸枣仁、远志；发作痫证加琥珀末（研冲）、朱砂（研冲）、郁金、远志、胆南星、僵蚕；痰多加胆南星、竹沥（冲服）；肝气郁滞加郁金，白芍；搐搦加钩藤、全蝎；气虚者加党参或人参、黄芪；血瘀者加丹参、当归尾。

榧子首见于《唐本草》，味甘性平，入肺、胃、大肠经，为安全有效的驱虫药。《食疗本草》治寸白虫，有日食七颗之记；《救急方》治白虫，有榧子100枚，火燃啖之，能食尽佳，不能者，但啖50枚，亦得，经宿虫消自下之验。而《景岳全书》有治寸白虫之"榧子煎"，用榧子49枚（一方100枚），砂糖小火煎熬，每日7枚，空腹服之。雷丸，为寄生于病竹根上雷丸菌的干燥菌核，味苦性寒，入胃、大肠经。苦能降泄，寒能清热，而有杀虫消积之功。故公杀虫加榧子仁、雷丸等量研末，药汁冲服。杀虫治宜彻底，始能剪除后患。

47. 瘰疬

阳和汤证案

例1：左某，男32岁。1994年6月14日就诊。

患者2月前，感颈部不适，继而出现右侧颈部淋巴结肿大，数枚贯珠而列。大若杏核，小若黄豆，皮色不变，无全身症状。经病理切片确诊为：颈部淋巴结结核。舌质暗红少苔，脉象弦细。

证属血虚寒凝，痰气郁滞而致瘰疬。治宜益血解凝，化痰散结。师阳和汤加味治之。

处方：熟地黄30g，鹿角霜30g，炮姜1.5g，肉桂3g，白芥子（炒打）6g，麻黄1.5g，浙贝9g，木灵芝30g，黄芪30g，人参10g，当归10g，夏枯草15g，制香附12g，炮山甲10g，制鳖甲10g，煅牡蛎15g，甘草6g。水煎服。

外敷阳和解凝膏。

迭进30剂，瘰疬消退，病臻痊愈。

解读：颈部淋巴结结核，中医病名"瘰疬"。本案因血虚寒凝、痰滞络脉而致，故予以《外科全生集》"阳和汤"以调治之。酌加香附、夏枯草、牡蛎、浙贝、制鳖甲、炮甲，以化痰散结为治。经云"邪之所凑，其气必虚"。故加当归、黄芪、人参、木灵芝，寓当归补血汤、参芪汤、芪灵汤诸方之效，大补气血，以成养血通脉之功。并外敷阳和解凝膏。故内服合外治，而收效于预期。

阅公之验案，多有一方服数十剂一味不更而痊愈者，故请公释迷。公以清·余听鸿之论解之："治病之法，先要立定主见，不可眩惑，自然药必中病，有一方服数十剂一味不更而病痊者，非老于医者不能也"。

"阳和汤"乃清·王洪绪《外科全生集》为一切阴疽而设之方，今用治瘰疬，盖因此案具毒痰凝结之证也。治之之法，公谓非麻黄不能开其腠理；非肉桂、姜炭不能解其寒凝；于是腠理一开，寒凝一解，气血乃行，毒亦随之消也，此乃王洪绪首创"阳和丸"之意也。此即"俾阳和一转，则阴分凝结之毒，自能化解"之谓也。瘰疬多因血虚，肌腠失濡，方致毒痰凝滞之候，单纯开腠，很难收效。故王氏于阳和丸中加熟地黄一两，鹿角胶三钱，以大补肾精阴血；增白芥子二钱，一味功同二陈汤，以化皮里膜外之痰；甘草一钱调和诸药并解毒，于是形成若名方剂——阳和汤。

验诸临床，公运用阳和汤化裁，治疗肺结核、腹膜淋巴结结核、颈部淋巴结结核、血栓闭塞性脉管炎、慢性化脓性骨髓炎、骨脓肿、慢性副鼻窦炎、中耳炎、乳腺小叶增生症、风湿及类风湿关节炎、腰椎间盘突出、肥大性脊椎炎、妇科炎性包块、原发性痛经、继发性痛经、慢性支气管炎、某些皮肤病及某些神经系统疾病，凡具血虚、寒凝、痰滞之阴寒见证者，灵活加减，确有实效。同时验证了中医学"有是证，用是药""异病同治"法则应用的广泛性。然"贵临机之通变，勿执一之成模"，故公谓："临证一定要严谨辨证施治，或同病异治，或异病同治，均须分清阴阳，辨识寒热，查明虚实，灵活化裁，权衡主次，方能达到预期效果。否则，胶柱鼓瑟，按图索骥，势必贻误病机。"昔清·冯兆张尝云："虽然方不可泥，亦不可遗，以古方为规矩，合今病而变通，既详古论之病情，复揣立方之奥旨，病同药异，病异药同，证端蜂起，而线索井然，变化多危，而执持不乱，诚为良矣。"观公临证于阳和汤之用，可谓"诚为良矣"。

阳和解凝膏，亦王洪绪所创。方由鲜牛蒡根叶梗、鲜白凤仙梗、生草乌、生川乌、川附片、肉桂、官桂、桂枝、白蔹、白及、白芷、赤芍、当归、乳香、没药、地龙、僵蚕、大黄、防风、荆芥、续断、木香、香橼、陈皮、川芎、五灵脂、麝香、苏合香、黄丹制成硬膏。具温化活血，消肿解毒之功，为一切阴毒之证之用方。

例2：黄某，女29岁。1967年10月5日就诊。

患者左侧颈部淋巴结肿大，数枚贯珠而列。大若杏核，小若黄豆，皮色不变，经病理切片确诊为：颈部淋巴结结核。面色苍白，形体肢冷，体倦神疲，神情抑郁。舌质暗红少苔，脉象弦细。

证属血虚寒凝，痰气瘀滞。治宜益血解凝，化痰散结。予以阳和汤加味。

处方：熟地黄30g，鹿角片30g，炮姜3g，炮山甲10g，肉桂3g，白芥子（炒打）6g，麻黄6g，浙贝9g，木灵芝30g，黄芪30g，红参10g，夏枯草15g，制香附10g，甘草6g。水煎服。

外敷泽漆膏（单味泽漆制膏）。

迭进45剂，瘰疬消退，病臻痊愈。

解读：颈部淋巴结结核，中医学因其形态"累累如串珠状"，故名"瘰疬"。溃破后，俗名"鼠疮"。此病若因血虚寒凝、痰滞络脉而致者，则可予以阳和汤加味治之，本案患者即为此证。方中重用熟地黄益肾填精、大补阴血任为主药。鹿角乃血肉有情之品，"禀纯阳之质，含生发之机"，而生精补髓，养血助阳；肉桂温阳散寒而通滞，共为辅药。麻黄、炮姜、白芥子，协助肉桂散寒导滞而化痰结；熟地黄虽滋腻，然得姜、桂、麻黄、白芥子诸辛味药之宣通，则通而不散、补而不滞，乃寓攻于补之方，相辅相成之剂。诸药相伍，共奏温阳散寒之功，而成养血通脉之勋，犹如"阳光普照，阴霾四散"，故有"阳和"之名。而辅以木灵芝、黄芪、红参具益气抗结核之功；浙贝、夏枯草、香附，具软坚散结之力。于是气血得补，寒凝得解，痰核得消，瘰疬以除。

泽漆，俗名猫眼草，我国大部分地区均有野生。或鲜用，或干用，以水煎液浓缩成膏外用。此方源自民间，为治颈部淋巴结结核之效方，以其化痰开结抗痨之功，为瘰疬所必用。

48. 水肿

麻黄汤证案

林某，男，9岁。1973年7月13日就诊。

患急性肾小球肾炎，在某县人民医院治疗1周罔效，故来莱阳中心医院求中医诊治。症见面目浮肿，咳喘无痰，小便不利，形寒肢冷，舌淡伴齿痕，苔白腻，脉浮紧。

证属风寒束肺，肺失宣降，三焦气化失司，水邪泛溢肌肤，而致风水。治宜宣发肺气，透达三焦，利尿消肿。师麻黄汤意化裁。

处方：麻黄6g，桂枝6g，杏仁6g，蝉衣6g，白茅根15g，茯苓皮10g，生姜片6g，炙甘草3g。水煎服。

服药3剂，小便通利，面目浮肿消退，咳喘息。原方加白术15g。续服3剂，诸症消失，尿检有微量白蛋白，予以每日黄芪10g，白茅根15g，石韦10g，作饮服之，追访1年，未复发。

解读：太阳主一身之表，风寒外束，阳气不伸，气化失司，风寒客于肌腠皮肤，毛窍闭塞，水邪泛溢，蕴于肌肤，故见面目浮肿，形寒肢冷；阳气郁于内，肺失宣降，而见喘咳；不能通调水道，而见小便不利。《内经》云："寒淫于内，治以甘热，佐以辛苦。"故主以麻黄汤治之。药用麻黄、生姜辛温发散风寒；桂枝辛甘性温，通阳化气，解肌和营，助麻黄发汗解肌，俾水邪从肌肤而解；杏仁辛苦性温，利肺快膈，止咳而平喘；甘草味甘性平，和中补气，调和诸药，且可防过汗伤津之弊。方加蝉蜕取其轻浮宣散之性，开宣肺窍，以除面目浮肿之症；白茅根味甘不腻膈，寒不伤胃，利水不伤阴，本案用之，取其导热下行，入膀胱而利水；茯苓甘淡而平，甘则能补，淡则能渗，既能健脾益气，又能利水渗湿，此即"淡味渗泄为阳"之意。于是诸药合用，肺气宣降之功有序，三焦气化之用有司，则毛窍通畅，小便得利，而风水得愈。二诊时方加白术，为越婢加术汤之意，乃健脾化湿，有培土制水之图。病愈后，以黄芪、白茅根、石韦作饮服，公谓："取黄芪甘温，具生发之性，俾气升而水自降；白茅根导热下行；石韦甘苦，微寒，清肺金而利水，分清降浊，直达州都，为导湿热以通淋之要药"。于是益气通阳，气化有序，分清泌浊，以防水湿蕴结，再发水肿。

麻黄连轺赤小豆汤证案

张某，女，29岁，教师。1974年9月16日就诊。

患者于3日前出现面目浮肿，眼睑若新卧之蚕，继而四肢亦肿，发展迅速，伴发热恶寒，咳嗽，肢节烦痛，小便不利，服用感冒药未瘳，故求中医诊治。舌苔薄白，脉浮紧。尿常规检查：白蛋白（+++），颗粒管型（+），红细胞（+），确诊为急性肾小球肾炎。

证属风邪袭表，肺失宣降，而致风水。治宜散风清热，宣肺行水之法。师麻黄连轺赤小豆汤意化裁。

处方：麻黄 10g，连翘 12g，赤小豆 30g，桑皮 30g，姜皮 10g，坤草 30g，白茅根 30g，杏仁 10g，蝉衣 6g，炒白术 12g，苏叶 10g，甘草 6g，生姜 3 片，大枣 4 枚。水煎服。

复诊：服药 5 剂，肿消，热退，咳止。尿常规检查正常，脉象平稳。予原方麻黄减量为 6g，加茯苓 12g，续服 20 剂，以善其后。

1 月后，患者欣然相告，连续 3 次尿常规检查，均正常。

解读：麻黄连轺赤小豆汤，方出《伤寒论》，乃为"伤寒瘀热在里，身必黄"之证而设方。本案"风水"一证，乃风邪侵袭，肺失肃降，不能通调水道，下输膀胱，致风遏水阻，流溢肌肤，发为水肿。今取麻黄连轺赤小豆汤用之，乃外解表邪，内清里热，表里双解之谓。方中麻黄、杏仁宣肺利水，俾肌肤之邪，随汗而解；连轺为木犀科落叶灌木连翘的根皮，今用其果壳连翘代之，功于清热解毒，以清散上焦之郁火；赤小豆、桑皮以肃肺、清热、利湿之功，以冀湿热随小便而去；生姜、大枣、甘草，酸甘、辛甘相合，健脾和中，调和营卫，以助肺之清肃之力，长三焦气化之功。故诸药合用，收效于预期。

待其病愈之初，减麻黄用量，功于宣肺；入茯苓以淡渗利水，在于巩固疗效。

柴苓汤证案

吕某，女，29 岁。1973 年 7 月 9 日就诊。

患者发热恶寒，伴眼睑浮肿 1 天。3 天前，始感发热微恶寒，咽部不适。自谓感冒，服感冒药无效。于昨晨起床出现眼睑浮肿较重，且小便如浓茶色，因自疑为"肾炎"而速来诊。查：小便常规：红细胞（＋＋），颗粒管型少量，尿白蛋白

（++）。内科诊断为急性肾小球肾炎，转中医科治疗。查：舌苔白，脉数。

证属枢机不利，气化失司，水邪溢于肌肤，而为风水。治宜枢转气机，通调三焦，利水渗湿。予柴苓汤加味治之。

处方：柴胡18g，黄芩18g，红参3g，半夏6g，茯苓15g，猪苓15g，白术12g，泽泻12g，桂枝10g，黄芪20g，白茅根30g，坤草30g，桑皮30g，连翘12g，赤小豆30g，麻黄10g，制杏仁10g，姜枣各10g。水煎去渣再煎，温服，日1剂，2次分服。

服上药5剂后，诸症消失，查尿常规正常。为巩固疗效，上方继服15剂。复诊尿常规仍正常，嘱每日白茅根30g，坤草15g，射干10g，代茶饮，以防复发。

解读：柴苓汤，方见《沈氏尊生书》，原为阳明疟而设方。方由小柴胡汤合五苓散而成。今用此方，乃宗《内》《难》"肾主水液"，"少阳属肾"，"三焦气化"之说。柴苓汤，取其和解少阳，化气行水，健脾渗湿之功而收效。验诸临证，凡急、慢性肾小球肾炎、肾病综合征，而见少阳证、小柴胡汤证、五苓散证者，均可化裁用之。

至于小柴胡汤去滓再煎，寓意亦深，乃取其清能入胆之义。喻嘉言尝云："少阳经用药，有汗、吐、下三禁，故但取小柴胡汤以和之。然一药之中，柴胡欲出表，黄芩欲入里，半夏欲去痰，纷纭而动，不和甚矣，故去滓复煎，使其药性合而为一。"又非和于表，亦非和于里，乃和于中也，是以煎至最熟，令药气并停胃中，少顷即随胃气以输布表里，而表里之邪，不觉潜消默夺。所以方中既用人参、甘草，复加生姜、大枣，不言其复，全藉胃中天真之气为斡旋。

加味真武汤证案

刘某，女，52岁。1973年11月7日就诊。

患慢性风湿性心脏病，伴二尖瓣关闭不全二十余年。心电图示：左心室肥大。症见全身浮肿，小便不利，形寒肢冷，自汗出，心悸气短，呼吸喘急，咯吐泡沫痰涎，胸胁支满，不能平卧，眩晕，颧红如妆，舌淡胖嫩，苔白滑，脉微细而代。

证属阳气虚衰，气化失司，水饮内停，上泛心肺所致。治宜温阳逐饮，化气行水，佐以宁心定悸。师真武汤合桂苓五味甘草汤加味治之。

处方：茯苓 15g，炒白术 10g，制白芍 15g，制附子 10g，桂枝 12g，五味子 12g，泽泻 20g，红参 10g，丹参 10g，炙甘草 10g，生姜 3 片，大枣 4 枚为引。水煎服。

服药 5 剂，肿始消，呼吸尚平稳，已可平卧。予原方加黄精 12g，赤灵芝 10g，水煎服。续服 10 剂，全身水肿消退，呼吸匀，可平卧，予以上方制成散剂，每次 10g，日 3 次冲服。

解读：《素问·至真要大论》云："诸病水液，澄澈清冷，皆属于寒。""诸寒收引，皆属于肾。""诸湿肿满，皆属于脾。"意谓肾阳不足，命门火衰，气化失司，而成水饮；肾阳虚，脾阳不振，运化失司，而成痰饮，水湿外泛于肌肤而成水肿，此即内生五邪之寒湿水邪也。《素问·逆调论》云："不得卧，卧则喘者，是水气之客也。"意谓水饮上凌心肺，此即《金匮要略》痰饮篇"心下有支饮，其人苦冒眩"，"膈间支饮，其人喘满"之谓也。故予《金匮要略》之真武汤合桂苓五味甘草汤治之。方中附子、桂枝、甘草温阳化气，壮真火、补命门、逐阴寒以化水饮；茯苓、泽泻、白术健脾渗湿以除水肿；五味子收敛耗散之气，佐之人参益气生脉；药加丹参活血通脉。方中尚寓《金匮要略》治"心下有痰饮，胸胁支满，目眩"之苓桂术甘汤，"心下有支饮，其人苦冒眩"之泽泻汤，"吐涎沫而癫眩"之五苓散；及《正体类要》治"手足逆冷，头晕气短，汗出脉微"之参附汤；《内外伤辨惑论》治"体倦气短，脉虚细结代"之生脉散。因麦门冬性寒而润，于证不利，故弃之不用。于是诸药合用，有药到病除之效，而水肿得消，心气得敛。此例为风心病二尖瓣关闭不全伴心功能衰竭之症，经治心衰得解，但二尖瓣关闭不全，乃器质性病变，非药物可愈也。当需日常用药调之。故予散剂续服。

补气药多甘，较腻滞，故痰饮水气病不宜多用。二诊时，鉴于"肿始消，呼吸尚平稳，已可平卧"，示气化已有司，水饮得除，故益气健中，培补后天之法可用之，故有黄精、灵芝之伍。《名医别录》谓黄精"味甘，平，无毒，主补中益气，除风湿，安五脏。"《本草便读》谓"黄芪得土之精气而生，甘平之性，故为补益脾胃之圣品。土者万物之母，母得其养，则水火既济，金术调平，诸邪自去，百病不生矣。"复云："此药味甘如饴，性平质润，为补养脾阴之正品。"灵芝始载于《神农本草经》，列为上品，又有赤芝、黑芝、青芝、白芝、黄芝、紫芝之分，谓"赤灵……味苦，平，无毒。治胸中结，益心气，补中，增智慧。"故黄精伍健运中气、鼓舞清阳之赤芝，即补脾气，又补脾阴，二药相伍，则补脾益气之功倍增。于是气阴双补，而心血得充，心气得旺，而心脉运行得畅。

49. 浮肿

五皮胃苓汤证案

曲某，女，38 岁，莱西马连庄人。1981 年 2 月 28 日就诊。患者自去年底出现全身浮肿，按之即起，纳食呆滞，胃脘疼痛，气逆上冲，大小便正常，畏寒无汗，舌淡苔白，六脉沉濡。

证属脾土失运，气郁失渗，发为浮肿。师五皮饮合胃苓汤意化裁。

处方：茯苓 12g，猪苓 12g，党参 15g，苍术、白术各 12g，桂枝 6g，陈皮 15g，双皮 15g，三仙各 10g，广木香 10g，苏梗 6g，大腹皮 15g，茯苓皮 15g，生姜皮 15g，厚朴 10g，炒莱菔子 10g，芦根 15g，鸡内金 6g，香附 10g。5 剂。水煎服。

3 月 5 日，服药后诸症若失，仍宗原意续服。

3 月 20 日，续服中药 10 剂，病臻痊愈。师唐·王冰蜀脂粥法：黄芪 10g，甘草 2g，小麦 30g。前两药煎水煮麦作粥服，以益气健中州之法，则可不为风袭，不为湿困，俾气化有序，而无浮肿之发。

解读：《医学汇海》云："气肿之证，其皮不甚光亮，按之随手即起，外实中空，有似于鼓，故又名鼓胀，乃气郁所致，急宜行气。"故此浮肿一案，实乃素体阳虚，脾运失司，气郁于表，气化失司，而致浮肿。昔秦伯未先生尚云："浮肿有发汗、利水、温化、理气、健运、攻逐等方法，这些方法又须适当地配合使用。"故公有五皮饮合胃苓汤之治。五皮饮，方出自《中藏经》，方中茯苓皮专于淡渗利水，俾三焦气化有序；陈皮理气化湿，使脾健水饮之邪得解；桑白皮、大腹皮下气利水，而水邪必去；生姜皮味辛散水，则上焦肃降有司；五皮共奏健脾理气，利水消肿，肃降水道之功。胃苓汤，方出自《证治准绳》，由平胃散、五苓散二方合成，原为脾胃不和，而致腹痛泄泻，小便不利，或肢体浮肿而设方。方中白术，茯苓健脾化湿；陈皮、苍术、厚朴燥湿健脾；猪苓、泽泻利尿消肿；桂枝温阳化气，伍甘草乃桂枝甘草汤，辛甘化阳，则气化有司；姜、枣调和营卫，气血运行有序。因伴有"胃脘疼痛，气逆上冲"之症，故有健脾理气，降逆止冲之党参、苏梗、木香、香附诸药，及三仙、炒莱菔子等消食化积之味。健脾益气则内湿不生，利水渗湿则肌肤之水邪得除。故诸方同施，诸法备焉，而药到病除。此即元·齐德之之谓："夫药者，治病之物，盖流变在乎病，主治在乎药，制用在乎人，三者不可缺也。"

50. 淋证

石韦散证案

潘某，男，36 岁，教师。1974 年 7 月 4 日就诊。

昨晨起床，小便涩痛、混浊、色黄赤，小腹及左侧腰部绞痛，向阴囊放射，往有左肾结石史。尿常规检查：尿白蛋白（＋），红细胞（＋），白细胞（＋）。X 线腹部平片示：右侧输尿管下端结石，结石大小为 0.6cm × 1.0cm。

证属湿热蕴结，气化不利。治宜清热利湿，化石通淋。予以《和剂局方》之石韦散加减。

处方：石韦 15g，木通 10g，滑石 30g，车前子 10g（布包），瞿麦 12g，萹蓄 12g，忍冬藤 15g，牛膝 10g，王不留行 15g，冬葵子 10g，当归 15g，金钱草 60g，三棱 4.5g，莪术 4.5g，五灵脂 6g，黄柏 10g。水煎服。

迭进 10 剂，诸症悉减。仍宗原意，原方加鸡内金 6g，水煎服。

续服 10 剂，病情稳定，予 X 线腹部平片示：结石位于输尿管下段入口处。予石韦散合八正散加减。

处方：木通 10g，滑石 15g，车前子 10g（布包），川军 6g，王不留行 15g，牛膝 15g，金钱草 60g，当归 15g，琥珀

10g，忍冬藤 15g，黄柏 10g，三棱 6g，莪术 6g，甘草 6g。水煎服。

续服 6 剂，排出枣核大结石 1 块。为防结石复发，嘱每日以石韦 10g，萹蓄 10g，白茅根 10g，代茶饮，并每日服食核桃仁 4 枚。

解读：泌尿系结石，因其有小便短赤，滴沥刺痛，小腹拘急引痛诸候，属中医"石淋""砂淋""血淋""热淋"范畴。本案即属"石淋"。故公予以《局方》之石韦散。其治主以清热利湿通淋，有石韦、滑石、冬葵子、瞿麦、木通之用；补脾燥湿，药用白术，黄宫绣称其为"脾脏补气第一要药"；当归辛香走窜，有"血中气药"之称，故有补血活血之效；白芍缓急止痛，为疗诸痛之要药；王不留行功于通利，《本草便读》言其有治"淋痛"之效。为兼治湿热淋兼有气滞血瘀证者，故药加忍冬藤、苍术、三棱、莪术诸药。为增其清热泻火、利尿通淋、行气导滞之功，故三诊时合入《局方》之八正散而收功。

石韦，《神农本草经》云其"味苦，平……主劳热邪气，五癃闭不通，利小便水道"；《日华与本草》谓其"治淋沥遗溺"；《滇南本草》称其"止玉茎痛"；《本草崇原》论述尤详："石韦助肺肾之精气，上下相交，水精上濡，则上窍外窍皆通，肺气下化，则水道行而小便利矣。"故公谓石韦以其利尿通淋之功，为治热淋、血淋、石淋之要药。而以石韦名方曰"石韦散"者甚多，名同而药略有小异者有四。本案所用之石韦散，方出《和剂局方》，为主虚实夹杂、气滞血瘀证者；《证治汇补》之石韦散，方由石韦、冬葵子、瞿麦、滑石、车前子组成，乃为湿热淋之用方；《普济方》之石韦散，方由石韦、木通、车前子、瞿麦、滑石、榆白皮、冬葵子、赤苓、甘草、葱白组成，较之《证治汇补》方，其清热利湿、通淋化石之功倍增；《证治准绳》之石韦散，方由石韦、赤芍、白茅根、木通、瞿麦、冬葵子、滑石、木香、芒硝组成。该方不同于其他三方之处，有白茅根清热利尿，凉血活血，对血尿有益；芒硝善于消物，王好古云"硝利小便""润燥软坚泻热"，李时珍谓其"走血而调下，荡涤三焦实热"；木香味辛而苦，下气宽中，黄官琇称其"为三焦气分要药"。故合入通淋诸药，该方具清热凉血，利尿通淋，理气导滞之功，而适用于石淋兼见小便涩痛，大便干结，下焦痛较剧者。清·杨乘六《医宗己任篇·四明医案》云："夫立方各有其旨，用方必求其当。"而以石韦任主药之石韦散，因其辅药之不同，其"立方"亦"各有其旨"，故公谓临床"用方"亦"必求其当"。

八正散（石淋）证案

高某，男，50 岁。1992 年 9 月 28 日就诊。

患者两侧肾俞穴处时痛，且小腹痛放射至会阴部，排尿困难，茎中痛，尿流时中断，改变体位后又能排尿，已有 3 天。B 超检查示：膀胱内有 0.3cm × 0.4cm 和 0.3cm × 0.6cm 大小结石两块。尿液镜检示：红细胞（＋＋）。舌质暗，苔薄白，脉数。

证属肾气不足，气化失司，湿热内蕴，煎熬尿液而致石淋。予八正散加味调之。

处方：车前子 12g（布包煎），萹蓄 30g，瞿麦 15g，滑石 15g，木通 10g，灯芯草 3g，茯苓 12g，泽泻 12g，金钱草 20g，鸡内金 10g，当归 12g，生地黄 15g，赤芍 10g，煨大黄 6g，栀子 10g，酒元胡 10g，川楝子 10g，甘草 10g。5 剂，水煎服。嘱用痰盂接小便，观察尿液情况。

10 月 3 日，服药 1 日，尿液清，3 日下午，腹部及阴茎中剧痛，小便不通，如厕用力小便遂通，尿出麦粒大小砂石两块，其后遂腰腹、小便无不适。为促进其肾与膀胱气化功能，以防再患石淋，嘱服金匮肾气丸，并予每日石韦 10g，白茅根 10g，代茶饮。

解读：砂石淋的发生，《诸病源候论》记云："诸淋者，由肾虚而膀胱热故也。膀胱与肾为表里，俱主水，水入小肠，下于胞，行于阴，为溲便也。脏腑不调，为邪所乘，肾虚则小便数，膀胱热则小便涩，其状小便疼痛、涩数、淋沥不宣，故谓之淋。"又云："肾主水，水结则化为石，故肾客砂石，肾虚为热所乘，热则成淋，其病之状，小便则茎里痛，尿不能卒出，痛引少腹，膀胱里急，砂石从便出，甚则令塞痛闷绝。"其论可谓详尽。"膀胱热"而成热淋，故公予以《局方》之八正散，方中木通、车前子、灯芯草，降火利水；伍以萹蓄、瞿麦清热通淋；滑石、甘草，有"六一散"之名，通窍散热结；栀子清三焦湿热，引火下行；佐大黄泄热降火。诸药合用，以为清热泻火、利尿通淋之伍，为砂石淋常用之方。加鸡内金、金钱草为化湿通淋溶石必用之品；生地黄乃益肾之用；当归、赤芍乃活血通脉止痛之品；师《卫生宝鉴》"茎中痛，或加苦楝，酒煮玄胡为主，尤好尤效"之验，故加川楝子、酒元胡乃《素问病机气宜保命集》之"金铃子散"，具理气导滞通络之治。今观公之处方，清热、通淋、化石、散结、活血、通络，诸法备焉，故收卓效。

"诸淋者，肾虚而膀胱热故也。"故结石排出后，公予以金匮肾气丸以益肾元、司气化，石韦、白茅根代茶饮以清"膀胱热"也，则无"水结则化为石"之由因也。

疏石饮证案

杨某，男，37 岁，栖霞人，职工。1968 年 5 月 24 日就诊。

患者 1 周前突感腰部及右上腹部剧痛，伴恶心呕吐。急去栖霞县医院就诊，予以阿托品肌注，疼痛缓解，X 线片显示右肾下极处有 1.3cm×0.6cm 大小之密度增高影，诊为右肾结石。昨日出院，今由家人陪同就诊。现腰膝酸软，神疲乏力，仍见腰痛，小腹痛，血尿，尿常规检查示：红细胞（+++），白细胞（+）。舌暗红苔薄白，脉沉。

证属肾元亏虚，三焦气化失司，肾络瘀阻，湿热蕴结，水结成石。治宜益肾元，司气化，养血通脉，化石通淋。予疏石饮调之。

处方：猪苓 15g，茯苓 15g，泽泻 15g，冬葵子 12g，川牛膝 10g，车前子 10g（布包），萹蓄 15g，金钱草 30g，当归 15g，牡丹皮 15g，赤芍 10g，甘草 10g。水煎服。

琥珀 10g，海金沙 10g，没药 10g，炒蒲黄 10g，滑石 30g，火硝 15g，郁金 30g，鸡内金 30g，明矾 30g，广三七 12g，甘草 12g。共为细末，每次 3g，汤剂送服，日 3 次。

5 月 30 日二诊，经治疗 5 天，腰及小腹部疼痛已解，尿检正常。效不更方，原方继服，并嘱用痰盂接尿，以观尿液情况。

6 月 12 日三诊，告云：续服中药，近见尿液混浊，3 日前，突然小腹痛，放射至会阴部，并有尿意，遂用力小便，尿出大米粒大结石 2 块。复去县医院 X 线片检查示结石已无。嘱自采萹蓄草代茶饮，佐服金匮肾气丸。

解读：公谓汤剂名疏石饮，实由《伤寒论》之猪苓汤合《金匮要略》之当归芍药散化裁而成。散剂，公名曰"琥珀化石散"。

肾与三焦气化失司，故疏石饮方以二苓、泽泻司气化，渗利小便；萹蓄、车前子、冬葵子清热通淋；当归、赤芍、牡丹皮、牛膝养血通脉，理气导滞，缓急止痛；金钱草清热利尿，化石通淋；佐以甘草调和药性。琥珀化石散，由《证治准绳》之琥珀散（琥珀、海金沙、没药、炒蒲黄）加味而成。琥珀乃松之余气所结，以其入血分，清热利窍之功，对尿路结石、尿血者有良效；海金沙以甘寒之性而清热利尿，为淋病尿道痛之良药；鸡内金"独受三阴俱足之气"，而有化石通淋之功；诸硝，《本经》谓其"能化七十二种石"，时珍谓其具"利大小便"，"破五淋"之效；白矾有涤热燥湿之功，与硝相伍，乃《金匮要略》之"硝石矾石散"，具清胆及膀胱之热之功；三七有止血化瘀之功，为血淋必用之品，前人有"一味三七，可代《金匮》之下瘀血汤，而较下瘀血汤尤为稳妥"之论；郁金、没药、蒲黄，乃理气止痛之用。故二方之法，诸药之用，以其促气化，化瘀通脉，清热利尿，通结化石之功，而收卓效。

当归三金汤证案

李某，女，32 岁。1973 年 5 月 17 日就诊。

患者 2 日前突发腰部及右上腹部剧烈绞痛，继则向下腹部和会阴部放射，痛时辗转不宁，大汗淋漓，恶心呕吐，村卫生室予以镇痛药治疗缓解。今又复痛如初，腰痛，小腹痛，伴有血尿，故急来院诊治。疑诊为泌尿系结石，尿常规检查示：尿红细胞（+++），白细胞（+）。X 线腹部平片示：右腹部平第三腰椎 3cm 处有 0.7cm×0.4cm 大小的结石阴影。诊为右肾结石。舌苔黄，脉弦数。

证属肾虚气化失司，湿热蕴结而成石淋。治宜清热坚肾，化石通淋。师《金匮要略》当归芍药散意合三金散化裁。

处方：当归 15g，赤芍 10g，茯苓 12g，金钱草 90g，鸡内金 10g，海金沙 30g，炮山甲 10g，王不留行 12g，萹蓄 30g，牡丹皮 10g，滑石 20g，车前子 12g（包煎），枸杞 15g，生甘

草 10g。水煎服

5 月 20 日，服药 10 剂，疼痛缓解，予以上方加川芎 10g，泽泻 15g，炒白术 15g，瞿麦 15g，石韦 10g，木通 10g，续服。

6 月 7 日，患者欣然相告：续服药 3 剂，小腹剧痛，尿出枣核大结石 1 块。嘱每日金钱草 20g，石韦 10g，瞿麦 10g，代茶饮，以善其后。

解读：《诸病源候论》云："诸淋者，肾虚而膀胱热故也。"又云："肾主水，水结则化为石。故肾客砂石，肾虚为热所乘，热则成淋。"由此可见，肾结石的病理机制，在于肾与膀胱的气化功能失常。气化失司，必致经脉凝滞。本案之治，公予以《金匮要略》之当归芍药散，乃取其方含《和剂局方》之四物汤，以当归、芍药、川芎活血通脉之谓；寓《伤寒论》之五苓散，取茯苓、白术、泽泻温阳化气，利水渗湿之用；辅以《伤寒直格》之六一散（滑石、甘草）以冀下焦湿热得清。方合金钱草清热利湿，利尿排石；海金沙利尿通淋；鸡内金磨积化石。三金同用，名"三金散"，为化石通淋之专剂。二方和用，公名"当归三金汤"。

公尝嘱于医者曰："贵临机之通变，勿执一之成模。"成模者，规矩也。无规矩不成方圆也。而通变者，运巧也。当归芍药散，乃张仲景在《金匮要略》中为"妇人怀娠，腹中疗痛"而设方。公用治尿路结石，实临证之变通运巧也。清·冯兆张有云："虽然方不可泥，亦不可遗。以古方为规矩，合今病而变通。"此案虽为公治"石淋"之验，实医贵权变之案例也。

八正散（热淋）证案

曾某，女，35 岁。1973 年 8 月 10 日就诊。

患者 6 天前即开始腰痛，逐日加重，怕冷怕热，口渴多饮，小便黄赤频数，尿时涩痛，服西药效不显。今日以急性肾盂肾炎转中医就诊，体温40℃，舌苔黄薄而腻，脉象滑数。肾区叩击痛明显。尿常规检查示：黄色浑浊，尿蛋白（＋），白细胞（＋＋＋）。尿培养3次，均有大肠杆菌生长。

证属膀胱气化失司，下焦蕴热。治宜清热利湿通淋。师八正散意化裁。

处方：萹蓄10g，瞿麦10g，黄柏20g，栀子10g，黄芩15g，忍冬藤15g，牡丹皮10g，生地黄30g，革薢12g，木通10g，车前子20g（包煎），滑石12g，甘草3g，水煎服。

8月16日，用药1周，腰痛、尿频、尿痛诸症悉除，病臻痊愈。予以萹蓄10g，瞿麦10g，石韦10g，白茅根10g，甘草3g，代茶饮，每日1剂，以固疗效。

解读：隋·巢元方《诸病源候论》云："热淋者，三焦有热，气搏于肾，流入于胞而成淋也。"金·刘完素《素问玄机原病式》云："淋，小便涩痛也。热客膀胱，郁结不能渗泄故也。"元·朱震亨《丹溪心法》云："淋者，小便淋沥，欲去不去，不去又来，皆属于热也。"由此可知，由于膀胱气化失司，湿热蕴结下焦而成热淋，故见高热，小便频数涩痛，溺色黄赤，脉滑数诸症。故公予清热利湿通淋之法，师《丹溪心法》之八正散化裁。明·龚廷贤《万病回春》云："八正散，治心经蕴热，脏腑闭结，小便赤涩，癃闭不通及热淋、血淋。"案中以瞿麦利水通淋，清热凉血，木通利水降火，共为主药；辅以萹蓄、车前子、滑石、革薢，清热利湿，通淋利窍，而愈热淋涩痛；佐以栀子、黄芩、忍冬藤清热泻火；牡丹皮、生地黄清热凉血滋阴；使以甘草解毒和中，并能缓急止小便之涩痛。诸药合用，故收效于预期。

当归芍药散证案

李某，男，31岁。1976年3月23日上午就诊。

患者尿血2年多，逐渐加重，曾在门诊西药治疗不愈。X线片检查：未见结石。尿常规检查示：红细胞（++），白细胞（+）。面目浮肿，面色暗而不华，腰痛，尿有血块，内夹有血色稠状黏液。尿时小腹部憋闷，已有2年，屡治不愈，纳呆，全身乏力。舌淡尖赤，苔薄白，六脉沉弱而短。

证属脾气虚弱，肝脾失调，湿热下注，热盛伤络，迫血妄行而致血淋。治宜健脾益气，养血柔肝，凉血通络。师当归芍药散加味。

处方：当归15g，黄芪30g，赤芍12g，茯苓30g，猪苓12g，泽泻12g，牡丹皮12g，生地黄10g，忍冬藤30g，仙鹤草30g，旱莲草15g，侧柏叶12g，莲须12g，高良姜12g，萹蓄12g，炒白术10g，甘草10g，三七粉3g（冲服）。5剂，水煎服。

用药5剂，血尿止，小便畅通。续服10剂病愈。

解读：《太平圣惠方》云："夫尿血者，是膀胱有客热，血渗于脬故也，血得热而妄行，故因热流散，渗于脬内而尿血也。"而本案患者之血尿，即"膀胱有客热，血渗于脬故也"；尿时"小腹部憋闷"，"六脉沉弱而短"，乃脾虚中气不足故也；小腹乃肝脉循行之部，故小腹不适，乃肝失疏泄之故。用大剂黄芪，乃健脾益气举陷之用；主以《金匮要略》之当归芍药散易汤，以养血柔肝，健脾利湿。方中既重用芍药敛肝和营，缓急止痛，又以当归调肝和血，更佐以茯苓、泽泻、白术健脾渗湿以通淋。清·曾鼎《医宗备要》云："血蓄于内，凝滞不散，故名瘀血。"清·王清任《医林改错》云："血受寒则凝结成块，血受热则煎熬成块。"本案患者尿中之血块，即"受热则煎熬成块"也，故药用生地黄、侧柏，乃四生丸意，生用凉血之力倍增之谓；同用旱莲草、仙鹤草，功于凉血止血；牡丹皮清血中伏火；忍冬藤清下焦之蕴热，则膀胱之客热可清；他如莲须亦健脾渗湿之用；药用三七，以其具止血、化瘀、消肿、止痛之殊功，俾瘀血得去，新血得安。故前人有"一味三七，可代《金匮》之下瘀血汤，而较用下瘀血汤，尤稳妥也"之誉。药用姜黄，以其入肝脾而理气止痛。于是，理、法、方、药朗然，用药 15 剂而告病愈。

导赤八正散证案

吴某，女，32 岁。1975 年 3 月 19 日就诊。

起病 3 天，小便频数而尿急，每小时十余次，尿量少、色赤，小腹坠胀，口渴黏腻，胸闷食少，带下赤白，舌尖红苔薄白，脉象细而弦。

证属湿热蕴结下焦，膀胱气化失司。治宜清利湿热，化气通淋。予导赤八正散治之。

处方：鲜生地 10g，甘草梢 6g，淡竹叶 15g，木通 3g，知母 10g，黄柏 10g，川牛膝 10g，车前子 12g（包煎），苓皮 12g，薏米 15g，萹蓄 30g，水煎服。

3 月 25 日，服药 5 剂，尿急、尿频、血尿诸症悉除，病臻痊愈。为防其病复发，予以萹蓄、淡竹叶各 10g，每日代茶饮。

解读：此案患者，湿热蕴结下焦，膀胱气化失司，而见诸候。西医诊为泌尿系感染，而其证属中医"热淋"范畴。故公予以《小儿药证直诀》之导赤散，以清热利尿为治。方以生地黄甘苦大寒，入手足少阴心肾经、足太阴脾经、足厥阴肝经、手太阳小肠经，专清热泻火，凉血消瘀，故任为主药；木通、竹叶清热利尿，导热下行，而通利小便；甘草梢清热泻火，调和药性，俾诸药之和合，以成清热通淋之伍，而除热邪下移小肠之弊。辅以萹蓄、车前子诸药，又具《局方》八正散清热泻火、利尿通淋之用。故药具二方之效，公名曰"导赤八正散"，用之则气化有司，湿热得除，则热淋得解。用药仅5剂，而愈病。侍诊诸弟子皆称奇效。公谓："此案病候显见，故理法朗然。昔《潜斋医学丛书·杨序》有云：'因病而生法，因法而成方，理势自然，本非神妙，唯用之而当，斯神妙也。'故医不穷理，不可以学医，医不穷理，不可以用药。尔等当晓然于心。"

益气养血通淋汤证案

宫某，男，23岁。1973年9月10日就诊。

患者尿血5天，继之小腹胀坠烦满，少便量少，色呈粉红，伴有腹痛，精神萎靡，面色萎黄兼灰暗，自觉烦热，纳呆，头晕目眩，舌质淡，苔薄白，脉濡弱无力。体温37.2℃，血压正常，血常规检查：中性粒细胞0.49，淋巴细胞0.51，白细胞5.1×10^9/L。尿常规检查：尿白蛋白少许，红细胞（+++），白细胞（±）。X线腹部平片检查：未见泌尿系结石。

证属脾虚湿重，热郁膀胱。治宜健脾利湿，清热凉血。师益气养血通淋汤治之。

处方：黄芪15g，人参10g，白术10g，当归12g，阿胶10g（烊化冲服），茯苓10g，牡丹皮10g，熟地黄20g，生地黄20g，仙鹤草20g，侧柏叶12g，车前子10g（包煎），木通3g，白茅根30g，赤芍10g，莲须12g，细甘草3g。水煎服。

9月16日，服药5剂，血尿已无，他症悉减。故去仙鹤草、侧柏叶续服。

9月30日，续服中药10剂，腹痛、血尿之症悉除，身无不适，唯时有小腹胀坠感。予补中益气丸、金匮肾气丸，以固疗效。

解读：《诸病源候论》云："血淋者，是热淋之甚者，则

尿血，谓之血淋。"《明医指掌》云："不痛者为溺血；痛者为
血淋也。"故本案属血淋证。清·李用粹云："淋有虚实，不
可不辨。"实证，以小便热涩刺痛，尿色深红，或夹有血块，
脉滑数，苔黄为主症；虚证以尿色淡红，尿涩痛不显著，舌
淡，脉细数为主症。本案之证当属虚证之血淋。鉴于本案患者
具"小腹胀坠""精神萎靡""面色萎黄兼灰暗""纳呆""头
晕目眩""脉濡弱无力"诸症，又属气淋之证。故公以气淋、
血淋之证论治。黄芪《本草经》谓其"味甘，微温"，而有
"补虚"之功，《本草求真》云"芪者，长也，黄芪色黄，补
药之长，故名"；人参，《本草经》谓其"味甘，微寒，无毒，
主补五脏"，《本草求真》云其"功与天地并应为参，此参之
义所由起，而参之名所由立也"；白术《本草经》无苍、白之
分，自宋代方明分苍、白，《本草求真》谓"白术味苦而甘，
既能燥湿实脾，复能缓脾生津"，故称其"脾脏补气，第一要
药也"。《医经大旨·本草要略》谓人参"与黄芪同用，则助
其补表；与白术同用，则助其补中；与熟地黄同用，而佐以白
茯苓，则助补下焦而补肾。"此乃相辅相成之伍也。故三药共
为主药，以补中益气健脾。佐以渗湿利尿之茯苓，补血活血之
当归，乃寓四君子汤、当归补血汤之力，又寓补中益气汤之
功，以益气养血之功效而愈病。此案之血淋乃气血亏虚，膀胱
络脉瘀阻而致，故辅以《金匮要略》当归芍药散、芎归胶艾
汤化裁，以补气和血通瘀。因瘀久化热，迫血妄行，故佐以牡
丹皮、生地黄、仙鹤草、侧柏叶、白茅根、莲须、木通诸药，
以成清热凉血通淋之效。诸方诸药合用，公谓方名为"益气
养血通淋汤"。清·徐灵胎《伤寒论类方》有云："盖病证既
多，断无一方能治之理，必先分证而施方。"故公有诸法、诸
方、诸药之用，通补兼施而愈病。公谓："此案之治，其要在
于通晓病机之门，熟谙病变所由出也。此即张景岳'夫病机，

为入门之门，为跬步之法也'。"

火龙丹证案

焦某，男，51 岁，山西省人。1964 年 12 月 2 日就诊。

患者阴茎包皮浮肿已 3 年，奇痒难当，曾注射青霉素、链霉素及砷凡钠明治疗，而浮肿不见消除，其阴茎肿痒时发时止，包皮过长，在包皮下筋膜处有一硬核，触之很硬，如玉米粒大，无痛感，小便时有浑浊物阻塞尿道口，其色白灰结聚，每当出现此象则包皮即发生浮肿。做梅毒血清康氏试验及华氏反应均为阴性。切片检查诊为慢性淋巴结多纤维硬化。

查：环唇花青晦暗，唇赤紫而黑，肢体健壮，言语微有震颤，龟头及包皮水肿，揭之视有血色腐液堆积成垢。包皮下筋膜处硬核，触之如樱核大，尿道口似有白色积垢阻塞。舌胖质赤，微显黄腻之苔，齿枯不泽。脉象沉缓微数。

证属肝肾阴虚，湿热蕴结，聚于前阴。治宜滋阴荣肝，清利湿热。予火龙丹合五味消毒饮、八正散易汤化裁。

处方：生地黄 12g，荆芥、防风各 10g，白芷 10g，土茯苓 15g，当归 12g，赤芍 10g，双花 30g，黄芩 10g，黄柏 10g，天花粉 10g，苍术 12g，白鲜皮 10g，牡丹皮 10g，陈皮 10g，蒲公英 30g，滑石 10g，木通 10g，甘草 10g。水煎服。

外洗方：苦参 30g，地肤子 15g，川椒 10g，地骨皮 10g，芒硝 12g，白矾 15g，白薇 12g，水煎熏洗。

12 月 8 日复诊，阴肿硬核消去大半，尿色清澈无浑浊积垢，自诉病去大半，情绪大好，予守法续治。

处方：双花 30g，蒲公英 30g，连翘 12g，黄柏 10g，当归 15g，赤芍 10g，天花粉 10g，白芷 10g，薏苡仁 30g，牛膝 10g，地骨皮 10g，土茯苓 15g，威灵仙 10g，车前子 12g（包煎），滑石 10g，甘草 10g。水煎服。

外用方：川椒 10g，地肤子 15g，白薇 12g，蛇床子 10g，苦参 30g，黄柏 10g，苍术 10g，威灵仙 10g，白矾 15g，芒硝 12g，防己 12g，甘草 10g，水煎熏洗。

守前方续服 21 剂，连同外洗药，而病臻痊愈。

解读：明·万全《万氏家传保命歌括》云："法无一定，应病而施，如珠走盘，活泼泼地，谓之良工。"此患者曾疑为梅毒病，但查康氏及华氏反应均为阴性，故西医排除梅毒感染。公按湿热蕴结之淋证论治，方用《本事方》之火龙丹（生地黄、黄芩、木通）合《局方》之八正散以滋阴泻火，清热通淋；《医宗金鉴》之五味消毒饮合《丹溪心法》之二妙散以清热解毒。此案因疑诊梅毒感染，虽梅毒血清检查非阳性，然公仍以"下疳""狐惑"之"蚀于下部"病论治，药用土茯苓，以其利湿导热，清血解毒之功而入方。故诸方诸药合用，而收卓效。若按万氏所云，公"良工"也。

《素问·五常政大论》云："上取下取，内取外取，以求其过。"内服之剂，称为"内取"，而外洗之剂，施于患处，此"下取""外取"之谓也。内服与外治合用，故可取速效之功。

51. 癃闭

加味补中益气汤证案

张某，男，64 岁。1974 年 8 月 12 日就诊。

患前列腺肥大经年，症见小腹坠胀，小便不利，欲解不爽，点滴不畅，伴茎中痛，神疲乏力，纳呆，气短而语声低微，舌淡苔薄白，脉细。

证属脾虚中气不足，气化失司，清阳不升，浊阴难降，而致癃证。治宜补中益气，升清降浊之剂，佐以养血通脉，理气止痛之味。师加味补中益气汤治之。

处方：黄芪 30g，红参 10g，炒白术 15g，柴胡 6g，升麻 6g，茯苓 15g，泽泻 15，当归 12g，川芎 10g，熟地黄 12g，酒元胡 10g，川楝子 6g，炮山甲 6g，王不留行 10g，皂角刺 6g，生甘草 10g，水煎服。

8 月 19 日，服药 7 剂，小便通利，小腹坠胀、茎中痛之候均缓。予以原方加川牛膝 12g，车前子 30g（包煎），木通 10g，续服。

9 月 11 日，患者欣然相告，续服 21 剂，小便通畅，已无纳呆、气短、小腹坠胀、茎中痛之症。嘱服补中益气丸、金匮肾气丸，以固疗效。

解读：前列腺肥大，亦称前列腺增生症，多发生于 50 岁以上男性。此案以小便欲解不爽，尿液点滴不畅，茎中痛为特征，故属中医"癃证"范畴。又以其小腹坠胀，神疲力乏，纳呆，气短为临床见症，故属中气不足，气化失司之气淋证。故公主以补中益气汤，以成补中益气，升清降浊之功，以期癃证得除；方中参、芪合四物汤，乃《医宗金鉴》之圣愈汤，以益气养血之功，而除神疲力乏，气短之候；入茯苓、泽泻，则寓《金匮要略》之当归芍药散，以其调肝脾，和气血，司气化之功，为治癃闭常用之方；案中山甲、王不留行、皂角刺、怀牛膝，乃软坚散结，通脉导滞之品；《卫生宝鉴》云："善去茎中痛，或加苦楝，酒煮元胡为主，尤好尤效。"故大凡淋证或癃闭证，公多以人参补肾益元，苦楝子、元胡行气止痛，三药为伍，俾元气复，气道利，水道通，而茎中痛得解。

清·田宗汉《医寄伏阴论》云："小便不利，是阳气不化，法当扶阳化气，方有补中益气汤可用。"清·罗国刚《罗氏会约医镜》云："如真阳虚而不得小便者，是谓经曰：无阳，则阴无以生也。急用八味地黄丸，或用金匮肾气汤，如水寒冰冻，得太阳一照，而阴凝自流通矣"。前列腺肥大症者，多系脾肾俱虚之老年男性患者，故公临症有补中益气丸、金匮肾气丸，作愈后之用，亦可作老年人小便欲解不爽之治。公谓："昔宋·朱肱尝云：'古人治病，先论其所主，男子调其气，女子调其血。'本案之用方，或治已乱，或治未乱，均为'调其气'也。"

52. 奔豚病

少腹逐瘀汤证案

宋某，女，38 岁。1981 年 2 月 21 日就诊。

腰痛牵及小腹重坠，活动时痛剧，发作时尤似奔豚。诸医或以奔豚汤，或以桂枝加桂汤治之均无效。故以怪病视之。时公已离休，患者由家人陪同，请公诊治。查舌淡苔微薄白，六脉沉涩而紧，此次经来量少色暗。

证属外感引起腑气郁阻，流着至阴之分，使气血运行不畅，冲气夹胃气上逆而致。治以温经散寒，理气活血。予少腹逐瘀汤治之。

处方：当归 15g，赤芍、白芍各 12g，木香 10g，元胡 10g，小茴香 2g，五灵脂 10g，川芎 9g，牡丹皮 12g，陈皮 10g，枳壳 10g，香附 12g，丹参 30g，牛膝 10g，黄芪 20g，干姜 3g，炙甘草 10g。2 剂，水煎服。

2 月 28 日，服药后病情好转，只有夜半子时发作，不时向上顶痛，左右轮换，坐起即痛止，下肢时有浮肿。原方加大黄10g，制附子10g，红参10g，桂枝20g。4剂，水煎服。

3月20日，续治两周，气机畅达，无冲气上逆之症。予以益母草膏，乌鸡白凤丸续服之。灸食窦、中脘、关元、足三里、太白、太冲、太溪以成调冲任、补脾胃之功。

解读：《素问·脉要精微论》云："腰者，肾之府"。《灵枢·经脉》云："任脉之别……散于腹。"又云："足阳明之证……入于腹里。"《素问·骨空论》云："冲脉者……侠脐上行，至胸中而散。"又云：督脉"此生病，从少腹上冲心而痛，不得前后，为冲疝。"综上文献所述，此案"腰痛"，乃督脉、肾府失荣而致；"小腹重坠，活动时痛剧"，病位肝肾、胞宫之位。"经来量少色暗"，乃气血不足，冲任之脉失调之候。"由外感引起腑气郁阻，流着至阴之分"，致气血运行不畅，冲脉之气夹胃气上逆，而呈"冲疝"之候。病在少腹，故公予《医林改错》之少腹逐瘀汤，以活血祛瘀，温经止痛。药用枳壳、芍药，乃《金匮要略》枳实芍药汤，为疗妇人气血郁滞腹痛之方；当归伍黄芪，乃当归补血汤，为调经补血必用之方。故诸药合用，气血得补，冲任得调，而气血郁滞，腹痛之候好转。《金匮要略·奔豚气病脉证治》篇记云："奔豚气上冲胸，腹痛，往来寒热，奔豚汤主之。"此案患者每于夜来至阴之时，腹痛"不时向上顶痛，坐起即痛止"，盖因夜半阴气盛，阳气衰，阴寒之气随冲气上逆而致"奔豚气"病。故公不予以奔豚汤，而方加附子、桂枝二味，乃寓《金匮要略》之人参汤（人参、甘草、干姜、白术），桂枝加桂汤；或云为《伤寒论》之理中丸，尚寓《伤寒论》之四逆汤（附子、干姜、甘草），共成温中助阳，回阳救逆之功。于是气滞得除，衰微之阳得复，故冲气上逆之症得解，而病臻痊愈。

公因目疾几近于盲，故诊籍记录从简，虽案无大便干结之症，因有腹痛胀满之候，二诊时"原方加大黄附子"，乃取

《金匮要略》大黄附子汤意，以温下之功，而成消解寒实内结证之用。

53. 消　渴

二冬汤证案

姜某，男，35 岁，汽车八队职工。1974 年 11 月 1 日就诊。

唇干口燥，烦渴多饮，大便干，患病 3 月余。理化检查无异常。舌边尖红，苔薄黄，脉洪数。

证属肺热炽盛，耗液伤津。治宜清热润肺，生津止渴。方用二冬汤化裁。

处方：生晒参 10g，知母 12g，元参 30g，麦冬 12g，天花粉 10g，荷叶 10g，黄芩 10g，石膏 30g，生地黄 30g，白术 12g，茯苓 15g，五味子 10g，粳米 15g，甘草 10g，大枣 4 枚为引，水煎服。

11 月 8 日，服药后较前好转，睡眠尚可，口干较前轻，脉舌同前。

处方：上方加桑椹子 30g，女贞子 15g，旱莲草 15g，水煎服。

12 月 6 日，上方续服 30 剂，唇干口燥，烦渴多饮之候悉除。每日青果 10g，石斛 10g，代茶饮，以清热生津。

解读：《素问·气厥论》云："心移热于肺，传为鬲消。""膈消"，又名"鬲消"。鬲消者，膈上之津耗竭而为消渴也。故膈消即上消也。公认为此类患者多为情志所伤，五志化火刑金，故有"肺热炽盛，耗液伤津"之证。本案患者理化检查无异常，故不能确诊为糖尿病。昔恽铁樵尝云："西医之生理以解剖，《内经》之生理以气化。"故公以气化失司论治"鬲消"，予以《医学心悟》之二冬汤化裁。麦门冬，味甘性平，首载于《神农本草经》；《名医别录》以其"强阴益精"之功，而治"虚劳客热，口干烦渴"之症；《本草择要纲目》谓麦冬"佐以人参之甘寒泻热火，五味子之酸温泻丙火"；《本草求原》谓其"同石膏、知母、粳米，治胃热狂饮"。《本草纲目》谓天冬具"润燥滋阴，清金降火"之功，故二冬相须为用任为主药。方中人参、甘草益气生津任为辅药。花粉、黄芩、知母、荷叶清热而解烦渴。因其证"唇干口燥，烦渴多饮"，"舌红苔薄黄"，"脉洪数"乃为肺胃热炽，津气皆伤之候，故宗《金匮要略·消渴小便利淋病脉证并治》之"渴欲饮水，口干舌燥者，白虎加人参汤主之"之论。又以此方佐之，《内经》云："热淫所胜，佐以苦甘。""热淫于内，以苦发之。"药用石膏、知母，清阳明独盛之热；甘草、粳米益气调中，使大寒之品不致伤胃。四药合用，组成苦甘清热之白虎汤，入益气生津之人参，故有"白虎人参汤"之证治。佐以元参、生地黄、茯苓、远志、炒枣仁、当归、丹参诸药，与人参、元参、麦冬，以成天王补心丹之用，以其滋阴养血，补心安神之功，以澄"五志化火"之源，则无"刑金"之害。

清·张璐《张氏医通》云："夫病有不见经论之异证，则其治亦必有不由绳墨之异法。"读此案之证治，可解也。《素问·异法方宜论》云："故圣人杂合以治，各得其所宜，故治所以异而病皆愈者，得病之情，知治之大体也。"故读此案，可解公临证之理法。

柴胡去半夏加栝楼根汤证案

衣某，女，43岁。1986年2月6日就诊。

　　患者 1 年前，因恚怒，遂发口干渴，多饮多尿，于某县人民医院诊为糖尿病。曾服甲苯磺丁脲及降糖灵等药物。近来病情加重，时五心烦热，口干咽燥，便秘，饮水每日约五暖水瓶，小便日三十余次，尿糖（＋＋＋），血糖 21mmol/L，舌红少苔，脉细数。

　　证属肝气郁结，五志化火，气化失司，而发消渴。治宜解郁化火，益气养阴。予柴胡去半夏加栝楼根汤加味。

　　处方：柴胡 12g，黄芩 12g，人参 12g，天花粉 15g，山药 30g，黄芪 30g，生地黄 15g，元参 12g，生甘草 3g，生姜 3 片。水煎服。

　　上药服 10 剂后，诸症悉减，尿糖（＋＋）。上方继服 10 剂，诸症豁然，尿糖（＋）。守上方 30 剂，尿糖（－），血糖降为正常。为巩固疗效，予以人参 6g，天花粉 6g，山药 6g，做散剂，早晚分服。

　　解读：本案患者发消渴，盖因情绪恚怒，气机郁结，郁而化火，进而烧灼肺胃阴津而发消渴。此即"五志化火"之谓。故早在 20 世纪 50 年代公即有"糖尿病从肝论治"之论，方予《外台秘要》之柴胡去半夏加栝楼根汤。方中所寓之小柴胡汤，以柴胡、黄芩调达枢机，清火散郁；赖人参、甘草俾中气健运，气化有司，而津液得布；姜、枣乃酸甘、辛甘和合之用，则营卫得调，气血化生，津液得布；半夏辛温于证不利故去之；栝楼根即天花粉，《本经》谓其"味苦、寒"。成无己谓："栝楼根，润枯燥者也。加之则津液通行，是为渴所宜也。"复云："津液不足而为渴，苦以坚之，栝楼根之苦，以生津液。"李时珍云："栝楼根，味甘微苦酸，酸能生津，故能止渴润枯，微苦降火，甘不伤胃。"取其性寒味甘微酸苦，以生津止渴之功以除烦热。方加黄芪与人参相伍，名参芪汤，以增其大补元气，生津止渴之功；生地黄、元参，滋阴生津，清热润肠以祛咽燥便秘之候。故诸药合用，郁火得清，津液得布，消渴诸候得解。

愈后予以人参、天花粉、山药做散剂以固疗效，名消渴散。方中取天花粉清热润肺，养胃生津；人参补脾益气生津；山药补脾胃，益肺肾。三药合用，则肺、脾、肾三脏并调，上、中、下三焦之气化同司，而三消之证得解，故"消渴散"为治消渴病之良方。

公于临证时有一方单味、数味，或一方数十味，公谓："昔张介宾尝云：'治病用药，本贵精专，尤宜勇敢。'意谓法无定法，应病而施，用药亦然。"观此案公之用药，与证相符，精而专，药简力宏，处方用药，似有一味不可减，而又有一味不可增之感。可见其临证独具匠心，法贵权变，方在精练。

54. 痿 证

益气愈痿汤证案

吕某，男，24 岁，莱西人。1964 年 8 月 12 日就诊。

患者于 2 周前出现背部疼痛，束带感，肢体麻木，无力等症。继而出现下肢活动受限，伴二便障碍，遂去医院就诊，某县医院诊为"脊髓炎"，收入院治疗 5 天，肢体逐渐变为痉挛性瘫痪（硬瘫），排尿困难转为尿失禁，并伴大便秘结不行，友人介绍来治。见肢体瘫痪，筋脉拘急，麻木不仁，头目眩晕，肌肤、爪甲失荣，小便失禁，大便秘结不行，舌红少苔，脉细微数。

证属素体肝肾亏虚，外感湿热，痹阻经脉，致督脉失荣，筋骨肌肉脉络失养，遂发痿证。予益脾肺，养肝肾，通督脉，强筋骨，佐以益气养血之治。师益气愈痿汤意。

处方：黄芪30g，炒白术30g，红参10g，熟地黄30g，鹿角片15g，山萸肉15g，枸杞15g，续断12g，杜仲12g，怀牛膝12g，制附子10g，狗脊10g，当归12g，制白芍12g，鸡血藤30g，炙甘草10g。水煎服。

针灸：①取十二经之荥穴：鱼际、劳宫、少府、大都、行间、然谷、二间、液门、前谷、内庭、侠溪、足通谷。补法，针后灸之。②针刺十二经之输穴：太渊、神门、太白、太冲、太溪、三间、中渚、后溪、陷谷、足临泣、束骨。行平补平泻法。

9月15日，经治1个月，肢体肌力，感觉及括约肌功能改善。予以上方加制龟板15g，黄精15g，巴戟天15g，肉苁蓉15g。水煎续服。

11月28日，续治2个月，肢体肌力，感觉及括约肌功能基本恢复。予以二诊方制成蜜丸续服，以固疗效。

解读：脊髓炎，是一种非特异性（非细菌亦非病毒）引起的脊髓白质脱髓病变，病损表现为下肢瘫痪，感觉障碍及尿便障碍。此病属中医"痿证""痿躄"范畴。其病因病机《素问·痿论》云："黄帝问曰：五脏使人痿，何也？岐伯对曰：肺主身之皮毛，心主身之血脉，肝主身之筋膜，脾主身之肌肉，肾主身之骨髓。故肺热叶焦，则皮毛虚弱急薄，著则生痿躄也。心气热，则下脉厥而上，上则下脉虚，虚则生脉痿，枢折挈，胫纵而不任地也。肝气热，则胆泄口苦筋膜干，筋膜干则筋急而挛，发为筋痿。脾气热，则胃干而渴，肌肉不仁，发为肉痿。肾气热，则腰脊不举，骨枯而髓减，发为骨痿。"意谓湿热之邪，首先犯肺，致"肺热叶焦"，五脏亦因此得不到营养而生痿躄。

1964 年甲辰岁，太阳寒水司天，太阴湿土在泉为政。四之气为大暑至秋分之间，约 7 月 23 日之间。《素问·六元正纪大论》云："太阳司天之政……寒政大举……则火发待时……时雨乃涯……寒湿之气持于气交，民病寒湿，发肌肉痿，足痿不收。"复云："四之气，风湿交争，风化为雨，乃长乃化乃成，民病大热，少气、肌肉萎、足痿。"意谓在太阳司天的年份，有余寒水之政大起，使阳气不得伸张，值少阳相火主治的时候（三之气），被郁的火邪发挥作用，至三之气终，太阴湿土运化四布，太阳寒水施发于上，少阳雷发振动于下，使湿气上蒸，寒气湿气相搏于气交，故"民病寒湿，发肌肉痿，足痿不收"。且四之气时，客气为厥阴风木，主气为太阴湿土，风湿之气交序，风气转化为雨，雨湿之气郁久化热，至"民病大热，少气、肌肉萎、足痿"。由此可见，大凡太阳司天之年，尤其在大暑至秋分之间，易因寒湿郁成大热，致肺热叶焦，发为痿躄。提示感受湿邪，稽留不去，日久化热，发为本病。

《灵枢·根结》云："痿疾者，取之阳明，视有余不足。"《素问·痿论》云："治痿者，独取阳明，何也？岐伯曰：阳明者，五脏六腑之海，主润宗筋，宗筋主束骨而利关节也。冲脉者，经脉之海也，主渗灌溪谷，与阳明合于宗筋，阴阳总宗筋之会，会于气街，而阳明为之长，皆属带脉，而络于督脉。故阳明虚，则宗筋纵，带脉不引，故足痿不用也。"意谓手阳明大肠、足阳明胃，二者为五脏六腑营养的源泉，冲脉隶属阳明，故公有"益气愈痿汤"之治。方中有参、术、芪之用，以健脾和胃，大补后天之气；当归伍黄芪，乃当归补血汤之谓，以大补阴血；鹿角胶，乃血肉有情之品，生精补髓养血助阳，且鹿角胶由鹿角熬化而成，骨属补督脉，禀纯阳之质，含生发之机，而强筋健骨；熟地黄、枸杞、山萸肉益肾填精，大补阴血；续断、杜仲、制白芍、怀牛膝、狗脊，具养肝肾，强筋骨之用；鸡血藤入肝肾二经，行血补血而强筋骨。诸药合用，以补气血。一味附子，辛热燥烈，走而不守，能通行十二经。功于峻补下焦之元阳，与诸补益药同用，可补一切内伤之不足，以治"五脏使人痿"之候，此即张景岳之"善补阳者，必于阴中求阳，则阳得阴助而生化无穷；善补阴者，必于阳中求阴，则阴得阳升而源泉不竭"之谓。

其针灸之治，《素问·痿论》有"各补其荥，而通其俞，调其虚实，和其顺逆"之论，故取十二经之荥穴，行补法针灸之；针刺十二经之输穴，平补平泻之。

55. 振掉

琥珀定志丸证案

孙某，男，46 岁，供销社职工。1974 年 7 月 27 日就诊。

左侧肢体抖动年余，紧张时抖动加剧，睡眠时消失。起病因生气上火而致，血压 100/70mmHg。去青医就诊未见异常，疑诊帕金森病。症见上下肢振掉不止，生气上火加剧，睡眠时消失，食欲尚可，大便燥结，小便时有赤黄，舌尖赤，舌质赤绛，苔薄白，脉左沉弱微数，右沉弦微数。

证属肝肾亏虚，气血不足，营卫失和而致振掉。予以养肝肾，益气血，和营卫之治。师琥珀定志丸易汤调之。

处方：琥珀6g，朱砂3g（冲），党参15g，茯神12g，胆南星12g，石菖蒲10g，远志10g，蝉衣10g，黄芪30g，桂枝10g，当归15g，白芍15g，熟地黄30g，防风15g，磁石30g，神曲12g，桑椹子30g，炒枣仁30g，柴胡10g，郁金12g，白术 12g，陈皮 10g，炙甘草 15g，生姜 3 片，大枣 4 枚为引。5剂，水煎服。

8 月 2 日，药后振掉略见好转，守方继服 5 剂。

8 月 9 日，药后诸症豁然，然仍有慌张振掉之候。予原方去逍遥散而入大定风珠加味。

处方：琥珀 3g（冲），党参 15g，胆南星 12g，石菖蒲10g，远志 10g，蝉衣 10g，生龟板 12g，龙骨 15g，牡蛎 15g，阿胶 10g（烊化），黄芪 30g，桂枝 10g，当归 15g，制白芍15g，生地黄 30g，桑椹子 30g，炒枣仁 30g，茯神 15g，白术12g，女贞子 15g，旱莲草 15g，麦冬 12g，水牛角 10g，炙甘草10g，生姜 3 片，大枣 4 枚。水煎服。

10 月 13 日，守方治疗 2 个月，诸症悉除。

解读：《素问·太阴阳明论》云："四支皆禀气于胃，而不得至经，必因于脾，乃得禀也。"意谓脾主四肢，脾胃虚弱，化源不足，肢体失濡，而见振掉。故公首诊之治，有四君子汤，以益气健脾；黄芪桂枝五物汤、四物汤、当归补血汤，以和营卫、补气血，则四肢得荣，经脉得行，此乃血行风自灭之谓。因生气上火加剧，乃肝郁脾虚之由，故入逍遥散以疏肝和脾，养血营脉。《素问·灵兰秘典论》云："心者，君主之官，神明出焉。"《灵枢·本神》篇云："所以任物者，谓之心。"此案患者，由于气血亏虚，心血不足，任物失司，紧张时必振掉加剧，于是镇惊安神必为其法，故此案主以《沈氏尊生书》之琥珀定志丸易汤（琥珀、朱砂、党参、茯苓、茯神、南星、菖蒲、远志）调之。方中主以琥珀镇惊安神，他药均为该方之辅药，以增其效。故二诊时振掉之症减，仍守方续服。三诊时"诸症豁然"，示肝郁已解，故去逍遥散。"然仍有慌张振掉之候"，故有大定风珠之入，取其滋补肝肾，熄风定搐除颤之用，故守方续治 2 个月，而病臻痊愈。

此案阅毕，见公临证投剂，妙法在心，活变不滞，堪为后学者之师。诚如宋·宋濂所云："夫医之为道，必志虑渊微，机颖明发，然后可与于斯。"

56. 耳聋

清聪化痰丸证案

叶某，男，15 岁，学生。1974 年 6 月 26 日就诊。

患者 1 周前，因感冒后觉左耳听力下降，且有重声及自声增强感。西医诊为"卡他性中耳炎"，经治疗好转，但数日后又复发，伴心烦，郁闷，头痛目眩诸症。舌尖红，苔薄黄，脉弦数。

证属肝胆火炽，痰火上扰之候。予清聪化痰丸易汤加味。

处方：陈皮 12g，蔓荆子 12g，茯苓 12g，黄芩 12g，黄连 10g，夏枯草 12g，香附 12g，白芍 12g，生地黄 15g，半夏 12g，柴胡 15g，人参 6g，青皮 12g，节菖蒲 12g，远志 12g，郁金 12g，甘草 10g。水煎去渣再煎温服。

4 月 2 日，服药 5 剂，听力恢复，心烦，头痛等症亦除。为固疗效，守方继服 5 剂。

4 月 27 日，经中医治疗，愈后 2 周，病未复发，询公是否续治。公嘱服杞菊地黄丸以固疗效。

解读："卡他性中耳炎"，属急性化脓性中耳炎，为中耳黏膜急性非菌性炎症，若治疗不及时，易成慢性炎症，影响听力或造成耳聋。本病属中医"耳胀""卒聋"范畴。本案公予《沈氏尊生书》清聪化痰丸易汤治之。盖因外邪侵入，邪犯少阳，致枢机不利，肝胆之火循经上壅于耳，痰火郁结，气机壅塞而致耳聋。《素问·天元纪大论》云："寅申之岁，上见少阳……少阳之上，相火主之。"张志聪注云："少阳之上，相火主之，故三焦手少阳之脉，动则病耳聋。"时1974年，乃甲寅岁，少阳相火司天，而又病发于三之气时，主客之气均为少阳相火当值，故外邪侵入，相火隆盛，枢机不利，致痰火壅结而发耳聋。故主以清聪化痰丸易汤治之，方中主以小柴胡汤以疏泄肝胆之火；痰气郁结，有二陈汤、青皮燥湿化痰，理气和胃；合黄连以清火，使之下行；以蔓荆子疏风清热；白芍、生地黄养血以柔肝；方加菖蒲、远志、郁金，以清心解郁。诸药合用，药仅5剂，则耳聪复听，复治2周，彻底治愈。

此案之治，实西医诊断中医辨证之治验，即辨病辨证相结合。对此，公以清·顾锡《银海指南·跋》导之："用古方疗今病，譬之拆旧料改新房，必再经匠氏之手，然后可施以成室。"

57. 狐惑病

甘草泻心汤证案

叶某，女，30岁，已婚。1971年6月9日就诊。

会阴部溃疡2年。2年前夏季，在野外烈日下劳作后，面部、眼睑及鼻翼处出现浮肿，口腔内先后出现大小不等溃疡面，自感疼痛，会阴部也有痒痛感，曾住院治疗，服用激素后病愈。今年又病作，逐日加重，服药无效，多处溃疡面，始终不见愈合，每日伴有发热，身怠力乏，纳呆便燥，询其家族病史，言其母有类似病史。查体温38℃，发育营养尚好，未有其他疾病。妇科检查：会阴部左侧大阴唇下方有一处呈蚕食性溃疡面，左侧小阴唇，全部溃烂，右侧小阴唇内侧，有数个大头针冒大小之溃疡，表面颜色暗淡，并有少量脓性分泌物，尿道口红肿，阴蒂亦呈现水肿。自觉剧痛，行走困难，两眼结膜充血。西医诊为贝赫切特综合征。实验室检查：血红蛋白12.4g/L，红细胞、白细胞计数及尿常规检查均正常，苔白舌质淡腻，脉象滑数。

证属湿热下移，而成阴蚀。治宜清热解毒，凉血利湿。师甘草泻心汤意化裁。

处方：甘草15g，黄芩15g，黄连10g，党参15g，姜半夏10g，干姜6g，黄柏12g，苍术6g，土茯苓15g，猪苓10g，茯苓15g，白术10g，泽泻10g，薏苡仁20g，阿胶10g（烊化），当归10g，白芍10g，陈皮6g，生地黄15g，滑石12g，水煎服。

外用方：川连6g，青黛3g，共研末，凡士林调涂，在涂药前先用地骨皮12g，黄柏12g，苦参15g，白芷12g，煎水待温后冲洗患部，拭干后再涂。

6月16日，用药1周，阴蚀诸症悉减。因乃沉疴顽症，嘱其守方治之。3月后欣然告云：经治月余，病臻痊愈。

解读：狐惑病系一种病毒感染引起的以咽喉、前后阴溃疡及目赤为特征的疾病。现代医学称为"贝赫切特综合征"，又称眼、口、生殖器综合征。中医认为此因湿热虫毒引起的疾病，首见于《金匮要略》，并有详尽病脉证治。对此，晋·王叔和《脉经》有"病人或从呼吸上蚀其咽，或从下焦蚀其肛阴；蚀上为惑，蚀下为狐。狐惑病者，猪苓散主之"之证治。对此，清·黄元御《金匮悬解》云："土湿则脾陷而不消，胃逆而不纳，故不能饮食。君火不降，则见赤色；辛金不降，则见白色；壬水不降，则见黑色。病见上下，而根在中焦，总由中焦太阴湿土之旺，甘草泻心汤温中而清上，培土降逆，狐惑之方也。"故本案之治，公以清热解毒，凉血利湿为治，宗《金匮要略》之法，主以甘草泻心汤、猪苓汤、茵陈五苓散合《丹溪心法》之二妙散，以清热化湿，安中解毒；复师《金匮要略》之赤小豆当归散意，薏仁代赤小豆，伍以土茯苓以解湿热瘀毒；白芍、生地黄、阿胶滋阴凉血，以清血分之热毒；药用陈皮与方中茯苓、半夏、甘草，寓二陈汤之伍，以清痰湿浊毒。外用软膏、洗剂，亦清热、燥湿、解毒之用。故诸法诸方施之，而收预期之效。

此类患者，为沉疴顽症，内服外治共施是一重要法则。疗程较长，守方治疗，必向患者讲明。

58. 脏躁

柴胡加龙牡汤证案

于某，女，37 岁，海阳县发城人。1974 年 10 月 26 日就诊。

家人代述，患者 2 周前情志不舒，思虑过多，遂发病难入寐，且做噩梦。继而胸闷气短，食欲欠佳，心中躁动不安。1 周前凌晨 1 点，闻小牛叫而惊醒，于凌晨 3 点开始哭笑，狂躁不安，手足舞动两小时许。继而数欠伸，神态复常。其后每日发作 1~2 次。查患者精神萎靡不振，言谈问答与常人无异。诊病间，患者始有躁动不安之象。舌红苔薄黄，脉沉缓微弦。

证属情志内伤，肝郁化火，伤阴耗津，心神惑乱，而致脏躁。治宜调达枢机，镇惊除躁，兼以补益心脾，安神宁心之法。予以柴胡加龙骨牡蛎汤合甘麦大枣汤化裁。

处方：柴胡 10g，黄芩 10g，桂枝 10g，大黄 10g，桑椹子 30g，夜交藤 30g，石菖蒲 10g，麦冬 12g，远志 10g，胆南星 10g，人参 10g，白术 12g，茯苓 15g，龙骨、牡蛎各 30g，磁石 30g，神曲 12g，陈皮 12g，炙甘草 15g，生姜 3 片，大枣 4 个，小麦 1 把。8 剂，水煎服。

11 月 6 日。药后诸症豁然，家人代述：唯 11 月 2 日凌晨 2 点躁动难以入睡，然无哭笑狂躁，倏尔复常。原方加龟板 10g，续服。

11 月 21 日，续服药 2 周，其间未发脏躁。患者神志一如常人，并与家人一起致谢。嘱甘麦大枣汤送服天王补心丹，以交心肾、宁心神为防病之法。

解读：脏躁多由情志内伤所致，忧郁伤神，以心神惑乱为主要病机，以精神抑郁，烦躁不宁，悲忧易哭，喜怒无常为临床表现，且多发于中青年女性。"脏躁"一词，首见于《金匮要略·妇人杂病脉证并治》篇："妇人脏躁，喜悲伤，欲哭，象如神灵所作，数欠伸，甘麦大枣汤主之。"故公选用此方，以甘凉之北小麦，养心安神，润肝除躁；伍以味甘入十二经，益气补虚之甘草；甘温质润，补脾胃益气调营之大枣，三药药性平和，养胃生津化血，则脏不躁而悲伤太息诸症自去。因其病"如神灵所作"，休作有时，且因情志不舒所致，故主以柴胡加龙骨牡蛎汤，以调达枢机，此乃《内经》"木郁达之"，"火郁发之"澄源之治。

柴胡加龙骨牡蛎汤，由小柴胡汤去甘草加龙骨、牡蛎、茯苓、桂枝、大黄、铅丹组成，公谓铅丹不宜内服，多以磁石或生铁落代之。方中柴胡疏肝达郁，推陈致新；黄芩清热化痰除胸胁烦满；以胆南星代半夏降逆豁痰醒神；生姜祛痰下气，解郁调中；大枣安中养脾，坚志强力；人参补气和中，宁神益智；茯苓健脾化痰，宁心安神；磁石镇心安神，以息躁狂；龙骨、牡蛎镇惊安神，以驱梦魇；桂枝和营散结；大黄通瘀导滞。诸药合用，为和解少阳，疏肝达郁，宁心安神，息躁制狂之良剂。伍以白术寓四君子汤益气之治；伍陈皮含二陈汤豁痰之用；伍桑椹、夜交藤、远志、麦冬乃阴中求阳而宁心安神之味。故公以二方合诸药之用，首诊 8 剂而收卓效。二诊时原方加龟板，合龙骨、远志、菖蒲，为《千金方》孔圣枕中丹之治，以滋阴降火，镇心安神之功，除思虑过度，心阴亏耗，而致失眠、躁狂之因。

甘麦大枣汤送服天王补心丹，乃愈后之调，以防复发。

59. 不育症

右归四二五汤证案

张某，男，27 岁。1994 年 5 月 25 日就诊。

患者结婚 2 年，因精子存活率低而无嗣，诸医调治未果而求治。精液常规检查示：精液量少，精子数稀少，活动力弱，且精子畸形较多。证见腰膝酸软，头晕耳鸣，失眠健忘，神疲乏力，性欲淡漠，阳痿早泄。舌淡伴齿痕，苔薄白而润，脉沉细尺部弱。

证属肾元亏虚，命门火衰，精血不足而致不育。治宜益肾温阳，佐以补养精血之法。予以右归丸合四二五汤调之。

处方：熟地黄 20g，山药 20g，山萸肉 15g，枸杞 20g，鹿角胶 10g（烊化），菟丝子 20g，覆盆子 15g，五味子 15g，芦巴子 12g，车前子 15g（布包煎），杜仲 15g，当归 15g，肉桂 10g，制附子 12g，川芎 10g，制白芍 12g，仙茅 10g，仙灵脾 12g，炙甘草 10g。水煎服，每日 1 剂。

另予羊外肾补丸：黄芪 120g，当归 120g，熟地黄 120g，枸杞 200g，五味子 60g，茯苓 60g，泽泻 90g，菟丝子 120g，补骨脂 100g，韭菜子 100g，桑椹子 120g，红参 120g，车前子 100g，甘草 60g。上药共为细末备用。另取羊外肾（羊睾丸）1 对，切薄片，烤箱烘干亦为细末，诸药合之。炼蜜为丸，梧子大，每服 10g，日 2 次，饭前淡盐水送服。

6 月 30 日复诊，治疗月余，自觉形体健壮，阳痿早泄症已无。仍予上方治之，嘱每日生食葵花籽以补阳益精。

9 月 6 日，患者欣言相告：经治疗 3 个月，其妻已怀孕。

解读：男性不育症，属中医"无子""绝育""男子艰嗣"范畴。盖因"肾藏精，主生殖"。故《素问·上古天真论》云："丈夫……二八，肾气盛，天癸至，精气溢泻，阴阳和，故能有子。"由此可知，肾脏精气的盛衰，直接决定人体的繁衍、生长、发育和衰老，而精气的充盛又可促进"天癸"的成熟，在男子则表现为"精气溢泻""阴阳和"，故能促育。鉴于肾精包括先天之精与后天之精，故公在此案中予以右归丸合二仙汤、五子衍宗丸，以温补肾阳，填补精血，则生殖之精得补；辅以四物汤调补气血，而冲任虚损得补。诸方合用，先后天得补，故可令其有子。对不孕不育，公多以右归丸辅以四物汤、二仙汤、五子衍宗丸同用，简称"右归四二五汤"。

而公所立之"羊外肾补丸"，由左归丸、五子衍宗丸、二仙汤、当归补血汤合羊睾丸组成，为男女不孕不育之有效方药，亦为精冷、宫冷、性功能减退之良方。

60. 缺乳

参芪通乳汤证案

房某，女，36 岁。1994 年 10 月 6 日就诊。

患者素体禀赋不足，产后月余，乳少，乳汁清稀，乳房柔软，无胀满感，形寒肢冷，神倦纳呆，面色少华，舌淡红，苔少，脉弱。

证属素体脾胃虚弱，气血生化之源不足，加之产时耗气失血，气血亏虚，化乳之源不足而致缺乳。治宜补气养血，佐以通乳。予以参芪通乳汤。

处方：生黄芪 15g，当归 10g，红参 10g，炮山甲 10g，王不留行 10g，桔梗 10g，通草 3g，白芷 6g，枳壳 6g，香附 6g，路路通 10g，青皮 6g，甘草梢 6g。5 剂，水煎服，

佐服猪蹄汤。

10 月 11 日，药后乳汁增，余症悉减。原方加浙贝 10g，续服。

10 月 20 日，续服中药 10 日，面色红润，目有神采，欣然相告：乳汁充，纳食可。

解读：《诸病源候论》云："妊娠之人，月水不通，初以养胎，既产则水血俱下，津液暴竭，经血不足者，故无乳汁也。"《达生篇》云："乳少及无乳总是虚脉枯槁之故。"《女科指要》云："产妇血气大虚，不能蒸腾津液而上奉为乳。"此案即属上述之因也，故公立参芪通乳汤。该方由《内外伤辨惑论》之当归补血汤合《清太医院配方》之下乳涌泉汤化裁而成。方中主以人参，味甘微苦，性微温不燥，性禀中和，

为大补元气之品；人参、黄芪相伍名参芪方，大补元气；当归伍黄芪，名当归补血汤，大补气血，三药共成补益气血之功，故有促乳之效。足阳明、足厥阴经贯乳，故白芷通阳明之经；香附、青皮疏肝理气；桔梗舟楫之品，载药上行贯乳，且与宽中下气之枳壳相伍，则升降有序，俾经气通达，三焦气化有序，津液输布有司；炮山甲、王不留行、通草、路路通，透达经络，而具通气下乳之效；甘草健脾和中，调和诸药，共为佐使药。故诸方诸药合用，气血得补，肝胃之脉得通，缺乳之候得解。《本草逢原》谓贝母"浙产者"治"乳难"，故二诊时方加浙贝，以其苦甘微寒之性，而清胸乳之气机郁滞，以增贯乳通经之效。

61. 月经先期

清经四物汤证案

吕某，女，39 岁。1994 年 3 月 11 日就诊。

患者 3 月前因小产，月经淋漓、漏下不止，复行刮宫术后遂止。因失子之痛，而情绪不佳，抑郁烦躁，月经先期而致，经量多，色深红黏稠，并夹有血块，腰腹胀痛，面红唇干，口渴心烦，夜寐不安。大便秘结，小便短黄，舌红苔黄，脉象沉数。末次月经于 3 月 9 日结束。

证属阴血亏虚，肝郁血热而致月经先期。治当补血清热之剂。予清经四物汤治之。

处方：当归 6g，白芍 12g，川芎 3g，生地黄 15g，黄芩 10g，黄连 3g，黄柏 6g，香附 3g，知母 10g，阿胶 10g（烊化），艾叶炭 10g，炙甘草 3g。水煎服。

予以上方治疗，每周服药 5 剂，月经按期而致，经量适中，余症悉除。又予原方去黄芩、黄连，于经后 1 周服 5 剂；经期中 5 剂；经前 1 周去黄柏、知母，亦服 5 剂。其后月经亦如期而致，遂予胶艾汤做水丸续服。3 月后怀孕，足月产一男婴，母子平安。

解读：此案因小产漏下，行刮宫术，续伤冲任、胞脉。复因抑郁化热，遂成血虚有热之证。故公运用《古今医鉴》之清经四物汤治之。该方实由《金匮要略》之胶艾汤加清热凉血药而成。胶艾汤，又名芎归胶艾汤，乃仲景为"妇人有漏下者，有半产后因续下血都不绝者"而设方。方中以四物汤养血和血；阿胶养阴止血；艾叶炭化，有暖宫止血之功；甘草调和诸药。诸药合用，以其调补冲任，固经养血之功而愈病。药用三黄、知母清热泻火，乃苦坚阴、坚肾之用，此即《内经》"火郁发之"之意。

经治 1 个月，月经正常。去黄芩、黄连续服，以防苦寒败胃之弊。经治 2 个月，月经正常，心情平稳。且因该方尚主治"妊娠下血者"，"妊娠腹中痛，为胞阻"者，故予以胶艾汤做丸服用，以其调冲任，养血促孕之功，而妊娠产子。

62. 经行后期

启宫丸证案

陈某，女，39 岁。1973 年 6 月 5 日就诊。

月经后期，色淡，质黏，白带多，形体胖，面色苍白，神疲乏力，眩晕，心悸短气，健忘，胸闷腹胀，食少纳呆，舌淡胖，苔腻，脉滑。

证属痰湿内盛，滞于冲任，血海失盈，带脉失约。治宜燥湿化痰，活血调经。予启宫丸合当归芍药散易汤化裁。

处方：苍术 12g，香附 10g，神曲 12g，茯苓 30g，陈皮 10g，制半夏 10g，川芎 6g，远志 6g，当归 12g，制白芍 12g，白术 12g，泽泻 12g。水煎服。

6 月 11 日，服药 5 剂，带下、眩晕、心悸、纳呆诸症豁然。续服 10 剂，月经来潮，经量、经色可。续治 1 月，月经如期来潮，余症悉除。

解读：《素问·评热病论》云："月事不来者，胞脉闭也。"而月经后期者，当为胞脉失盈之谓也。此案患者素体阳虚，命门之火不足，脾阳不振，气化失司，痰湿壅滞冲任，血海、胞宫失盈，而致经行后期；痰湿下注，带脉失约而致带下过多。故公有验方启宫丸（苍术、香附、半夏、神曲、茯苓、陈皮、川芎）燥湿化痰、活血调经之治。方中之苍术，辛苦性温，芳香燥烈，辛苦则开散，芳燥能化湿。《本草求真》谓苍术"同香附则为散郁而气平"，盖因"苍术能径入诸药，疏泄阳明之湿，通行敛涩，香附乃阴中快气之药，一升一降，故散郁而平"，于是二药共为主药。辅之陈皮理气健脾；制半夏燥湿化痰；茯苓健脾渗湿；神曲消食化积。诸药合用，乃寓二陈汤、平胃散二方之效，以助后天气血生化之源，俾血海得盈，月经时至，并以其健脾和胃，温阳化饮之功，则眩晕、腹胀、纳呆之疾得除。川芎为妇科常用要药，启宫丸用之，乃为通行气血调经之用。方加远志助心阳，益心气，又能使肾气上交于心，交通心肾，并能祛痰浊，故凡痰阻神迷，惊悸健忘诸症可除。公谓启宫丸燥湿化痰之功尚可，然其健脾益气、活血通经之功稍逊，故合入《金匮要略》之当归芍药散，以其具四物汤、四苓散二方之效，增其调肝脾、通冲任之功。于是诸药合用，则痰湿内盛，血海失盈之证得解，月经按期而至。

63. 月经先后不定期

逍遥饮证案

王某，女，41 岁，栖霞县教师。1973 年 9 月 14 日就诊。

患者月经先后不定期 1 年，量或多或少，色淡质稀，末次月经于 9 月 9 日结束。神疲乏力，心悸，健忘，多梦，纳呆食少，经来小腹隐痛。舌淡，苔薄，脉缓。

证属脾虚统摄无权，冲任气血亏虚，血虚心神失养而致月经先后不定期诸候。治宜益心脾，调冲任之法。师逍遥饮意化裁。

处方：当归 15g，茯神 12g，制白芍 15g，熟地黄 15g，炒酸枣仁 20g，远志 10g，陈皮 10g，炙甘草 10g。水煎服。

9 月 19 日，服药 5 剂，神疲乏力、心悸健忘诸候悉减，因虑逍遥饮益气养血之功不足，故合圣愈汤入川芎 10g，红参10g，黄芪 12g，制香附 10g。水煎服。

10 月 12 日，继服 15 剂（每周服中药 5 剂）。月经 8 日来潮，行经 4 天，经量可，经色红质稠，余候亦除。嘱服乌鸡白凤丸、益母草膏，以固疗效。

解读：《素问·阴阳别论》云："二阳之病发心脾，有不得隐曲，女子不月。""二阳"，张景岳注云："二阳，阳明也，为胃与大肠二经。"《素问·刺法论》云："胃为仓廪之官，五味出焉。"《素问·六节脏象论》云："五味入口，藏于肠胃，味有所藏，以养五气。"故《灵枢·五版》篇云："人之所受气者，谷也。谷之所注者，胃也。胃者，水谷气血之海也……胃之所出气血者，经隧也。"意谓五脏六腑皆禀气于胃，即为气血生化之源，脾主运化，胃主收纳，脾胃为后天气血生化之源，若人有难言之隐，心情抑郁，久思伤及心脾，必致月经不调。本案患者为一教师，心思缜密，思虑过度而肝郁脾虚，致冲任气血失调，经隧之血运行无序，遂致月经先后不定期，故公有《景岳全书》逍遥饮之用。方中当归甘补辛散，苦泄温通，既能补血，又可活血，入心、肝、脾三经，心主血，肝藏血，脾统血，使气血各有所归，故名当归，能主治一切血证，为血证要品，尤为妇科之良药，任为主药。熟地黄甘温味厚，而质柔润，既能滋阴养血，又可生精补髓，为补肝肾之要药；白芍苦酸微寒，入肝脾二经，有补血敛阴，柔肝止痛之功，二药辅当归，共成养心脾，益肝肾，调冲任之功。陈皮味辛苦而性温，功有健脾和胃，以冀后天气血生化之源；炒酸枣仁甘酸性平，而养心脾；远志苦辛而温，助心阳，益心气，具交通心肾之功，而安神定悸；苓块中穿有松根部分者称茯神。其用，黄宫绣谓"茯神功与茯苓无异，但神抱心以生，苓则不从心抱，故苓能入脾与肾，而神则多入心耳……服此开心益智，安魂定魄。"故而药用茯神，可佐枣仁、远志而安神宁心；甘草调和诸药，共为佐使药。二诊时，因虑逍遥饮健脾益气，活血通脉之功不足，故合入《医宗金鉴》之圣愈汤，及药用制香附，遂收卓功。圣愈汤实由《局方》四物汤加人参、黄芪而成，为气血亏虚，不能摄血之用方。尚寓《内外伤辨惑论》之当归补血汤、《大补小吃》之参芪精。故统三方之功，六药之效，而收卓功，故名"圣愈汤"。李时珍《本草纲目》云："香附之气平而不寒，香而能窜。其味多辛能散，微苦能降，微甘能和。乃足厥阴肝，手少阳三焦气分主药，而兼通十二经气分。"故有"利三焦，解六郁"之功，被誉为"气病之总司，女科之主帅"。《本草纲目》并谓香附"得参、术则补气，得归、地则补血"。故制香附与圣愈汤同用，增其大补气血之效，故续服中药 15 剂，则月经正常来潮。

64. 倒 经

芎归胶艾汤证案

杨某，女，21 岁，莱阳人。1976 年 3 月 4 日就诊。

患者 19 岁月经初潮时即鼻衄，曾因出血过多而晕倒。此后每值月经来时即鼻衄，至今未愈。经来量少，月经常不按期。查面色萎黄无华，两颧及唇周均有色素沉着。舌淡无苔，六脉沉涩。

证属肝肾亏虚，冲任失濡，阴亏于下，冲脉之气浮越于上而致倒经。治宜养肝肾，调冲任，益血降冲。师芎归胶艾汤意化裁。

处方：当归 15g，阿胶 10g（烊化），艾叶 10g，白芍 10g，川芎 10g，生地黄 30g，血余炭 10g，小蓟炭 10g，怀牛膝 10g，牡丹皮 10g，旱莲草 30g，女贞子 30g，陈皮 10g，焦栀子 10g，甘草 10g，大枣 3 枚为引。水煎服。

服中药 15 剂，经治当月经行未见鼻衄。嘱当归丸平时服，经前 1 周服药 7 剂。经调治 3 个月，病未见复发。

解读：此案患者天癸不足，19 岁月事方行，属冲任失调，阴血亏于下，故有阳气浮越于上，夹冲气上逆，而有倒经之患。诚如清·王馥原《医方简义》所云："凡妇人以及室女患鼻衄吐血等症，切勿以鼻衄吐血之常法治之。此名倒经，必由肝阳上升，情怀失畅，致冲任失司，逆行而上也。"故公予养肝肾、调冲任之法。师《金匮要略》之芎归胶艾汤意调之。胶艾汤原为阴血亏虚，冲任损伤所致之崩漏、胞阻或胎动不安病而设方。据《得配本草·奇经药考》所云："当归主冲脉为病，逆气里急……川芎行冲脉。"故今用治倒经，取四物汤养血和血以调冲任；阿胶养阴止血；艾叶温下元、补命门而调冲任；《得配本草》谓"甘草和冲脉之逆，缓带脉之急"，故甘草调和诸药兼有缓急降冲之用。合入二至丸（女贞子、旱莲草）以养肝肾之阴；血余炭、小蓟炭以凉血止血；牛膝引血下行而归经。虑其血虚肝脉失濡，导致肝火旺之证，故合入陈皮、牡丹皮、栀子，成理气、达郁、清火之功。故诸药合用，而收效于预期。

65. 崩漏

升血汤证案

梁某，女，28 岁，工人。1974 年 5 月 3 日就诊。

患者往有月经不调史，近半年来，月经先后不定期，经前乳胀、小腹痛，经来量多，经治好转，并于 3 个月前怀孕。后因情志抑郁，而发胎漏，虽予西医保胎未效，继而小产，续下血不绝，而转中医治疗。

证见精神郁闷，燥热烦渴，时太息嗜卧，卧睡不宁，心悸怔忡，嗳气食少，胸胁乳房胀痛不舒，脘腹痞满，小腹胀痛，下血时多时少，色暗红，有血块，舌略暗，苔薄白，脉沉弦而细。

证属肝郁气结，气机逆乱，致冲任失调，血海蓄溢失常，而致漏下。治宜疏肝解郁，调冲任，益气血，佐以止血调经。师《儒医指掌》之升血汤意化裁。

处方：炒白术 18g，当归 12g，地榆 30g，升麻 15g，黄芩炭 10g，柴胡 10g，艾叶炭 6g，荷叶炭 10g，制白芍 6g，白茅根 6g，棕榈炭 10g，川芎 6g，阿胶 10g（烊化），炙甘草 10g，入清酒少许。水煎服。

5 月 8 日，服药 5 剂，诸症悉减，然漏下不止，予上方倍黄芩炭 15g，加贯众炭 10g，牡丹皮 10g，制香附 10g，焦栀子 10g，续服。

5 月 19 日，续服 10 剂，漏下已止，胸胁脘腹不适之症亦除。因漏下日久，形神俱虚，且因早孕流产，伤及气血，时心烦渴，故予以加味圣愈汤以作善后之治。

处方：红参 10g，黄芪 20g，当归 12g，川芎 3g，熟地黄 12g，制白芍 10g，知母 10g，阿胶 10g（烊化）。水煎服。

解读：《儒医指掌》之升血汤（白术、归尾、地榆、升麻、芩炭、柴胡、熟艾、白芍、荷叶、白茅根、棕炭、川芎），乃清代儒医孙侗为"一切失血症，如便血、痔漏、妇人血漏"而设方。公谓此方，或由《伤寒论》之四逆散，或由《和剂局方》之逍遥散化裁而成。若治妇人崩漏者，可谓之由《金匮要略》之芎归胶艾汤加减而成。

此案患者往有"月经先后不定期，经前乳胀，小腹痛"病史，此乃肝失条达，脾失健运，肝郁脾虚之证。继而因胞脉失濡，冲任失调，而致胎漏，又继发"小产下血不绝"，故公予以升血汤化裁治之。方寓《金匮要略》之芎归胶艾汤，主以四物汤养血活血；阿胶养阴止血；艾叶温经暖宫；甘草调和诸药；清酒以行药力。故诸药合用，则阴血得补，瘀血得去，冲任得调，胞宫得安；辅以柴胡以疏肝解郁之用，寓《伤寒论》四逆散调和肝脾之意；佐以荷叶、茅根、地榆、棕榈炭、黄芩炭，均为止血之伍；而药用升麻，取其甘辛微寒，体质空松，微寒清热，轻浮升散，于是，以其轻清上升之性，升举脾胃清阳之气，而"漏下"之势得缓。升麻、柴胡二药皆轻清升散，故相辅而用。如本案所用之升血汤，《沈氏尊生书》之柴胡升麻汤，《证治准绳》之柴胡石膏汤，《东医宝鉴》之柴胡枳壳汤，《脾胃论》之补中益气汤、补脾胃降阴火之升阳汤、升阳散火汤，《寿世保元》之冲和养胃汤、泻火升阳汤、益胃升阳汤，均以升麻柴胡对药组合，以升阳举陷，轻清散郁而建功。《素问·至真要大论》云："谨守病机，各司其属，有者求之，无者求之，盛者责之，虚者责之。"《素问·阴阳应象大论》云："治病必求于本。"《素问·至真要大论》云："高者抑之，下者举之，有余折之，不足补之，佐以所利，和以所宜。"《素问·六元正纪大论》云："木郁达之，火郁发之，土郁夺之，金郁泄之，水郁折之。"升血汤中之升麻柴胡，乃"下者举之""木郁达之"之谓也，亦澄本清源之治；当归、白芍、白术，益气养血，调补冲任，乃"不足补之"之用；而升阳举陷，益气养血法，乃有无求之，虚实责之，"必求于本"之谓也，亦补虚固本，复旧之治；而艾叶乃温而止之；黄芩、地榆、茅根、棕榈炭乃清而止之；阿胶乃补而止之；川芎乃泻而止之，此乃"佐以所利"之谓，亦塞流止血之治。故一贴升血汤，而治妇人漏下之证，乃宗《素问·标本病传论》《灵枢·病本》"急则治其标，缓则治其本"之治疗大法，而有"塞流""澄源""复旧"诸法之用。斯方理、法、方、药朗然，故药仅 15 剂，而收效于预期。

"复旧"又名"端本"，即补虚固本。如本案予圣愈汤，乃愈后之治方。且患者小产失孕，时心烦意躁，亦须调治。圣愈汤乃李东垣为一切失血过多，或气血俱虚之证而设方。方由四物汤加参、芪而成。柯韵伯云："此方取参、芪配四物，以治阴虚血脱等证。盖阴阳互为其根，阴虚则阳无所附，所以烦热燥渴；气血相为表里，血脱则气无所归，所以睡卧不宁。然阴虚无骤补之法，计在培阴以藏阳，血脱有生血之机，必先补气，此阳生阴长，血随气行之理也。"柯氏复云："此六味皆醇厚和平而滋润，服之此则气血疏通，内外调和，合于圣度矣。"柯氏之论，实《内经》"审其阴阳，以别柔刚，阳病治阴，阴病治阳"，及"谨察阴阳而调之，以平为期"之治疗大法，故谓"合于圣度"，方名"圣愈"。

66. 带下

黑逍遥散证案

邢某，女，64岁。1970年11月9日就诊。

患者闭经10年，近日带下量多，黄赤兼见，臭秽难闻，小腹坠胀，腰板沉，自谓"绝症"，妇科检查无异常，求治于吉忱公。舌红苔黄，脉细弦微数。

证属肝肾亏虚，相火妄动，肝经火炽，下克脾土，带脉不束。予黑逍遥散易汤化裁。

处方：当归12g，柴胡15g，川芎12g，生地黄30g，赤芍12g，陈皮12g，苍术15g，茯苓15g，党参15g，黄芩12g，半夏10g，升麻6g，牡丹皮12g，黄连10g，香附15g，生姜3片，甘草10g。水煎去渣再煎温服。

服药7剂，病愈。予以逍遥丸、六味地黄丸以善其后。

解读：此案患者为一老年绝经期女性，其带黄赤量多，盖因肝肾亏虚，相火妄动而致。故处以《医略六书·女科指要》之黑逍遥散（逍遥散加地黄），以成养血疏肝，健脾和中之功，俾肝肾得养，肝火得清，脾湿得除。因"血弱气尽，邪气因入"，加之天癸竭，冲任失调，而见"小腹胀坠"，故又辅以柴胡四物汤（小柴胡汤合四物汤），以调达枢机，清火散郁，兼行气血。故秉二方之功，而肝肾得补，冲任得调，水火得济，火消郁散，而带下得清。香附味辛微苦微甘，性平，入肝及三焦经，辛能散，苦能降，甘能缓，芳香性平，无寒热偏性，故为疏肝解郁，理气导滞之良药，而公于临床，凡用小柴胡汤，或逍遥散诸方时均佐之。而药加陈皮、苍术者，方寓《傅青主女科》完带汤之治。药用牡丹皮者，以其苦辛性寒，其气清芳，以清透阴分伏火，而赤带可清；黄连味苦性燥，能泻肝胆之实火，则黄带以除。据《得配本草·奇经药考》所云：当归主"带脉为病，腹满，腰溶溶如坐水中"，"白芍，主阳维寒热，带脉腹痛"，"甘草，和冲脉之逆，缓带脉之急"。故三药以其入带脉，引领诸药以成束带之功。且诸药合用，标本兼顾，攻补同伍，而病臻痊愈，收效于预期。

萆薢渗湿汤证案

吴某，女，34 岁。1974 年 9 月 10 日就诊。

患者带下赤白，起病 2 天，小便频数，每日 6 ~ 7 次，尿量少，色赤黄，口渴黏腻，心烦食减，肢体沉重无力，舌质淡，苔薄白，脉细数微弦。

证属脾虚湿盛，蕴久成热，致湿热移于下焦，蕴结胞宫。治宜清热利湿，化瘀止带。师萆薢渗湿意化裁。

处方：萆薢 30g，淡竹叶 15g，木通 10g，黄柏 15g，牛膝 10g，车前子 12g（包煎），茯苓 12g，泽泻 12g，牡丹皮 6g，薏苡仁 20g，当归 12g，白鸡冠花 30g，赤芍 10g，川芎 10g，甘草 3g，水煎服。

9 月 16 日，服药 5 剂，带下减少，小便次数减少至日 3 ~ 4 次。效不更方，予原方加白术 12g，滑石 12g，知母 10g，续服。

10 月 5 日，守方续治 2 周，带下、尿频诸症悉除。予以知柏地黄丸、白带丸续治，以固疗效。

解读：此乃脾虚湿盛，郁久化热，下移胞宫、净府，故有带下、气淋之证。公予以《疡科心得集》之萆薢渗湿汤（萆薢、薏仁、黄柏、茯苓、牡丹皮、泽泻、通草）以清热利湿，止带通淋；合《金匮要略》之当归芍药散（当归、芍药、川芎、茯苓、白术、泽泻）以养血疏肝，健脾利湿。故集二方之效，则湿热得除，气滞血瘀得解。药加车前子、白鸡冠花、淡竹叶诸药，以增其燥湿止带之功。二诊时，加白术健脾益气以蠲湿邪，滑石、知母佐方中之黄柏、芍药，乃《医学衷中参西录》之寒通汤，以增其清热化湿，利尿通淋之效。于是胞宫、净府之湿热得解，而带下、气淋之证则愈。

清·毛祥麟《对山医话》有云："治病不难用药，而难于辨证。辨证既明，则中有所主，而用药自无疑畏。"此案以"带下赤白""小便频数"为主症，而其证同为脾虚湿困，继而有湿热蕴结而致尿频、尿赤、带下赤白之症。公谓此案有萆薢渗湿汤证、当归芍药散证、寒通汤证之治，故收效于预期。

67. 阴痒

龙胆泻肝汤证案

周某，女，28岁。1973年6月20日就诊。

患者外阴瘙痒2年余。阴道分泌物涂片，曾查到滴虫，诊为滴虫性阴道炎，西药久治无效，转中医治疗。刻下症见带下量多，秽臭色黄，奇痒难当，心烦，月经尚按期而行，别无他变，舌苔黄而腻，脉数。

证属肝胆湿热下注。治宜清泻肝胆之火，化湿除烦，杀虫止痒。予龙胆泻肝汤调之。

处方：龙胆草 10g，生地黄 15g，当归 10g，黄柏 10g，地骨皮 12g，车前子 10g（包煎），木通 6g，苍术 10g，滑石 15g，栀子 10g，土茯苓 12g，柴胡 6g，甘草 6g，水煎服。

配以加味蛇床子散外洗：蛇床子 10g，苦参 30g，百部 15g，枯矾 10g，川椒 12g，地骨皮 30g，白鲜皮 12g，水煎熏洗阴部，每日 2 次。

6 月 26 日，用药 5 日，带下量减，阴痒悉除。予以上方加知母 10g，怀牛膝 10g，薏苡仁 15g，苍术 10g，续服。

外洗方续用之。

7 月 18 日，患者欣然相告：经中药治疗 3 周，带下、阴痒诸症悉除，病已痊愈。予以续服龙胆泻肝丸，中药外阴熏洗方续用之，以防复发。

解读：此案乃滴虫性阴道炎患者，故外阴"奇痒难当"，"带下过多"，伴"心烦"等症。故治宜清泻肝胆之火，清热除湿，杀虫止痒。故公予以《医宗金鉴》之龙胆泻肝汤，其用诚如《医宗金鉴》所解："龙胆草泻肝胆之火，以柴胡为肝使，以甘草缓肝急，佐以芩、栀、通、泽、车前辈大利前阴，使诸湿热有所出也。然皆泻肝之品，若使病尽去，恐肝亦伤矣，故又加当归、生地补血以养肝，盖肝为藏血之脏，补血即所以补肝也。而妙在泻肝之剂，反作补肝之药，寓有战胜抚绥之义矣。"二诊时合《成方便读》之四妙丸易汤化裁治之。方中以龙胆泻肝汤，清泻肝胆之火，佐以四妙散以除湿热下注之带下阴痒。而蛇床子散，乃公宗《金匮要略》蛇床子散方之意加味用之，多收卓效。对妇女滴虫性阴道炎，霉菌性阴道炎，及男性外阴湿疹均有良好的治疗效果。

四妙散，由《丹溪心法》之二妙散（苍术、黄柏）加牛膝、薏苡仁而成。现代实验表明，本方有抑菌、抗炎、解热、镇静、镇痛等作用。公于临床多用于湿疹、丹毒、骨髓炎、静脉炎、妇科及泌尿系炎症。

二妙龙胆汤证案

祝某，女，37 岁。1973 年 8 月 6 日就诊。

患者外阴及阴道奇痒，时灼热痒痛难忍，坐卧不宁，伴带下稀薄黄绿色，有臭味。本院妇科检查示，阴道有散在的红色斑点，后穹窿有大量液体泡沫状分泌物。阴道分泌物镜检发现滴虫。西药治疗鲜效，转中医治疗。见心中烦热，小便短赤，舌红苔黄腻，脉滑数之候。

证属湿热蕴结病虫滋生为患。治宜清热燥湿，解毒杀虫之法。予以二妙龙胆汤。

处方：黄柏 10g，苍术 10g，龙胆草 6g，木通 10g，泽泻 10g，生地黄 10g，当归 10g，车前子 12g（布包煎），柴胡 12g，生甘草 6g，水煎服。

外治方：①苦参蛇床子熏洗剂：苦参 15g，蛇床子 15g，黄柏 15g，川椒 10g，艾叶 10g，木槿皮 15g，小蓟 15g，盐 10g，水煎熏洗外阴。②雄蛇丸：雄黄 3g，蛇床子 15g，研末蜜丸一钱重，纱布包好留线半尺纳阴道内，晚用晨取。

经治 1 周，诸症悉减，续治 1 周，病臻痊愈，嘱续用外治法。

解读：本案之病属现代医学之滴虫性阴道炎，中医以湿热蕴结病虫滋生证施治。二妙龙胆汤，方由《丹溪心法》之二妙散合《兰室秘藏》之龙胆泻肝汤组成。药用二妙散（黄柏、苍术）、龙胆草清热燥湿；柴胡清肝胆三焦之火而泄热除烦；木通、泽泻、车前子味甘淡而气寒，淡能渗利，寒能清热，俾湿热之邪下行，从小便而解；生地黄清热润燥，滋阴生津；当归养血益阴；甘草清热解毒，调和诸药，且以"和冲脉之逆，缓带脉之急"之殊功，引领诸药，以成束带之功。于是湿热之邪得解，虫蚀之害得除。而苦参蛇床子熏洗剂，及雄蛇丸外治方，亦具清热燥湿，解毒杀虫之功。对滴虫性或霉菌性阴道炎均有显效。

《兰室秘藏》之龙胆泻肝汤，又名"七味龙胆泻肝汤"。方由龙胆草、生地黄、当归、柴胡、泽泻、车前子、木通组成。功于泻肝胆实火，清肝经湿热。或治肝经实火上炎，而致胁痛、口疮、目赤、耳聋、耳肿；或治肝经湿热下注，而致小便淋浊、阴肿、阴痒、妇女带下之证。

而《医宗金鉴》之龙胆泻肝汤，尚有黄芩、栀子、甘草。《医方集解》引《和剂局方》方亦此方。本案为增其清利湿热之功，故合入二妙散，药用苍术、黄柏，舍清实火之黄芩、栀子，于是有"七味龙胆泻肝汤"之用。

68. 乳癣

逍遥散证案

衣某，女，37 岁，栖霞县工人。1982 年 7 月 12 日就诊。

患者右侧乳房外上方可触及桃核大肿块，皮色不变，质软不坚，表面光滑，边界清，推之可动，按压有滑脱现象。本院外科诊为"乳腺增生病"。患者情志抑郁，兼胸闷短气，经期先后不定，经前及经期乳房胀痛。舌质略暗苔薄白，舌下赤脉暗多束，脉弦细。

证属肝郁气滞，脾失健运，痰湿内蕴，痰气互结，气血凝滞而致乳癣。治宜疏肝解郁，活血通脉，化痰散结之剂。师逍遥散易汤化裁。

处方：柴胡 12g，枳壳 10g，当归 10g，郁金 12g，橘核 10g，山慈菇 6g，香附 15g，漏芦 20g，夏枯草 12g，茜草 12g，制白芍 15g，丝瓜络 10g，青皮 10g，茯苓 12g，白术 15g，薄荷 2g，煨姜 6g，炙甘草 3g。水煎服。

7月21日，服中药 5 剂，胸闷气短症悉除，适逢经期，乳房未见胀痛，乳房肿物似有缩小。求续服中药，予原方加川芎 12g，鳖甲 10g，续服。

8月23日，患者欣然相告：守方服药二十余剂，诸症悉除，经期按月，乳房肿块已"摸不着"，亦无乳胀之感。嘱服逍遥丸以善其后。

解读：本案患者工作压力大，遂致情志抑郁，致月经先后不定期，经前及经期乳房胀痛，继而右乳有乳腺增生症。公以痰气互结，气血凝结证论治。《素问·六元正纪大论》云："木郁达之。"张景岳注云："郁则结聚不行，乃致当升不升，当降不降，当化不化，而郁病作矣。""达，畅达也"，"使气得通行，皆谓之达。"故"达"字乃疏泄肝气，使之通畅之义。逍遥散由《伤寒论》之四逆散加味而成，乃为肝强脾弱证而设方。柴胡主升，疏肝解郁，透达阳气；枳实（本案以枳壳代之）主降，行气破滞而通胃络，于是，升降有序，"使气得通行"而"畅达"也。芍药和营调肝脾，甘草补中和胃，二药相须为用，《伤寒论》名芍药甘草汤，制肝和脾而益阴缓急。枳实伍芍药为《金匮要略》之枳实芍药散，乃行气和血之用。肝胃之经脉过乳，四逆散俾肝气调达，郁阳得伸，肝胃之阴得补，以冀诸症得解。公谓当归甘补辛散，苦涩温通，既不必虑其过散，复不虑其过缓，得其温中之润，阴中求阳，能通心而血生，故能主治一切血证，为血证之要品，妇科之良药，因其辛香善走，号称血中之气药。故《本草从新》有"使气血各有所归，故名当归"之记。逍遥散用当归，以其既能补血，以养肝肾之阴；又可活血，以行气止痛，故为调经行气、散结止痛化癥必用之药。脾运失司，必聚湿生痰，故有"脾为生痰之源"之说。药用茯苓，以其药性甘淡而平，甘则能补，淡则能渗，既能补益心脾，又能利湿行水，此即"淡味渗泄为阳"之意；白术甘苦性温，甘温补中，苦可燥湿。故药用茯苓、白术，以其健脾之功，渗湿之效，而为妇科乳癣、癥瘕必用之药。方用薄荷、煨姜俱系辛散气升之物，以顺肝之性，而使之不郁。方加香附，味辛微苦微甘，性平，辛能散，苦能降，甘能缓，芳香性平，无寒热之偏胜，故为理气良药，且香附通行三焦，尤长于疏肝解郁，理气止痛，故公以其为"气病之总司，妇科之主帅"，而用以治疗乳癣。经谓"木郁达之""火郁发之"，夏枯草苦寒泄热，辛能散结，故长于宣泄肝胆之郁火，畅达气机运行，又为肿瘤常用药物，二药相须为用，方名"补肝散"。肝无补，乃"木郁达之"，肝无郁滞之谓也。方加青皮消积化滞，伍补肝散以除坚散结；方加郁金以其行气祛瘀之功，与柴胡、香附、当归、芍药诸药乃《傅青主女科》之宣郁通经汤。茜草苦凉，入肝经血分，为行血通经之药；方用橘核，功于理气散结止痛；漏芦苦寒独入阳明经，行血通乳；公所用之山慈菇，为兰科"毛慈菇"，取其甘辛微温之性，入肝、胃经，以消肿散结；丝瓜络以其疏经通络之功，俾胃络得通，而消乳房癥结。三药共成通络散结，化痰开结之功。于是逍遥散加味，共成疏肝理气，通脉导滞，化痰散结之功，以冀乳癣得消。

药用 5 剂，"胸闷气短症悉除，适逢经期，乳房未见胀痛"，惟"乳房肿物似有缩小"。故二诊时药加川芎，为《景岳全书》之"柴胡疏肝散"，以增其疏肝行气，和血止痛之功。药加鳖甲，以其软坚散结之效而消癥结。故守方服药二十余剂，而乳癣完全消失。

逍遥四物汤证案

姜某，女，23 岁。1980 年 6 月 1 日就诊。

患者月经先后不定期，量少，色暗，有血块。双侧乳房上缘发硬如桃核大，按之硬痛，经前乳房坠痛，经来乳房痛不能触衣，伴小腹坠痛，食欲不振，心烦易悲，舌淡无苔，脉弦。

证属肝气郁结，郁久化火，炼液成痰，痰气互结而成乳癖。治当疏肝理气，和血化瘀，散浊祛痰为法。予逍遥散合桃红四物汤化裁治之。

处方：当归 15g，赤芍、白芍各 10g，柴胡 12g，茯苓 15g，炒白术 12g，煨姜 3g，青皮 10g，川芎 12g，炮山甲 10g，桃仁 10g，红花 10g，瓜蒌 20g，夏枯草 10g，香附 10g，王不留行 12g，莪术 10g，三棱 10g，山慈菇 10g，白花蛇舌草 15g，薄荷 3g，甘草 10g，水煎服。

乳癖处敷以化核膏：大戟 10g，甘遂 10g，南星 10g，姜半夏 10g，僵蚕 10g，琥珀 4g，硇砂 3g，麻黄 12g，白芥子 12g，朴硝 15g，藤黄 10g，章丹 250g，香油 1 斤。如熬常规黑膏药法，摊贴之。2 日 1 换。

6 月 3 日二诊，服上药 3 剂后自觉症状稍轻，乳房结块软、痛减，调方如下：

当归 15g，赤芍、白芍各 10g，夏枯草 20g，瓜蒌 15g，王不留行 12g，白术 15g，茯苓 15g，橘叶 6g，姜半夏 10g，浙贝 10g，怀牛膝 12g，橘红 10g，桃仁 10g，红花 10g，元胡 10g，香附 10g，白芷 10g，青皮 10g，柴胡 10g，甘草 10g，生姜 3 片为引，水煎服。

6 月 24 日三诊，续服药 21 剂，乳房软，癖块消，带下净。2 日前月经按期而至，经量、经色均正常，经前亦无乳房胀痛之感。予逍遥丸、益母草膏续治 2 个月，以固疗效。

解读：逍遥散，由调和肝脾之四逆散加味而成。四逆散乃《伤寒论》为阳气内郁，不能外达之证而立，今多用于治疗肝郁气滞，肝脾失调之证。逍遥散，方出自《和剂局方》，乃为肝郁血虚，肝强脾虚之证而设方。药由四逆散去枳实加白术、茯苓、薄荷、煨姜而成。

乳癖之成因，公谓多由肝郁脾虚，或肾虚致冲任失调而致。盖因肝胃之经脉布乳房，故肝郁脾虚，痰湿内蕴，痰瘀互结而成乳癖，主以逍遥散易汤治之。其名之称谓，《时方歌括》引赵羽皇语释云："此治肝郁之病，而肝之所以郁者，其说有二：一为土虚，不能升木也；一为血少，不能养肝也。盖肝为木气，全赖土以滋培，水以灌溉。若中土虚，则木不升而郁，阴血少，则肝不滋而枯。方用白术、茯苓者，助土德以升木也；当归、芍药者，益荣血以养肝也；薄荷解热，甘草和平；独柴胡一味，一以为厥阴之报使，一以升发诸阳。经云'木郁达之'，遂其曲直之性，故名曰逍遥。"乳癖乃痰瘀互结而成，故辅以桃红四物汤、元胡，以活血祛瘀；补肝散（夏枯草、香附）、橘叶、瓜蒌、王不留行、橘红、姜半夏、浙贝、川牛膝以豁痰理气导滞。黄宫绣谓"姜辛入肺，肺旺则一身之气皆为吾用，中焦之元气充而足，脾胃出纳之气壮而行，邪不能容矣"。故公谓生姜、煨姜、干姜、炮姜，均以其辛温之性而通肌腠、开痰结，此即逍遥散、阳和丸用姜主治疮疡、癥瘕、积聚之由也。李杲谓"青皮乃足厥阴引经之药"，《本草求真》谓其"破泄削坚，除痰消痞，并气郁久怒，久疟结癖，疝痛，乳肿无不奏效"；《本草便读》谓"若排脓散肿乳痈等证，皆肌肉病，阳明主肌肉，故白芷又为阳明主药。"由此可见，青皮、白芷二药，功于引领诸药上达乳房，则肝胃之脉络畅通以消乳癖，合诸方诸药之效，公名方曰"逍遥四物汤"。而药用忍冬藤、蒲公英、紫花地丁者，乃清下焦湿热，以愈带下之病。

阳和汤证案

牟某，女，41 岁，栖霞县职工。1980 年 9 月 16 日就诊。

患者素体阳虚，形寒肢冷，双侧乳房触痛，双侧乳房外侧均有一鸽卵大之肿块，中等硬度，边缘清楚，表面光滑。外科确诊为乳腺囊性增生症，因患者不愿手术摘除，故请中医治疗。患者月经延后，量少，有 2 次流产史。舌淡红少苔，脉沉细而涩。

证属肝肾不足，冲任失调，血虚寒凝痰滞，郁于肝胃之经，积于乳络，而致乳癖。予以阳和汤合当归芍药散治之。

处方：熟地黄 20g，鹿角胶 15g（烊化），白芥子 6g（炒打），肉桂 6g，麻黄 6g，炮姜 3g，王不留行 12g，炮山甲 10g，生麦芽 15g，橘叶 6g，全瓜蒌 15g，当归 15g，赤芍 12g，川芎 10g，茯苓 15g，泽泻 15g，白术 12g，香附 10g，浙贝 10g，炙甘草 6g。水煎服。

9 月 27 日，服药 10 剂，诸症豁然，乳房无触痛，肿块软且明显缩小，要求续调。予原方加山慈菇 6g，续服。

10 月 20 日，续服 20 剂，患者欣然相告：经栖霞县医院外科检查，乳房肿块已消。

解读：乳腺囊性增生症，属中医"乳癖"范畴。本案患者为中年女性，曾有流产史。证属肝肾不足，冲任失调，而致血虚寒凝痰滞，郁于肝胃之经，积于乳络而成乳癖。故主以《外科全生集》之阳和汤。方中熟地黄益肾填精，大补阴血，以补肝肾，益冲任；鹿角胶血肉有情之品，"禀纯阳之质，含生发之机"而调任督；肉桂、炮姜，散寒而通血脉；麻黄、白芥子散滞而化痰结。诸药合用，以成益元荣肾，养血疏肝，温阳开腠，化痰散结之功。辅以《金匮要略》之当归芍药散，方中既重芍药敛肝和营止痛；又伍归、芎以调肝和血；更配茯苓、白术、泽泻健脾渗湿，以杜生痰之源。方寓四物汤、四苓散二方之效，以疗肝脾失调，气血郁滞之证。而方加生麦芽、橘叶、全瓜蒌、炮甲、王不留行、香附、浙贝，在于增其疏肝解郁，软坚散结之用。诸方诸药合用，则乳癖得消，月经得调，病臻痊愈。

山慈菇，又称光慈菇，首载于宋代《嘉祐本草》，为百合科植物老鸦瓣的地下鳞茎。《本草正义》谓"山慈菇，味甘微辛，能散坚消结，化痰解毒"。尝有兰科杜鹃兰及独蒜兰的球茎，药材常称毛慈菇，亦作山慈菇入药。

乳癖消解膏证案

丁某，女，38 岁，福山县女工。1966 年 8 月 11 日就诊。

患者 3 日前沐浴发现右侧乳房上方，有一桑葚大肿块，遂去福山县医院诊治。外科以"乳腺增生病"，建议手术摘除，患者要求保守治疗，故来院求治。查：皮色不变，质地坚硬，表面光滑，边界清楚，未与皮肤及深部筋膜相连，压之有"滑脱"现象。月经正常，偶有经前乳胀，平素形寒肢冷，情志抑郁。舌淡红苔薄白，脉沉弦而细。

证属肝郁痰凝，冲任失调而成乳癖。治宜疏肝解郁，温阳化痰之法。予以乳癖消解膏外敷。

处方：生川乌 6g，生草乌 6g，生乳香 10g，生没药 10g，生山甲 10g，当归 15g，生地黄 15g，荆芥 6g，防风 6g，白芷 10g，夏枯草 6g，香附 6g，象皮 10g，血竭 6g，官粉 90g，香油 2 斤。

除血竭、官粉外，余药与香油浸一昼夜，用炭火熬制一昼夜，诸药焦枯后去渣加入官粉，用槐枝不停搅动，近成膏时，入血竭细末，和匀后收膏，然后入凉水内一天，以去火毒，待用。

先后熬膏 3 次，外敷 3 月余，后来信相谢，谓其乳癖消尽，病臻痊愈，问公是否续治。公嘱复服逍遥丸、益母草膏，为愈后之用。

解读：乳癖消解膏，乃公宗《外科全生集》阳和解凝膏意化裁，佐以补肝散（夏枯草、香附）、生山甲、生地黄、血竭、象皮、官粉而成。功于温阳活血，化痰散结之用。故用药 3 月余而乳癖消解。

因大象禁猎杀，今可以黄明胶（牛皮熬化而成），或阿胶代之。

69. 乳痈

栝楼瓜络汤证案

王某，女，26 岁。1975 年 7 月 16 日就诊。

产后哺乳期，右侧乳房不慎被挤，遂肿胀疼痛，皮肤微红，肿块若核桃大，乳汁排泄不畅，触痛拒按，伴全身发热恶寒，头痛，胸闷不舒，口干咽燥，舌苔薄黄，脉弦数。

证属肝胃二经蕴热，乳络阻滞而致乳痈。宜疏肝清胃，通络散结，解毒消痈之治。予栝楼瓜络汤。

处方：栝楼 30g，丝瓜络 10g，青皮 10g，乳香 3g，没药 3g，蒲公英 30g，牛蒡子 10g，双花 30g，炮山甲 3g，橘叶 6g，薄荷 2g，甘草 3g。水煎服，药渣布包热敷患处。

服药 4 剂，乳房肿痛悉减，余症悉除。续服 4 剂，乳房肿痛消失，病臻痊愈，

解读：哺乳期乳房被挤压，致乳络阻滞，不通则痛，继而

肝胃蕴热，而发乳痈，公有栝楼瓜络汤之治。方中主以栝楼甘寒滑润，既可上清肺胃之热，又能开胸散结，为治乳痈之良药；辅以丝瓜络、炮山甲行血通络；青皮、橘叶、薄荷疏肝理气，散积化滞；牛蒡子、蒲公英、双花，清热解毒而消痈肿；乳香、没药宣通经络，活血化瘀，消肿止痛；甘草清热解毒，调和诸药，共为佐使药。于是方以疏肝散结，清热消痈为治，而收效于预期。

穿山甲为脊椎动物鲮鲤科食蚁兽的鳞甲。味咸微寒，《本草便读》谓其"入肝胃二经血分""行经络，能直达病所，故治一切痈疽未溃者，皆可解散；有脓者，能使速溃。其所以治乳证者，以其能入胃经乳房也。"故为乳痈必用之药。然因过量捕杀，几近灭绝。而今临床须用山甲者，可以皂角刺代之。盖因皂角刺以辛散之性，而具托毒排脓、活血消痈之功，而适用于痈疽疮毒之疾。

70. 息肉痔

十灰散证案

姜某，女，38 岁。1976 年 3 月 12 日就诊。

患多发性直肠息肉，已手术摘除，今因复发而求治。经钡餐造影检查示，多发性消化道息肉。纳呆，伴大便带血，舌淡脉弱。

处方：大蓟炭 10g，小蓟炭 10g，荷叶 6g，侧柏叶 10g，焦栀子 10g，茜草炭 10g，大黄炭 10g，棕皮炭 10g，牡丹皮 10g，白茅根 20g，当归 10g，制白芍 10g，熟地黄 12g，炒乌梅 12g，三七 3g（研冲）。水煎服。

另予乌梅核桃黑豆丸：乌梅200g，核桃500g，黑豆500g。等分为末蜜丸，每丸10g，日3次服。

1976年3月25日，经治十余日，纳呆、大便带血已愈。予乌梅五倍汤，以冀消化道息肉消除。

处方：乌梅15g，紫参15g，紫草6g，五味子10g，五倍子10g，海浮石10g，夏枯草10g，香附10g，贯众10g，白花蛇舌草15g，半枝莲15g，半边莲15g，生甘草6g，水煎服。

1年后，患者欣然相告：经服汤剂六十余剂，并每日服用乌梅核桃黑豆丸，于近期经消化道钡餐造影检查示：息肉不存。病告痊愈。

解读：患者曾因直肠息肉而行手术摘除，然因致病之源不除而复发，且胃肠呈多发性息肉，故延请中医治之。息肉生于胃肠之某一段或全段，今统称"息肉痔"。本病多因湿热蕴结于消化道，以致胃肠气机不畅，络脉阻滞，瘀血痰浊凝结而成，或因燥屎，慢性痢疾等局部刺激，或染毒而成。本案患者，近期因大便带血，故予《十药神书》十灰散合《局方》四物汤化裁，以清热凉血止血为治。而乌梅核桃黑豆丸、乌梅五倍汤，乃清利湿热、软坚散结化息肉之治。

主药乌梅，为蔷薇科植物梅近成熟的果实，经熏焙加工而成。《本草经》云其"味酸，平。"王好古称其为"脾、肺二经血分药"；而《雷公炮制药性解》谓其"入肺、肾二经"；《药品化义》谓其"入肺、胃、大肠三经"。故乌梅具敛肺止咳，涩肠止泻，止血，生津，安蛔，治疮之功。《本草经》谓乌梅"补气，除热烦满，安心，肢体痛，偏枯不仁，死肌，去青黑痣，疮痛胬肉。"公以乌梅治息肉，此即"医者，理也，意也"之谓也。诚如清·赵学敏所论："医者，意也。用药不如用意，治有未效，必以意求。苟意入元微，自理有洞解，然后用药无不验。"唐·孙思邈尚云："医者，意也，善于用意，即为良医。"公以一味乌梅，以治胆囊、胃肠息肉，乃其"善于用意"也。其法，以单味乌梅研末装胶囊内服，治疗胆囊、胃肠道息肉，每次3g，日2～3次，疗效甚佳。

71. 顽癣

天王补心丹证案

宫某，男，27岁。1974年10月7日就诊。

颈后及两侧、股内侧、肘窝、腘窝、胫前、踝部皮肤瘙痒，搔抓后出现粟粒大小之丘疹，顶部扁平，丘疹融合后成片，皮损颜色灰白，脱屑，皮肤肥厚，皮纹加深，皮嵴隆起，形成苔藓样变。伴眩晕，失眠，舌淡苔薄白，脉沉细。

证属阴亏血少，心脾肝肾之阴不足。宜滋阴养血，润燥止痒。

处方：①天王补心丹，日3次，每次1粒。②牛皮癣浸液外搽方：川楝皮15g，生木鳖子10g，斑蝥2个，蜈蚣10条，生南星15g，桃仁10g，樟脑10g，蟾蜍1.5g。75%酒精浸10天后，过滤搽患处。注意防止搽及未患处皮肤。

10月18日，经治10日，皮损基本消失，守法续治。

解读：本案之病，中医学以其皮损肥厚顽硬，而称顽癣；又因其状如牛皮，而得名牛皮癣。本病属皮肤功能障碍性疾病，故现代医学称之为神经性皮炎，是一种以皮肤苔藓样变及剧烈瘙痒并呈对称性发病的常见皮肤病。《素问·至真要大论》云："诸痛痒疮皆属于心。"《灵枢·邪客》云："心者，五脏六腑之大主也。"《素问·解精微论》云："夫心者，五脏之专精也。"《素问·五脏生成》云："诸血者，皆属于心。"

《素问·痿论》云："心主身之血脉。"由此可见，本案即属心营不足，阴血亏少，营卫失和，肌肤失濡，血脉失养，是造成痒疮的主要因素。故有滋阴养血，润燥止痒之治。《摄生秘剖》之天王补心丹，原为阴血亏少，心肾之阴不足而致虚烦少寐，心悸神疲之证而设方。本案用之，取其滋阴养血，补心安神之功，而润燥止痒。公谓："此即阴血不虚，则所生诸病，乃可自愈也。"已损皮肤，予以外治搽方，皆活血润燥，祛风止痒，以化顽癣。故内服、外治合用，收效于预期。

加味天王补心丹证案

张某，女，19岁，莱西某厂工人。1965年10月13日就诊。

患者半年前颈后两侧皮肤瘙痒，继而出现粟粒至绿豆大小样丘疹，顶部扁平，呈圆形或三角形，散在分布，丘疹逐日增多，密集融合成片。搔抓后皮肤逐渐肥厚，形成苔藓样变。众医均以神经性皮炎治之，然收效甚微，观全身皮肤干燥，皮损处皮厚粗糙，脱屑，苔藓样变，瘙痒，伴眩晕，神情抑郁，心烦少寐，大便干结，舌红少苔，脉细而数。

证属心营失调，血虚风燥之证。治宜益心营，养心血，滋阴润燥。予天王补心丹合加味消风散易汤治之。

处方：生地黄30g，党参12g，丹参20g，元参15g，茯苓15g，五味子10g，远志10g，桔梗10g，当归10g，天冬10g，麦冬10g，柏子仁15g，酸枣仁15g，赤芍12g，川芎10g，荆芥12g，苦参15g，苍耳子10g，地肤子15g，连翘12g，白鲜皮12g，牡丹皮10g，红花10g，甘草10g。水煎服。

外敷樟冰散：冰片10g，樟脑10g。每次各取少许，摊于柳条膏上，敷于皮损融片患处。

10月21日，内服、外治1周，皮损明显好转，予以原方继用。

11月6日，续治2周，病臻痊愈。予以原方去加味消风散，唯取天王补心丹易汤调之。

解读：本病中医以其皮损顽硬，形如牛皮，故名牛皮癣，现代医学称为神经性皮炎。此案发于颈后两侧，盖因阴血不足，血虚生风化燥，即"五志化火"之因也。肌肤失濡，加之衣领揩摩，搔抓刺激，皮肤增厚，坚硬而发顽癣，故主以天王补心丹。其治之理，公以清·柯琴之解导之："补心丹用生地黄为君者，取其下足少阴以滋水为主，水盛可以伏火，此非补心之阳，补心之神耳！凡果核之有仁，犹心之有神也。清气无如柏子仁，补血无如酸枣仁，其神存耳！参、苓之甘以补心气，五味之酸以收心气，二冬之寒以清气分之火，心气和而神自归矣；当归之甘以生心血，玄参之咸以补心血，丹参之寒以清血中之火，心血足而神自藏矣；更假桔梗为舟楫，远志为向导，和诸药入心而安神明。"此案乃脏腑功能失调而内生五邪也，主以天王补心丹以治顽癣，乃清心火而解五志化火之谓也，亦即"治风先治血，血行风自灭"之谓也。

初诊时，尚合以加味消风散，乃活血润燥，疏风清热，透疹止痒之用。续治3周，病臻痊愈，而去之，唯以天王补心丹作汤剂调之。外用樟冰散、柳条膏，乃燥湿止痒之用。

72. 银屑病

活血润燥汤证案

黎某，女，10岁。1973年8月9日就诊。

患者全身起小红疙瘩及白屑2年，初起时双下肢出现红色点状皮疹，上有白色鳞屑。今年七月皮疹泛滥全身，呈点状，色潮红，密布体表，并具有银白色较厚之鳞屑，基底色潮红、浸润，有时奇痒难当，西医诊为进行性牛皮癣。舌质淡，苔白微腻，脉弦细。

证属湿热内发，郁久化火，血燥生风，发为白疕。治宜清热凉血，祛风燥湿。予活血润燥汤调之。

处方：当归 15g，，生地黄 30g，牡丹皮 10g，栀子 10g，白鲜皮 15g，秦艽 10g，黄柏 10g，生槐花 15g，车前子 10g（包煎），乌蛇肉 6g，红花 10g，川军 6g，芦根 10g，黄芩 10g，白茅根 15g，甘草 6g，水煎服。

化疕胆汁膏外搽方：轻粉 3g，冰片 5g，共研细末，猪胆汁调涂，每日 1 次。

9 月 11 日，经用上法治疗月余，皮损已复，而病臻痊愈。嘱服天王补心丹，知柏地黄丸以善后。

解读：白疕，现代医学称之为牛皮癣。本案患者，因新皮疹不断出现，旧皮疹不断扩大，鳞屑厚积，红斑明显，瘙痒难当，故属进行性牛皮癣。对此，《外科大成》有"白疕，肤如疹疥，色白而痒，搔起白屑，俗称蛇风，因风邪客于皮肤，血燥不能营养所致"之论，本案即属此因者。故公立活血润燥汤。药用当归、生地黄、牡丹皮、红花养血活血，和营通脉；黄芩、黄柏、大黄、甘草、栀子，清热燥湿解毒；白鲜皮、芦根、车前子、白茅根，泻火利尿；秦艽、生槐花、乌蛇，疏风通络；以成清热凉血，祛风燥湿之治。

冰片，又名龙脑香，辛散苦泄，芳香走窜，具散郁宣毒之功；轻粉为水银与食盐、胆矾用升华法制成，为攻毒蚀疮之要药；以清热解毒，润燥凉血之猪胆汁调涂，故公名之曰"化疕胆汁膏"，广用皮肤而有顽癣者，每收卓功。故此案内服与外治同用，经治月余而愈病。而公予知柏地黄丸者，以益肝脾肾三脏之阴精，泻火渗湿以澄其源；天王补心丹"补心"者，乃取《内经》"诸痛痒疮皆属于心"之谓也。

加味消风散证案

战某，女，21 岁，某厂工人。1973 年 9 月 3 日就诊。

患者 3 个月前头发间出现棕红色丘疹，上覆盖银白色鳞屑，刮去鳞屑可见点状出血点，继而部分丘疹发展成大小不等的斑块。皮疹边缘清楚。近 1 个月皮疹、斑块遍及全身。西药治疗，未能痊愈，故求中医治疗。见皮损遍及全身，头部尤甚，皮损泛发潮红，点状出血明显，瘙痒剧，鳞屑多，患者心烦易怒，大便干，小便黄，舌质红苔黄，脉弦微数。

证属风邪客于肌肤，郁久化热致血燥不能泽肤，而致皮损。治宜清热解毒，滋阴燥湿，凉血活血之剂。加味消风散调之。

处方：当归 15g，赤芍 20g，川芎 10g，荆芥 10g，防风 10g，苦参 30g，苍耳子 15g，地肤子 20g，连翘 12g，白鲜皮 15g，牡丹皮 10g，红花 10g，甘草 10g。水煎服。

9 月 9 日，服药 5 剂，病情稳定，无新的皮损出现，红斑减轻，瘙痒不甚。原方加紫草 10g，鬼针草 15g，蝉衣 6g，续服。

9 月 26 日，续服中药 15 剂，丘疹消失，红斑隐退，唯头部皮肤隐见皲裂。为防复发，患者要求续治。

中药煎剂水浴：赤芍 12g，当归 15g，丹参 20g，牡丹皮 15g，红花 10g，苦参 30g，双花 15g，连翘 15g，白鲜皮 15g，鬼针草 30g，苍耳子 30g。

天王补心丹每次 1 丸，每日 2 次。

解读：银屑病，俗称牛皮癣，中医学称"白疕"。《外科大全》有"白疕，肤疹疥，色白而痒，搔起白屑，俗称蛇风，因风邪客于皮肤，血燥不能营养所致。"由此可见，虽云"风邪客于皮肤"，然"血燥不能营养"肌肤为其主要病机。盖因外邪蕴于肌肤，郁久化热，致血燥生风，故有皮损、红斑、脱屑之病候。公立加味消风散，方中主以四物汤，佐牡丹皮、红花，以养血活血，滋阴润燥，乃"治风先治血，血行风自灭"之谓；药用荆芥，以其芳香气清之性，能清血分之风热，而透疹止痒；防风发散脾家之郁火及搜除脾家之湿邪；苍耳子伍荆芥以其疏散宣通之功，上达巅顶，下行足膝，外达皮肤，以除疮疹瘙痒之候；佐以苦参、地肤子、白鲜皮诸品，以清蕴于肌肤之湿热，则皮肤之疹疥、瘙痒可除；佐以连翘，以其味苦性微寒，作清热解毒之资，用药之妙，诚如《本草便读》所云："苦先入心，寒能及肺，诸疮各毒，皆缘邪火游行，气聚血凝，用此宣通表里。"其理源自《内经》"诸气膹郁，皆属于肺"，"诸痛痒疮，皆属于心"之谓也。肺气失于宣发，肌肤"膹郁"而皮疹可起，心营蕴热则血燥生风，疮疡可发。其治"金郁泄之""火郁发之"，有赖于连翘"入心""入肺"。虽云佐药，然其与四物汤实为"血燥型"银屑病之主药。使以生甘草，取其性偏凉，为清热解毒之用。诸药合用，而收效于预期。

二诊时，入紫草、鬼针草、蝉衣，乃清热除燥之用。嘱病愈，续以汤浴外治，以荡肌肤之血热风燥；口服天王补心丹，取其滋阴养血之功，以除血燥之扰。清·柯琴云："心者主火，而所以主者神也。神衰则火为患，故补心者必清其火而神始安。"公谓"银屑病""牛皮癣"（即西医之神经性皮炎）其血热肤燥者，皆五志郁而化火，此内生"五邪"也，心因也。故《内经》有"诸痛痒疮皆属于心"之论。

73. 蛇盘疮

龙胆泻肝汤证案

李某，女，23 岁。1973 年 9 月 17 日就诊。

患者右下胸部起水泡伴剧痛 5 天，现痛处相继起红色丘疹及小水泡，堆形连绵，从前胸蔓延至后胸部，灼热疼痛，夜难成眠，口干思冷饮，大便干结，3 日未解，尿赤黄，量少，舌质红，苔薄，脉滑数。西医诊为"带状疱疹"。

证属肝胆湿热，热胜于湿，浸淫肌肤而成缠腰火丹。治宜清利肝胆湿热，凉血解毒。师龙胆泻肝汤意化裁。

处方：龙胆草 10g，柴胡 10g，黄连 10g，赤芍 10g，生地黄 15g，炒栀子 10g，连翘 10g，柴胡 10g，当归 10g，木通 10g，车前子 10g（包煎），大黄 10g，滑石 10g，水煎服。

以黛雄矾方外搽：青黛 3g，雄黄 3g，枯矾 3g，共研细末，泛石灰水 100mL，甘油 10mL，调匀外涂，日 3 次。

9 月 24 日，治疗 1 周，灼痛减，病势未见发展，然仍脓水泛渗，原方合入《金匮要略》之茵陈五苓散，《丹溪心法》之二妙散易汤。

处方：龙胆草 10g，柴胡 10g，黄连 10g，赤芍 10g，生地黄 15g，炒栀子 10g，连翘 10g，当归 10g，车前子 10g（包煎），大黄 10g，木通 10g，茵陈蒿 30g，茯苓 12g，猪苓 10g，白术 12g，泽泻 10g，桂枝 10g，苍术 12g，黄柏 10g，甘草 10g。

10 月 3 日，续治 1 周，"蛇丹"消退，病臻痊愈。

解读：带状疱疹，以其为湿热火毒浸淫肌肤而成疱疹。多绕胸胁及腰背，故病属中医"缠腰火丹"，俗称"蛇盘疮"。亦有发于颈项、四肢者，多由肝气郁结，气郁化火，夹湿邪外淫肌肤而见诸症。故公予以清利肝胆湿热，凉血解毒之法。早期师《杂病源流犀烛》龙胆泻肝汤意化裁应用，其治重在泻肝胆实火，导湿热之邪从小便排除。待其病缓，则合入茵陈五苓散易汤，增其清利湿热之效而收功。

黛雄矾方，乃公研用之效方。"蛇丹"轻者，以服用中成药龙胆泻肝丸，外搽黛雄矾方即可愈之。

《杂病源流犀烛》之龙胆泻肝汤，方由龙胆草、柴胡、栀子、大黄、芍药、木通、连翘、黄连、滑石组成。方中龙胆草以大苦大寒之性，上泻肝胆实火，下清下焦湿热，任为主药；栀子、连翘、黄连助龙胆草泻火清热；木通、滑石助龙胆草清热利湿，使之从小便而解；大黄泻火解毒，俾热邪从大便而解；芍药养血益阴以和肝；方用柴胡，为引诸药入肝胆而设。故诸药合用，共奏泻肝胆实火，清肝胆湿热之功，乃为湿热疮疡，小便赤涩症之用方。

74. 浸淫疮

龙胆六一汤证案

陈某，女，56 岁。1975 年 8 月 17 日就诊。

患者 2 月前，洗澡后，自觉全身不适，左下肢皮损处红肿，痒痛加重，睡眠不稳。6 日后，全身出现皮疹作痒，抓破后流水，左小腿皮损处红肿胀痛。或西药，或中药，屡治无效，现部分皮损裂口流出黄水，不思饮食，口苦，时有恶心，大便干燥，二三日一行，小便赤黄量少，舌质淡，苔白中黄而腻，脉滑数。西医诊为"湿疹样皮炎"。

证属湿热壅阻肌肤，水湿外泛而致浸淫疮。治宜清热利湿，凉血解毒。予龙胆六一汤调之。

处方：龙胆草 10g，黄连 10g，黄芩 10g，双花 30g，车前子 15g（包煎），栀子 10g，生地黄 30g，白茅根 30g，防己 45g，生白术 12g，薏苡仁 30g，木瓜 10g，泽泻 15g，滑石 30g，生甘草 6g，水煎服。

外用三黄槟榔散敷患处：川黄连 24g，黄柏 24g，黄芩 12g，槟榔片 10g，研末外敷。

8月23日，治疗1周，皮损溃破流水见愈。予以原方加当归 10g，苦参 10g，大青叶 30g，牡丹皮 12g，仍辅以三黄槟榔散外治。

9月2日，续治1周，皮损愈合结痂，湿疹已愈。嘱服龙胆泻肝丸续服，以固疗效。

解读：湿疹与中医之血风疮、湿毒疡、浸淫疮相牟，多因湿热壅阻肌肤，热毒与气血搏结而致。本案患者起病较急，故属急性湿疹。因症见"皮疹作痒，抓破后流水"，"现皮损裂口流出黄水"，当从"浸淫疮""湿毒疡"论治，故公予以清热利湿，凉血解毒之法，予减味龙胆泻肝汤合六一散化裁治之（今名"龙胆六一汤"）。方以龙胆草、黄连、黄芩、双花、栀子清热解毒；生地黄凉血清热；泽泻、车前子、生白术、薏苡仁健脾渗湿；滑石、防己、白茅根重在清利湿毒；木瓜酸温气香，酸能入肝舒筋通络，温香入脾以化湿和胃，盖因脾主四肢，又主肌肉，性恶湿，而喜香燥，故公以木瓜一味，健脾燥湿、柔筋舒挛而建功。

槟榔味苦辛，故能散能降，自古为治脚气之要药。现代研究表明，槟榔水浸剂有抗皮肤真菌的作用，并对流感有抑制作用。故今以其燥湿之功，与清热解毒之三黄（黄芩、黄连、黄柏）组成三黄槟榔散外敷，以成清热燥湿，解毒敛疮之用。《金匮要略·疮痈肠痈浸淫病脉证并治》篇有"浸淫疮，黄连粉主之"之证治。《素问·至真要大论》云："诸痛痒疮，皆属于心。"是以黄连以其苦寒之性，以清心火为治也。《外科精义》尚以一味黄柏散调涂浸淫疮之用。纵观公所立之龙胆六一汤、三黄槟榔散，乃古今结合之用也。故内服与外治合用，而收效于预期。

此患者前医亦用龙胆泻肝汤不效，同此一证，而公亦用此方而收显效。公谓"同一证，且同一方，凡方加减俱有精义，不可不细讲也"。并以《客尘医话·杂证述略》语解之："近时医家，每用囫囵古方"，"殊不知古贤立方，与人以规矩，不能使人巧。盖规矩做方做圆之呆法，而做器长短大小，时时变通，所以病情古今无印版式样。即方无一定之呆药，必须加减，寓变通于成法之中，斯神乎技矣。"复以清·吴其浚语戒之："医者不知药而用方，若赵括之易言兵也。"

75. 日晒疮

泻火消肿汤证案

例1：杨某，男，36岁。1973年7月29日就诊。

患者两手背及面部突然肿起半日。发病前2天，曾食灰菜面条，食后即在烈日下劳动数小时，阳光直射，当时即感面部刺痒。回家后面部及两手背明显肿胀，灼热刺痛，两眼睑肿胀，不能睁开，并感到胸闷痞满，咽干微咳，咳痰不爽，大便干结、小便短赤。查：体温37℃，头面部及手背肿胀，肤色呈紫红色，压之不褪色，未见水泡及糜烂，口唇肿胀外翻，苔薄白，脉弦数。

证属湿毒内蕴，日晒后阳毒外燔而致日晒疮。治宜清热解毒，佐以利湿。予泻火消肿汤调之。

处方：双花 30g，连翘 20g，浮萍 10g，蒲公英 15g，薏苡仁 12g，车前子 10g（包煎），木通 10g，生甘草 30g，水煎服。

外用：黄柏 60g，煎水 5000mL，冷敷。

8 月 5 日，治疗 1 周，浮肿、咳喘、溲赤、便秘诸症豁然。效不更方，守方续治。

8 月 13 日，续治 1 周，病臻痊愈。

解读：此案患者属中医"日晒疮"范畴。因吃灰菜面条有过敏之疑，而有胸闷脘痞，咽干微咳之状。复在烈日下劳作，受日光紫外线过度照射，而成日光性皮炎，上肢、面部出现红斑、水肿，故公立"泻火消肿汤"为治，方以双花、连翘、蒲公英以成清热解毒之用；薏苡仁、车前子、木通清解火毒，通利小便，俾火热之毒随小便而除；甘草清热解毒。诸药合用，以成泻火解毒消肿之用。药用浮萍以其解表透疹，利水消肿之功，以除灰菜之毒。故经治 2 周，则内蕴之湿毒以清，外燔之火毒以解，而收效于预期。

灰菜，为菊科植物滨藜，山东境内的灰菜，又称大叶落藜、红叶藜，20 世纪 50～60 年代，公即发现有大量因食用灰菜中毒的案例，且有治验。

例 2：王某，女，28 岁。1975 年 5 月 2 日就诊。

患者昨日曾食洋槐花馅包子，致面部及手背浮肿。午后到野外放猪，在阳光下直射数小时，初感双手麻痒，两小时左右手臂肿胀至肘，伸屈受限，面部亦随之肿起，眼睑肿胀难开，大便秘结，小便赤黄，纳呆胸痞。前两天曾有腹泻史，现手臂及面外露部分均有红斑，色暗紫，压之不褪色。血常规检查正常，舌苔白薄微腻，脉弦数。

证属湿热内蕴，日晒后阳毒外燔，而致日晒疮。治宜清热解毒，健脾利湿。予清火消肿汤调之。

处方：双花 15g，蒲公英 15g，连翘 10g，浮萍 10g，车前子 10g（包煎），白鲜皮 12g，木通 6g，桔梗 10g，薏苡仁 20g，焦白术 12g，牡丹皮 10g，茯苓 12g，甘草 10g，水煎服。

外洗方：黄柏 10g，双花 15g，刘寄奴 10g，地骨皮 6g，水煎湿敷。

5 月 6 日，治疗 3 日，肿消斑退，病臻痊愈，予以守方 3 剂，以固疗效。

解读：胶东地区有食用槐花（刺槐，或称洋槐之花）的习惯，很少有中毒过敏者，本案则属特例。患者初因食用洋槐花馅包子而致皮肤过敏，继则翌日午后烈日下紫外线过度照射，而复致日光性皮炎。面部肿起，眼睑肿胀难开，手臂肿胀至肘，面部外露部分出现红斑。故公以湿热内蕴，阳毒外燔之证论治。大凡内因食用槐花或灰菜过敏而致浮肿，外因阳光火毒燔灼而致肢肿、红斑。公即有泻火解毒消肿之治。方中以双花、蒲公英、连翘，成清热解毒之用；牡丹皮清血中之伏火，则红斑可消；浮萍辛寒，入肺与膀胱，合连翘、桔梗以宣肺解表、透邪外出，与薏苡仁、车前子、木通，通利水道，此乃《素问·汤液醪醴论》"平治于权衡，去宛陈莝"，"开鬼门，洁净府"，以解槐花过敏之毒；白术、茯苓、薏仁，健脾渗湿，以防内湿蕴热之虞；白鲜皮以其清利湿热之功，而消肢体肿胀之候；生甘草解毒和中为使。诸药合用，内蕴之湿热得清，外燔之火毒得解，故收效于预期。外渍之方，以清热、凉血、解毒，燥湿建功。

76. 瘾疹

加味消风散证案

崔某，男，39 岁，农民。1974 年 7 月 3 日就诊。

患者入夏于田间劳作，时值天气闷热，因恐下雨，又想劳作，遂心烦，继而全身皮肤瘙痒，出现风团，遂停止劳作急回家。时一阵凉风，大雨作，顿感神清，瘙痒亦缓。其后则遇热病剧，得冷症减，于是就医。因候诊心急，遂发瘾疹瘙痒。查风团色红，皮损于全身，略高于皮肤，大小形态不一，风团大至巴掌，小如芝麻粒，呈散发性，部分融合成环状、地图状。伴心烦，口渴，咽部不适。舌苔薄黄，脉浮数。

证属血热风燥，营卫失和，风热与气血相搏于肌肤而致瘾疹。宜疏风清热，和营凉血之治。予加味消风散调之。

处方：浮萍 12g，大青叶 12g，蒲公英 12g，荆芥 10g，防风 10g，独活 10g，地肤子 10g，白蒺藜 10g，双花 12g，当归 12g，川芎 10g，生地黄 12g，赤芍 10g，苦参 10g，苍术 10g，陈皮 10g，蝉衣 6g，甘草 3g。水煎服。

7 月 9 日，服药 4 剂，心烦口渴悉除，瘾疹偶发 1 次。守方继服。

7 月 13 日，续服 4 剂，诸症悉除，瘾疹未发。予以天王补心丹，早晚服。

解读：本案之病，因皮肤出现瘙痒性丘疹风团，故有风疹、风疹块之名，又因发病时隐时现，故又名瘾疹，即现代医学所称的"荨麻疹"。穷其原因，《素问·四时刺逆从论》有"少阴有余"，病"隐轸"的记载。轸，即疹。意谓少阴君火之气有余，即火热之气有余，与人之气血相搏，而起瘾疹；《灵枢·本神》云："所以任物者，谓之心。""心藏脉，脉舍神。"若心之操持繁重，心思缜密，心血暗耗，心火内盛，此亦"少阴有余"也，火邪搏于营卫，而致血燥生风，即《内经》"诸痛痒疮，皆属于心"之谓。此即清营凉血可治疮痒之理，亦即天王补心丹治瘾疹等皮肤病之理也。

本案之体征，为风热之邪搏于肌表，郁于皮肤致营卫失和，与气相搏，加之其人任物过重，心阴久耗，故起风团、风疹。其治公化裁《外科正宗》之消风散、《外科证治全书》之四物消风饮用之，名方曰"加味消风散"。方中浮萍、荆芥、防风、独活、白蒺藜疏风透表；大青叶、双花、蒲公英清热解毒；苦参、苍术、陈皮、地肤子清热燥湿；四物汤清营和血；此即"治风先治血，血行风自灭"之谓也。于是，以其疏风养血，清热解毒，燥湿泻火之功，而收效于预期。天王补心丹乃愈后之施，养血安神，清热除烦之用，解"任物"之劳，俾心火不亢，"少阴有余"之疾不生也。

大凡因风毒之邪犯人，与湿热之邪相搏，内不得疏泄，外不得透达，郁于肌肤而发，则见皮肤瘙痒，或水液流溢。故谓痒自风来，从而有"消风"之治。名"消风散"者，有《外科正宗》方，《医宗金鉴》方同此，药有荆芥、防风、当归、生地黄、苍术、知母、蝉蜕、苦参、胡麻仁、牛蒡子、石膏、木通、甘草，乃湿热风毒蕴于肌肤、血分之用方；有《和剂局方》方，药有荆芥、防风、蝉蜕、川芎、人参、茯苓、僵蚕、藿香、羌活、厚朴、甘草，乃主治诸风上攻头目、项背拘急、瘾疹之用方；有《证治准绳》方，药有石膏、荆芥穗、防风、当归、川芎、川羌、甘菊、羚羊角、大豆卷、甘草，主治妊娠肝热上攻，致头、胸诸症；有《沈氏尊生书》方，为脾热风湿证而设方，药用茯苓、蝉蜕、川芎、僵蚕、人参、藿香、防风、荆芥、甘草。而《外科证治全书》之四物消风饮，药有当归、生地黄、赤芍、川芎、荆芥、薄荷、蝉蜕、柴胡、黄芩、甘草，功于养血和血，通达气机，疏风清热，乃为素体血虚，枢机不利，风热外客，皮肤游风，瘾疹瘙痒，及劳伤冒风而设方。公尤重此方，谓其寓四物汤、小柴胡汤、消风散诸方之效，故名"加味消风散"。

77. 鬓痈

五味消毒饮证案

徐某，男，34岁。1973年3月16日就诊。

患者7日前左鬓角部出现一小疙瘩，红肿灼热痒痛，曾注射青霉素未效。就诊时体温38.4℃，头晕，恶心，大便通畅，体检：左颞部肿起2cm×2cm大小之疖，红肿热痛，延及左侧面部浮肿，舌苔白滑而腻，脉滑数。

证属湿热熏蒸，火毒结聚，发为鬓痈（左颞部疖肿）。治宜清热解毒，利湿凉血。师五味消毒饮意加味。

处方：双花60g，紫花地丁15g，蒲公英30g，连翘12g，天葵子10g，黄芩10g，野菊花10g，赤芍12g，元参30g，白芷6g，车前子10g（包煎），甘草6g，水煎服。

3月22日，用药5日，体温正常，肿疡得消。双花减至30g，续服5剂，以固疗效。

解读：《灵枢·痈疽》篇云："寒邪客于经络之中则血泣，血泣则不通，不通则卫气归之，不得复反，故痈肿。寒气化为热，热胜则腐肉，肉腐则为脓。"《素问·生气通天论》云："营气不从，逆于肉理，而生痈肿。"此案乃湿热火毒结聚而成鬐痈。对痈疽之治，宋·陈自明谓"初结未成脓者，托而散之。"故公予以《医宗金鉴》之五味消毒饮，以清热解毒。方中紫花地丁、天葵子为治疗痈疽疔疮之要药；辅以双花、连翘、野菊花，以增其效；加黄芩、白芷入阳明经，以消散肌中之郁热；赤芍、元参，凉血养阴以消营血之热；车前子引热毒从小便而解；甘草解毒和中，共为佐使药。故诸药合用，湿热得清，火毒得消，痈肿得愈，而收效于预期。

78. 丹毒

五味消毒饮证案

王某，男，18 岁。1974 年 6 月 12 日就诊。

患者右侧足背红肿热痛，伴发热 1 天。开始时右侧足面外侧疼痛，未留意。昨日突然发冷发热，体温 38.5℃ 以上，头痛，局部红肿明显扩大，如火灼，疼痛难忍，纳呆，食减，大便尚通，尿色赤黄。查：足背近外踝处，有 8cm×6cm 大小皮肤鲜红，边缘清晰，中央有少量水疱。血常规检查：白细胞 17×10^9/L，中性粒细胞 0.84，淋巴细胞 0.16。舌苔白薄微腻，脉弦数。

证属湿毒蕴结，下注足背。治宜凉血解毒，利湿清热。予五味消毒饮调之。

处方：双花 30g，蒲公英 30g，紫花地丁 30g，天葵子 10g，赤芍 12g，生地黄 15g，大青叶 30g，黄柏 10g，牛膝 10g，生石膏 30g（先煎），当归 12g，乳香、没药各 10g，甘草 6g，水煎服。

外用如意金黄散醋调湿敷，日 1 次。

6月26日，治疗3日，体温正常，红肿减轻。续治2日，诸症豁然，丹毒消解。予原方加牡丹皮、地骨皮以清营凉血。

6月25日，续服5剂，诸症悉除，病臻痊愈。

解读：《素问·至真要大论》云："少阳司天，客胜则丹胗外发，及为丹㾓疮疡。""丹㾓"，即赤游丹毒。1974年，甲寅岁，少阳司天之年，在三之气（古历五六月）所属的这段时间中，主客之气同为少阳相火主时，火热之性极致，人体可以出现"丹㾓疮疡"之候。明·陈文治《疡科选粹·丹毒》云："人之身体，忽然变赤，如丹之状，故谓之丹毒。"其治，清·冯兆张云："一切丹毒，必先内服解毒，方可外敷。盖毒易入难出。"故公予内服五味消毒饮加味，外敷如意金黄散而收卓功。

79. 破伤风

加味玉真散证案

例1：董某，男，15岁。1974年12月6日就诊。

患者七八天前，在劳动中被铁锨碰伤左上唇部皮肤。近四天来，张口困难，咀嚼无力，吞咽不便，肌肉痉挛，抽搐频作，颈项强硬，角弓反张，呈苦笑面。抽风进行性加重，间歇性发作，神志清楚，心肺听诊正常，腹部平坦较软，无压痛，未扪及包块，体温37.1℃，血压：128/80mmHg。门诊以破伤风收入院。即日予以西药精制破伤风抗毒素、抗生素治疗，并请公会诊。查：舌质淡红苔薄白，脉象弱。

证属风痰阻络，发为痉证。治宜疏风化痰，解痉定搐。予加味玉真散易汤化裁。

处方：胆南星 10g，防风 10g，白附子 10g，全蝎 10g，蜈蚣 3 条，僵蚕 10g，朱砂 2g（研冲），琥珀 10g，蝉蜕 6g，薄荷 4.5g，甘草 15g。水煎服。

12 月 17 日，服药中药 11 剂及西药治疗，诸症悉除，停用西药，续服中药。

12 月 25 日，患者痊愈出院。

例 2：修某，男，11 岁。1975 年 3 月 1 日就诊。

患儿半月前（春节期间），放鞭炮炸伤右手，继则感染，于当地医院伤处上药，肌注青、链霉素。继则伤处肿痛，全身抽搐，病情加重而转诊。查：患儿右手大鱼际处红肿，手指呈屈曲位，苦笑面，张口困难，角弓反张，全身酸楚。血常规检查示：白细胞 $10.3 \times 10^9/L$，中性粒细胞 0.64，淋巴细胞 0.32，单核细胞 0.04。门诊以破伤风收入院治疗。遂予精制破伤风抗毒素、抗生素及镇静剂。

3 月 5 日，患儿仍抽风频作，张口困难，昏迷嗜睡，夜不宁，神志尚清，双肺未闻及啰音，延公会诊。查：舌质淡红苔薄白，脉弦。

证属风痰阻络，发为痉证。治宜疏风化痰，止痉通络。予加味玉真散化裁。

处方：防风 12g，胆南星 10g，白附子 10g，僵蚕 6g，川羌活 6g，全蝎 6g，蝉蜕 6g，琥珀 10g（冲），朱砂 1.5（研冲），钩藤 12g，甘草 6g，水煎服。

3 月 11 日：患儿迭进中药 6 剂，及精制破伤风抗毒素、抗生素治疗后，诸症自瘳。

例 3：曲某，男，14 岁，1975 年 5 月 27 日就诊。

患者于 2 天前，右耳前受到拳击，当时局部疼痛，张口困难，喉痛。自昨日起上述症状加重，且颈项强硬，角弓反张，腹肌紧张，呈苦笑面，恶心呕吐，牙关紧闭，口张 1cm，咬破舌头 3 次。以破伤风收入院，遂即予精制破伤风抗毒素、抗生素、镇静剂治疗。

5 月 31 日，病情加剧，尤以抽风为著，上午突然呼吸困难，急请耳鼻喉科会诊，予以气管切开，停用精制破伤风抗毒素，下午请公会诊。其时患者昏睡不省人事，角弓反张，牙关紧闭，舌象未能查及，脉沉弦。

证属风痰阻络，邪毒攻心。治宜祛风止痉，化痰开窍，清热解毒。予加味玉真散化裁。

处方：胆南星 10g，防风 10g，蝉蜕 10g，僵蚕 10g，蜈蚣 1 条，钩藤 12g，当归 12g，赤芍 12g，忍冬藤 12g，橘红 10g，郁金 10g，白芷 10g，朱砂 1.5g（研冲），甘草 6g，大枣 12g，水煎服。

6 月 14 日，诸症递减，仍时有抽风，但发作不剧，体温 37.5℃，心肺听诊正常，气管插管通畅，鼻饲无不适，治疗仍如前，中药上方去忍冬藤、橘红。

6 月 27 日，近几天来未发抽风，口张半开，体温 37.3℃，气管插管已拔除，刀口处附有肉芽组织。予以常规换药，以待愈合。

7 月 3 日，痊愈出院。

解读：破伤风是一种严重的外科急性感染，由破伤风杆菌引起，可经伤口、产妇产道、婴儿脐带侵入人体，产生大量外毒素，并作用于中枢神经系统，而产生咀嚼无力，吞咽不便，语言不清诸症。继之面肌痉挛，牙关紧闭，呈苦笑面容，四肢拘急，角弓反张，全身阵发性肌肉痉挛，但患者始终神志清楚。窒息和肺炎是其导致死亡的主要原因，且死亡率较高。

中医学根据其症状及感染途径，而有"痉病""金疮痉""小儿脐风""产妇风"之称。南唐·隋士良谓："此皆损伤之处，中于风邪，故名破伤风"。所以自宋时，统称为破伤风。

对其发病之由及其证治，历代医籍皆有论述。《内经》云：
"诸暴强直，皆属于风。"《金匮要略》云："痉之为病，胸满
口噤，卧不着席，脚挛急，必齿。"《诸病源候论》云："夫金
疮痉者，此由血脉虚竭……荣卫伤穿，风气得入……则痉。其
状，口急背直，摇头马鸣，腰为反折……不及时救者皆死。"
《沈氏尊生书》云："惟跌打损伤，疮口未合，贯风而成，乃
为真破伤风，因皮肉损破，复被外风袭入经络，渐传入里，其
患寒热交作，口噤咬牙，角弓反张，口吐涎沫……以玉真
散。"吉忱公认为：破伤风皆由血虚不能濡养筋脉，风毒经创
口乘隙侵入肌腠经脉，营卫不得宣通而致诸症。甚则内传脏
腑，毒气攻心，痰迷心窍，致病情恶化，故病属外风为患。其
治宜清风散毒，化痰解痉，养血通络之剂。公因《外科正宗》
"玉真散"祛风之力虽强，而解痉之功则逊，故合入"止痉
散"，则疏风解痉之效倍增。合二方加味，立加味玉真散：胆
南星10g，防风10g，白附子10g，白芷10g，天麻14g，羌活
10g，蜈蚣2条，全蝎7个，僵蚕7个，蝉蜕15g（头足），钩
藤12g，朱砂1.5g（研冲），甘草10g，童便为引，水煎服，
小儿剂量酌减。

　　南星、防风二味，童便为引，乃《本事方》之"玉真
散"，具化痰祛风之功。《外科正宗》通过后人的临床经验，
加入白附子伍南星以化痰祛风、定搐止痉；合羌活、白芷、天
麻助防风疏散经络肌腠之风邪，亦名之曰"玉真散"。又因其
解痉之功不足，故公合入止痉散（蜈蚣、全虫）、五虎追风散
（蝉衣、胆南星、全蝎、僵蚕）、钩藤诸药，以解痉定搐；佐
以朱砂镇惊而宁心，鱼鳔胶养血柔筋以缓急；使以甘草解毒以
和中。故诸药合用，"玉真散""止痉散""五虎追风散"三
方合一作汤剂服，则功效倍增。

　　验诸临床，若邪毒入里，抽搐频作，呼吸急促，痰涎壅盛

（以痰液及口腔、鼻咽分泌物多为见症），小便短少者，大有邪毒攻心之势，故公多加入竹沥（或天竺黄）、槐沥（或槐胶）、川贝母、栝楼、猪胆汁以资疗效；若高热神昏，痉挛频作，腹壁紧张，便秘，宜去白附子、羌活辛温燥热之品，胆南星易天南星，加入菖蒲、郁金、大黄、石膏、双花诸药；若手足振掉者，可加入炮人指甲或炮畜蹄甲、乌蛇、龟板、白芍等柔肝熄风之品；若牙关不开，可加入竹沥、黄蜡，以资开窍化痰之功；若抽搐寒战身凉者，可加入制川乌、乌蛇、桂枝，以佐温经散寒，解痉定搐之力；若发热、自汗、项强者，可合入葛根汤，以疗肌解痉；若产后破伤风者，可加入荆芥穗，以祛血中之风；若大汗不止者，可加入黄芪、浮小麦、白术、牡蛎，以益气固表；若创口感染者，去辛温燥烈诸药，合于双花、野菊花、蒲公英、紫花地丁诸药，以清热解毒；若体虚，或恢复期，可入当归、黄芪、白芍、熟地黄、阿胶、黄精诸益气养血之品；若大便秘结者，实证加大黄、芒硝等药，虚证加蜂蜜、麻仁诸味；若脸肿或尿血者，停用朱砂。

　　痉挛发作不仅使患者痛苦，且身体消耗很大，常引起窒息。因此控制痉挛是治疗破伤风的重要措施。因中药的解痉定搐作用较西药疗效好，且无副作用，同时又减少了镇静剂的使用，故中药很好地解决了这一主要矛盾。若再配合中和毒素，控制感染，维持营养等西医措施，患者大都可转危为安，从例2、3中足可看出。

　　因患者痉挛，常伴口噤，服用中药较困难，故采用鼻饲法给药，在喉痉挛，或全身痉挛频作，有窒息危险时，可予以气管切开，他如伤口处理，这些措施都可补中医中药的不足。所以中西医结合治疗破伤风，较之单纯中药或单纯西药治愈率都高。如1975年入院治疗破伤风患者共41例，其中未请中医会诊者20例，死亡10例，疗效50%；请中医会诊者21例，除一 71 岁老年妇女，药未煎出，当日死亡外，余 20 例均治愈出院。

80. 粉刺

泻白散证案

于某，女，18 岁，学生。1977 年 8 月 22 日就诊。

患者日前参加麦收时，被烈日暴晒，汗出淋漓，休息时用冷水洗面。翌日，满面起红色皮疹，瘙痒灼痛，用手挤后，有一米粒样白色脂样排出，皮疹顶端可出现小脓疱。西药屡治不效。就诊时已有 4 个月，面色绯红，粉刺密布，粉刺中心点处有黑点发硬，以颧部为重，妨碍美观，甚感苦恼，伴便秘，溲赤，舌苔黄，脉数。

证属日晒汗出，冷水搏击，阳郁于内，肌肤结毒而成粉刺（西医诊为"聚合性痤疮"）。予以清热凉血，解毒散风之法。师泻白散合五味消毒饮化裁。

处方：桑白皮 15g，地骨皮 10g，双花 30g，连翘 12g，防风 10g，白芷 10g，浮萍 12g，紫花地丁 6g，蒲公英 15g，薏苡仁 20g，木通 10g，茯苓 10g，枇杷叶 10g，天葵子 10g，车前子 10g（包煎），滑石 20g，甘草 10g。水煎服。

二诊：连服 8 剂后，已不再起新粉刺，绯红色皮疹已退，只残留满脸黑硬之刺状点。给予颠倒散加白芷水调，每晚涂面 1 次，晨起洗去。

颠倒散方：大黄 15g，硫黄 15g，白芷 15g，共为细末，每晚水调涂面 1 次。此案搽后面部黑硬刺干缩，大部退去。

续服 12 剂，加外敷药而痊愈。

解读：《素问·生气通天论》云："汗出见湿，乃生痤疿……劳汗当风，寒薄为皶，郁乃痤。"此乃痤疮之成因，且与本案之病因相似。盖因本案之患者，为一青春期女性，劳作而热血沸面，继而冷水洗面，湿热郁于肌肤而成痤疮。故公予以《小儿药证直诀》之泻白散（桑白皮、地骨皮、甘草、粳米）易汤以泻肺清热；辅以《医宗金鉴》之五味消毒饮（金银花、野菊花、地丁、公英、天葵子）以清热解毒，消散痤疿。他如枇杷叶、浮萍以宣肺清热；木通、车前子、滑石、薏苡仁、茯苓以渗湿利水；以成"去菀陈莝"之功，则湿浊痰瘀之毒得解。颠倒散乃外治痤疮之效方。

81. 口疮

导赤清心汤证案

鲁某，女，29 岁。1965 年 8 月 6 日就诊。

患者昨日口腔、咽喉疼痛，继而口腔两侧、上颚、唇内出现黄白色溃疡点，伴灼痛感，妨碍饮食，口干渴，口臭，心烦，大便干结，小便黄赤，舌质红，苔黄腻，脉数。

证属火炽盛，火热之邪循经上攻舌唇而致。治宜导赤清心之法。师导赤清心汤合甘桔汤意化裁。

处方：生地黄 20g，竹叶 10g，木通 10g，牡丹皮 10g，地骨皮 10g，麦冬 10g，滑石 10g，石莲肉 10g，茯苓 12g，桔梗 10g，甘草 10g。水煎服。

予冰硼散外用。

服药 5 剂，溃疡点减少，灼痛感减，余症已除，仍宗原意，守方继服。续服 5 剂，口腔溃疡已愈。予以桔梗 6g，甘草 3g，双花 3g，代茶饮，每日 1 剂。

解读：《素问·气交变大论》云："岁金不及，炎火乃行……民病口疮"。1965 年，乙巳岁，岁金不及之年，金不及火以乘之。故有火热之邪犯之。《素问·至真要大论》云："诸痛痒疮，皆属于心。"故火热淫邪与心火交炽而致口疮。宗《素问·六元正纪大论》"火郁发之"之治。予以导赤清心之法。"发"者，散去之意。张介宾注云："发者，发越也""凡火所居，其有结聚敛伏者，皆谓之发，非独止于汗也。"公之导赤清心汤，实由《小儿药证直诀》之导赤散（生地黄、木通、生甘草梢），合《和剂局方》之清心莲子饮（黄芩、麦冬、地骨皮、车前子、石莲肉、白茯苓、炙黄芪、人参、炙甘草）化裁而成。"导"，引导也；"赤"，色也。《删补名医论》云："赤色属心，导赤者，导心经之热从小肠而出，以心与小肠为表里也。"本方之药，以其清心养阴，利水导热，上炎口腔之火毒得清，则口疮可愈。石莲子系莲子老于莲房，坠于淤泥，经久坚黑如石，具清利湿热之功，故与清心火、益气阴诸药相伍，名清心莲子饮。因尚伴有咽喉肿痛，故又合用《小儿药证直诀》之甘桔汤，以清火热之邪上壅咽喉而致肿痛，实乃《伤寒论》之桔梗汤，用以治少阴客热咽痛证之用方。方以生甘草清热解毒，咽部轻微肿者，可一味甘草而愈之，名"甘草汤"。若效不显，可佐桔梗以开肺利咽，名"桔梗汤"，后世名曰"甘桔汤"。《疡医大全》增麦冬养阴润燥，亦名"甘桔汤"。《张氏医通》增山豆根、玄参、牛蒡子、荆芥诸药，乃治麻疹咽痛，口舌生疮之"甘桔汤"，今可用于"手足口病"佐用之方。

82. 鼻 渊

柴胡鼻渊汤证案

曲某，女，16 岁，高中学生。1976 年 11 月 5 日就诊。

患者 1 周前外感风寒，头痛发热，鼻塞，服银翘解毒丸，发热之候遂愈，然仍微有鼻塞不通之感。继而鼻塞加剧，嗅觉减退，前额痛，晨起重，午后减，涕黄绿黏稠，量多味臭，伴口苦咽干目眩，心烦易怒，舌红苔白，脉弦微数。X 线片示：双侧上颌窦炎。

证属外邪未尽，郁于少阳，郁而化热，循经迫脑犯鼻，伤及窦窍，而致鼻渊。治宜清解郁热，化浊通窍。予柴胡鼻渊汤治之。

处方：柴胡 10g，辛夷 10g（包煎），焦栀子 10g，当归 10g，浙贝 6g，元参 10g，野菊花 10g，金银花 10g，桔梗 10g，白芥子 10g，生甘草 6g。水煎服。

11 月 11 日，服药 5 剂，头痛、鼻塞诸症豁然，仍流黄色稠涕。予以原方加藿香 15g，苍耳子 10g，继服。

11 月 16 日，续服 5 剂，诸症若失。为固疗效，予以《外科正宗》之奇授藿香汤续服。

处方：藿香 15g，煎取 1000mL，公猪胆 1 枚和匀，饭后顿服。

解读：《素问·气厥论》云："胆移热于脑，则辛颏鼻渊。鼻渊者，浊涕下不止也。"盖因胆为刚脏，内寓相火，其气通于脑，且肝胆互为表里，肝脉循抵鼻腔。本案患者，因感受外邪传入少阳经，郁而化火，火热之邪循经迫脑犯鼻，伤及窦窍而致鼻渊。诚如《济生方》所云："热留胆腑，邪移于脑，遂致鼻渊。鼻渊者，浊涕下不止也。"故公有柴胡鼻渊汤之治。方中主以柴胡，以其禀春升之气而转枢机，除肝胆之郁热；辛夷辛散之性，轻浮上升宣通肺窍，为治鼻渊之专药，任为辅药；栀子苦寒清降，性缓下行，清三焦之火邪，从小便而解；元参苦咸性寒质润，入肾肺二经，具壮肾水以其清上澈下之功，而制浮游之火，为滋阴降火之要药，以润燥除烦，软坚解毒；当归辛香善走，被誉为"血中气药"，用治痈疽疮疡，可以消肿通脉；浙贝以其苦甘微寒之性而清热散结，宣肺化浊；白芥子取其辛散走窜之力以散结消肿，又以其化皮里膜外痰滞之异功，可除鼻窍肌膜之腐败；桔梗苦辛性平，既升且降，可为诸药之舟楫，系开提肺气之圣药，宣散肺窍之瘀浊；甘草味甘性平，和中解毒，调和诸药以和合，共为佐使药。于是诸药合用，以成清泄胆经郁热，化浊通窍之用，而鼻渊可愈。公谓此为通治鼻渊之基础方，故名"柴胡鼻渊汤"。此案涕黄味臭，乃邪毒滞留窦窍之由，故方入野菊花以其苦辛微寒之性，而功于解毒消肿；加金银花，以其甘寒之性而清热解毒，又以其芳香透达之性，清宣肺窍而不遏邪。

二诊时方加藿香，以其芳香宣发而不峻猛，微温化湿而不燥烈，以增化浊通窍之功；加苍耳子，以其辛苦宣通之功，上达窦窍，为鼻渊浊涕之效药。当诸症若失，鼻窍畅通之际，后续以《外科正宗》之"奇授藿香汤"以固疗效。猪胆苦寒性滑，寒能胜热，苦能除湿，滑能润燥，故与藿香同用，为治鼻渊之用方。制成丸剂，《医宗金鉴》方名"奇授藿香丸"。《全国中药成药处方集》名藿胆丸，又名清肝保脑丸。《奇难杂症食疗便方》有一类似药方：公猪胆 3 只，藿香 200g，苍耳子 50g。将藿香、苍耳子焙干共研细末，入猪胆汁渗匀，晒干研末，装瓶备用。每取 15g，开水送服，每日 2 次。功于通鼻窍，专治鼻渊。

加味补中益气汤证案

孙某，女，43 岁。1975 年 8 月 14 日就诊。

患者以慢性副鼻窦炎（双侧上颌窦、额窦炎症），中、下鼻甲肥大，由耳鼻喉科转中医科治疗。症见涕黏白量多，无臭味，鼻塞较重，无寒热，肢倦神疲，少气懒言，食少腹胀，胸腹痞满，便溏，面色萎黄，舌淡伴齿痕，舌苔白微腻，脉濡缓。

证属脾气虚弱，运化失司，湿浊上泛，浸淫鼻之窦窍。治宜健脾益气，渗湿化浊。予补中益气汤加味治之。

处方：黄芪 15g，党参 12g，炒白术 12g，当归 10g，陈皮6g，柴胡 10g，升麻 3g，茯苓 10g，辛夷 6g（包煎），白菊花10g，煅龙骨 15g，桔梗 10g，炙甘草 6g，生姜 3 片，大枣 4枚。水煎服。

8 月 20 日，服药 5 剂，涕量明显减少，鼻塞减轻，余症若失。加白芷 10g，细辛 3g，桂枝 12g。水煎服。

续服 15 剂，诸症悉除。予以补中益气丸，佐服奇授藿香汤，以固疗效。

解读：慢性副鼻窦炎伴鼻甲肥大者，凡无寒热及黄稠涕者，均属脾虚湿浊积滞鼻之窦窍，故公以补中益气汤加味治之，多收卓功，此案即是。方以补中益气汤健脾和胃，升阳益气，俾清阳之气上升，浊阴之气下降，则窦窍之湿浊得解。且方中当归养血通脉，柴胡疏达肝胆之气，则鼻窍络脉得通。药加桔梗乃取其舟楫之用，载药直达窦窍；茯苓乃淡味涌泄为阳之意，则俾浊涕得解；辛夷辛温香散，轻浮上升，以通鼻窍，甘菊轻清，甘凉益阴，二药合用，以防湿浊郁久化热之弊；方加龙骨非收湿之用，公谓："乃取其入肝肾二经，有引逆上之火、泛滥之火归宅之用。"

二诊时加细辛、桂枝、白芷以增其温阳化饮、散寒除湿之功。且桂枝佐茯苓、白术、甘草，乃《金匮要略》之苓桂术甘汤，以除饮阻于中，清阳不升之证。

柴胡苍耳子汤证案

赵某，女，16 岁。1976 年 4 月 12 日就诊。

患者感冒 1 周，伴发热，头痛剧烈，鼻塞，微咳。口干口苦，有脓涕出，味臭。X 线片示：双上颌窦炎。舌红苔黄腻，脉弦而数。

证属肺热胆火上犯鼻腔而致鼻渊。治宜调达枢机，宣通鼻窍，清热泻火之治。师柴胡苍耳子汤化裁。

处方：柴胡 30g，黄芩 15g，半夏 10g，党参 10g，苍耳子 12g，白芷 12g，川芎 10g，连翘 30g，双花 30g，桔梗 10g，辛夷 12g（包煎），防风 10g，甘草 10g，姜枣各 10g，水煎服。

4 月 18 日，服药 5 剂后，有脓涕自鼻孔排出，涕出后痛热渐减，再服 5 剂，无脓涕出，而仍可见白稠涕。上方加野菊花 15g，5 剂后，诸候皆平，收效于预期。

解读：鼻渊，为邪聚鼻之窦窍，灼腐肌膜而成。现代医学对本病有急、慢性之分。本案为继发于伤风感冒，肺经蕴热于鼻窍，此即《素问·至真要大论》"甚入肺，咳而鼻渊"之谓也。枢机不利，致胆火上犯"辛頞"，此即《素问·气厥论》"胆移热于脑，则辛頞鼻渊"之由也。頞者，鼻梁也。辛頞，即鼻梁内有辛辣之感。故本案为肺热胆火上犯于鼻窍而成，公以柴胡苍耳子汤治之。方由《伤寒论》之小柴胡汤条达气机，清胆经之郁火，合《济生方》之苍耳子散易汤而成。方中苍耳子宣通鼻窍，散风止痛；辛夷、薄荷，辛散以通肺窍；白芷清浊泄热。四药合用，以其散风邪，通鼻窍之功，而为治鼻炎，副鼻窦炎之常用方。药加防风，性浮升散，能发散脾家之郁火，搜除脾家之湿邪，则鼻窍之脓涕可除；双花、连翘、菊花以其清热解毒之用，而除郁热之邪；桔梗舟楫之剂，载诸药上行，以达鼻窍头巅；川芎以其辛香走窜之功，上达头巅窦窍，而活血化瘀，此乃血中之气药，可解窦窍肌膜之瘀滞，以疗头痛。于是诸药合用，肺热胆火得清，鼻窍得通，而收预期之效。

83. 暴盲

生地芩连汤证案

尉某，女，23岁。1964年8月3日就诊。

患者1周前，因心情抑郁，恚怒存心，遂感右眼视物模糊，当时未在意。继而左眼亦然，遂来院眼科就诊，以中心性视网膜炎，予以西药治疗。因效不显，转中医治疗。症见双目视物模糊，头目眩晕，耳鸣，心烦不寐，口苦咽干，舌红，脉细数。

证属枢机不利，五志化火，郁火上炎。治宜达郁清火，清营凉血。师生地芩连汤意化裁。

处方：生地黄20g，柴胡3g，黄芩6g，川连3g，黄柏6g，犀角3g，栀子15g，知母10g，山萸肉10g，枸杞15g，白芍10g，牡丹皮10g，甘草6g，水煎服。

8月8日，服药4剂，视力渐复，余症好转。上方加女贞子10g，旱莲草15g，元参10g，三七3g（研冲）。续服。

8月20日，续服12剂，视力恢复，眩晕诸候已除，然阅读时间过长，或疲惫时，仍有视物不清之感。嘱其静心养目，为固效复明之续治，予以地黄复明丸。

处方：生地黄15g，熟地黄15g，蛤粉15g，枸杞10g，太子参10g，黄连10g，夜明砂10g，天冬10g，黄芩10g，知母10g，牡丹皮10g，枳壳10g，车前子10g，泽泻10g，石菖蒲10g，白芍10g，远志10g，茯苓10g，草决明10g，五味子10g，石决明30g，当归12g。共研细末，蜜丸10g，朱砂研末为衣。日3次，饭前服。

9月17日，用药2周，患者欣然相告，阅读时目无不适。嘱其慎之，不可急之，仍予地黄复明丸续服，以善其后。

解读：本病眼外观端好无异常，以其视力急剧下降，诊为中心性视网膜炎，属中医"暴盲"范畴。本患者眩晕，耳鸣，心烦不寐，口苦咽干，情志抑郁，恚怒存心，遂致枢机不利、五志化火，郁火上炎目窍而致暴盲，故公有达郁泻火，清营凉血之治。生地芩连汤寓《伤寒论》小柴胡汤达郁清火；《千金方》犀角地黄汤清营凉血，可防治眼底因郁火迫血，妄行而出血；《外台秘要》黄连解毒汤泻火清热，以减火势而除心肝之郁火蕴热。故三方化裁，《寿世保元》立"生地芩连汤"。公谓："凡暴盲及眼底出血而具阴虚火旺之证者，俱可用之。"地黄复明丸，具滋养肝，理气达郁，疏肝泻火，活血凉血之功，故暴盲诸证皆可用。

84. 解颅

肾元亏虚案

高某，男，5个月，莱阳人。1966年7月16日就诊。

患儿由儿科转来，确诊为脑积水。症见颅缝开裂，前囟宽大，青脉暴露，头额前突，目无神采，白睛显露，黑睛如落日状，形瘦颈细，指纹清淡，口唇淡红。

证属肾气亏损，气血两虚，而致解颅。治宜培元补肾，益气养血，佐以疏风、温通、利湿、解痉之法。予加味封囟散。

处方：柏子仁120g，天南星30g，防风30g，羌活30g，白芷30g。共为细末，每次60g，以猪胆汁调匀，按颅裂部位，摊纱布包扎。干则润以淡醋，每日1换。

7月24日，患儿家长欣然陈述，仅敷药2料，囟封颅合，诸症若失。嘱其经常捏脊，以冀培补脾肾，强督脉，益脑髓。

肾虚风动案

韩某，男，2岁，莱阳县石河头人。7月中旬就诊。

患儿由儿科转来，确诊为脑积水。视其颅缝开裂，前囟逾期不合，头颅胖大白亮，头皮光急，青脉显露，面色㿠白，形羸色败，白睛显露，目光昏昧，神情呆钝，伴有四肢瘛疭，项强肢厥。病儿继发于春温证，口唇红，指纹紫，脉象弦细。

证属肾虚髓热，虚风内动，而致解颅。治宜益肾清热，养血熄风。

方用加味封囟散1料，如法外敷。

内服加味补肾地黄丸：熟地黄45g，山药24g，山萸肉30g，泽泻30g，茯苓24g，牡丹皮15g，牛膝24g，鹿茸15g，钩藤24g，龙骨30g，牡蛎30g。共研细末，蜜丸如梧子大，每服5g，日3次。

10月初，患儿家长陈述经治二月余，颅缝闭，囟门合，痉厥止，病臻痊愈。

解读：解颅为缠绵难愈之痼疾，其预后《小儿药证直诀》云："长必少笑"，"多愁少喜也"，"此皆难养"。《幼幼集成》云："然人无脑髓，犹树无根，不过千日，则成废人"，"其成于病后者尤凶。"《中国医学大辞典》云:"患此者,必难养育,即使长大,亦成废人。"均提示预后不良。公治疗此病百余例,治之之法多以培元补肾,益气养血。若脾肾两虚,则宜脾肾双补,益髓扶元;继发于温病,而见虚风内动、水湿阻滞者,佐以渗湿通络,柔肝熄风之治。

"补肾地黄丸",方出《证治准绳》,方以六味地黄丸滋阴益肾,加牛膝补肝肾,益精气,填骨髓,利血脉;鹿茸血肉有情之品,其性温煦而功专补虚,有补督脉,壮元阳,生精髓,强筋骨之效。俾气充血足,肾强髓密,而诸症悉瘳。

"封囟散"方出《医宗金鉴》,以柏子仁味甘而补,辛平而润,透达心肾,益脾肾,《神农本草经》云"益气",《名医别录》谓"益血",其功均在于补;防风、南星相伍,即《本草方》之玉真散,意在疏风、胜湿、解痉、平督脉之病厥;白芷芳香透窍,有疏风、温通、利湿、消肿之长;羌活辛平味苦,祛风燥湿,散血解痉,有治"颈项难伸"之能。二药伍防风、南星,则增强利湿消肿,解痉平厥之效。诸药合用,公名之曰"加味封囟散"。

设补肾地黄丸补肾益髓,益气养血培其本;加味封囟散养血解痉,利湿消肿治其标。标本兼治,协同奏效。以冀脾肾强,脑髓密,气充血足,痉解络通,囟封颅合,肿消水除。

高案乃新生儿患者,发现早,故仅予加味封囟散而愈之。而韩案患儿已两岁,故必内服与外治合用,方可愈病。由此可见,此病的早期发现,及早治疗,是治愈的关键。

火热攻脑案

姜某,女,5个月,莱西人。1982年4月15日就诊。

患者2月前,因不规则发热于当地医院住院治疗。婴儿头颅增大,颅缝裂开,双目呈落日状,时肢体痉挛抽搐,面赤唇红，小便短赤，大便干结，指纹风关赤。

证属火热之邪，上犯清窍而发解颅。予加味封囟散治之。

处方：柏子仁120g，防风12g，白蔹100g，羌活100g。研细末，分4次，猪胆汁调糊外敷患处，每3日1换。

内服：牛角尖细末，日3次，每次1g。

4月29日复诊，药后已无抽搐之症，白眼翻轻，精神振奋，颅骨后合，唯前囟颅裂。原方加量。

5月20日复诊，只有头右角未合。守方续敷。

10月20日，其母抱女来诊，欣然语云"女儿会站立，能言语"。查囟门闭合，五官、形体、神采如正常小儿。嘱服六味地黄丸及牛角方，以善其后。

解读：此案乃外感时邪，火热之气壅遏，上攻于脑，而致解颅；热移下焦膀胱，而见小便短赤；传导失司，故大便干秘。故予"加味封囟散"外敷。因白芷、南星辛温，于热证不利，故去之。因白蔹苦辛微寒，长于散热结，疏滞邪，俾湿热之邪疏散，故予之，以增利湿消肿之功。内服牛角尖以代犀角，泻肝火，清心肺，制惊定搐。待其病愈，嘱服六味地黄丸，乃养肝肾，益脾肺，健脾密髓之治。

邪热蕴脑案

邢某，男，7个月，昌乐县人。1975年8月20日就诊。

患儿出生后6天不吃奶，体温低（35.5℃）。出生后13天发热咳嗽，医院诊为肺炎，经抗生素治疗，住院10天病愈回家。然其症见消化不良，大便带有黏液。6个月时发生腹泻，低热，呕吐，发惊，同时出现头部前额突出，囟门凹陷，两侧前额颅缝裂有一指宽，囟门处约四横指不合，眼白多，黑睛少，体质肥硕，色萎黄，神情呆滞，时发惊厥、抽搐，指纹已透过命关，毛发稀疏柔软。

证属先天不足，邪热蕴脑，而致解颅（脑积水）。

外用方：柏子仁 120g，防风 120g，胆南星 120g，白蔹 60g。共为细末，猪胆汁调敷囟门后，再以蜜醋水润之。

内服方：红参 30g，白术 15g，茯苓 15g，黄芪 15g，山药 10g，当归 12g，熟地黄 30g，山萸肉 15g，牡丹皮 15g，泽泻 12g，石菖蒲 15g，川芎 10g，蝉衣 15g，甘草 10g。共为细末，饭后 3g，每日 3 次。

10 月 27 日复诊。经治 2 月余，诸症悉除，颅裂亦向愈。仍守方续治，加服鹿角胶、龟板胶每日各 3g，早晚分服。促其颅裂早愈。

解读：此案患儿乃出生后续发于温热病而致脑积水。公谓白芷、羌活辛温燥烈之味，于热证不利，故外敷方中弃之，加白蔹清热散结，以除温热之邪。因此案先后天俱不足，故予《医宗金鉴》之"扶元散"。方中以四君子汤健脾益气，宁心安神镇惊；四物汤乃养血和血之用；当归黄芪乃当归补血汤之谓。诸药合用，乃八珍汤益气血五脏俱补之治；伍山药健脾渗湿；菖蒲开窍醒神；姜枣和营卫，益气血。故"扶元散"以其益髓扶元，脾肾同补之功而愈病。本案于"扶元散"加蝉衣者，以其甘寒清热，轻浮宣散，而长于凉散热邪，开宣肺窍；又以其凉散入肝，而有益于解痉定搐，宁心安神。

85. 惊风

琥珀定志丸证案

张某，男，4 岁，栖霞寺口人。1982 年 6 月 4 日就诊。

患者头围 58cm，未见颅裂痕迹，形神疲惫，面色萎黄，四肢不温，行走时站立不稳，出现头重脚轻之象，时有烦躁发惊，夜间惊恐，睡眠尚可，醒后则哭闹不休。舌质淡苔白，脉沉弱。

证属禀赋不足，脾阳不振，土虚木亢而致慢惊风。治宜温运脾阳，扶土抑木，佐以滋肾填阴，柔肝熄风之法。师琥珀定志丸合磁朱丸易汤化裁。

处方：琥珀 12g，朱砂 6g，羚羊粉 6g，牛黄 2g，全蝎 10g，党参 10g，茯苓 10g，茯神 10g，节菖蒲 10g，郁金 10g，远志 10g，犀角尖 20g，胆星 6g，天竺黄 10g，神曲 10g。上药共研细末分 20 份，每次 1 份，每日 3 次，饭前服。

7 月 20 日，家人代诉：患儿精神睡眠均好转，有时走路仍有头重脚轻之状，活动时有时跌倒。调方如下：

天竺黄 8g，节菖蒲 10g，郁金 10g，全蝎 10g，蝉衣 12g，茯苓 10g，胆星 10g，朱砂 6g，磁石 12g，琥珀 10g，鹿茸 3g，羚羊粉 5g。共为细末，每次 2g，每日 2 次。

10 月 21 日，家人欣然相告：经治疗 5 个月，诸症悉除，无惊厥，可行走。

解读：本案患儿之慢惊风，盖因禀赋不足，肾元虚衰，土虚木亢所致。故予以《沈氏尊生书》之"琥珀定志丸"加味治之。方中琥珀镇静安神，止搐定痫；茯神、茯苓与琥珀同为松之余气所结，均适用于惊悸搐搦之症，然茯苓、茯神入气，偏补而益气健脾，琥珀入血，偏泻而通络解痉，三药共为主药。辅以党参以健脾益气；朱砂、菖蒲、远志助琥珀以宁心神；南星佐茯苓以豁痰开窍。故诸药合用，以成温运脾阳，扶土抑木，定搐止惊之效。药加磁石伍朱砂，乃《千金方》之"磁朱丸"，为重镇安神之伍。方加鹿茸、羚羊粉、犀角、全蝎、蝉衣、牛黄诸药，以成益肾荣督、平肝熄风、止搐定痉之功。故守方治疗，收效于预期。

因羚羊、犀牛属珍稀动物，严禁捕杀，今用可以山羊角、水牛角代之。

86. 喉蛾

金果清咽抑火汤证案

谭某，男，13 岁。1972 年 2 月 27 日就诊。

患者自昨日上午发咽痛，发冷发热，耳鼻喉科诊为急性扁桃体炎。因家人不想西医治疗，故转中医科诊治。查：喉核红肿，连及周围咽部，并见微寒发热，胸中烦热，咽干，寒热咳嗽，舌质红，苔薄白微黄，脉浮数。

证属风热外袭，肺经积热而致喉蛾。治宜疏风清热，解毒利咽之法。师金果清咽抑火汤治之。

处方：青果 10g，双花 20g，连翘 10g，黄芩 6g，桔梗 6g，防风 6g，栀子 6g，芒硝 2g，牛蒡子 6g，元参 6g，酒军 3g，薄荷 3g，甘草 3g。水煎服。

3 月 13 日，服药 5 剂，喉核肿痛悉减，余症已除。予原方加射干 6g，浙贝母 3g，金果榄 6g，继服。

3 月 17 日，续服 5 剂，诸症悉除，喉核略大，无红肿，惟时有咽干，故予以金果清咽抑火汤作散剂服，以固疗效。

处方：青果 10g，连翘 15g，黄芩 10g，栀子 10g，防风 10g，朴硝 10g，黄连 10g，知母 10g，元参 10g，牛蒡子 10g，大黄 10g，桔梗 20g，薄荷 10g，甘草 10g。共为细末，每次 15g，白水温服，日 3 次。

解读：《素问·至真要大论》云："少阴司天，热淫所胜，怫热至，火行其政……民病胸中烦热，嗌干，右胠满，皮肤痛，寒热咳喘。"大凡少阴司天之年，"少阴所至为暄"，"为火府"，"为热生"，即"少阴司天为热化"。《素问·五常政大论》云："少阴司天，热气下临，肺气上从……大暑流行，甚则疮疡燔灼。"1972年，该年为木运太过之年，风气大行，故风热之邪外侵，致肺经积热，而致喉蛾。《素问·至真要大论》云"少阴之胜，治以辛寒，佐以苦咸，以甘泻之。"故本案公有疏风清热，解毒利咽之治。方中青果以其清肺利咽，消肿解毒之功，任为主药；清咽利膈汤（金银花、连翘、黄芩、甘草、桔梗、荆芥、防风、栀子、黄连、牛蒡子、元参、大黄、朴硝），方出明·陈实功《外科正宗》，为治因积热所致之乳蛾、喉痹、喉痈、重舌、木舌诸病而设方。早于该书问世之《寿世保元》，为龚廷贤所著，内有清咽抑火汤（连翘、黄芩、栀子、防风、朴硝、黄连、知母、元参、牛蒡子、大黄、桔梗、薄荷、甘草）。公师二方之意，而立"金果清咽抑火汤"，乃为风热外袭，咽喉肿痛初起之用方。经治喉核红肿消退，故予以此方制成散剂，以固疗效。

87.　喉喑

通喑煎证案

孙某，女，6岁。1963年5月16日就诊。

患儿素体禀赋不足，1周前，因上呼吸道感染而发热咳嗽、咽痛、声音嘶哑，予西药治疗，发热咳嗽诸候愈，唯音哑之症未除。症见声嘶日久，咽喉干燥、微痛，喉痒，干咳，痰少，心烦。查：咽喉黏膜干燥暗红，舌红少苔，脉细数，风关指纹赤。

证属肺肾阴虚，火郁咽喉。宜滋养肺肾，降火清喑之治。予通喑煎。

处方：川贝 12g，核桃仁 6 个，款冬花 10g。共研细末，入蜂蜜 60g，放碗内蒸熟，分 4 次开水冲服，早晚各 1 次。

经治 2 日，诸症豁然。续用 1 周，病告痊愈。为固疗效，予以《伤寒论》猪肤汤调之。

处方：猪肤 500g，以水 500mL，煮取 250mL，去滓，入白蜜 30g，米粉 50g，熬煮，和令相得，温分之服。

解读：喑，病症名，为瘖的异体字。因喉部疾患而致声音不扬，甚则嘶哑失音者，故称喉喑。对此病历代医籍皆有记述。《素问·至真要大论》有"少阴之复，懊热内作，烦躁""暴喑"的记载；《灵枢·忧恚无言》篇有"人之卒然忧恚，而言无音者，何道之塞"之问，答案是："人卒然无音者，寒气客于厌，则厌不能发，发不能下，至其开阖不致，故无音。"《诸病源候论》仍宗此说："风寒客于会厌之间，故卒然无音。"此皆"风寒致喑"说。宋代《太平圣惠方》云："若风邪热毒在脾肺，则阴阳不和，气道否涩。上焦壅热，风热之气上冲咽喉，攻于会厌，故令肿痛，语声不出也。"金代刘完素也认为"暴喑，属于火"；张子和也认为暴喑为"热气所致"，此皆为"风热致喑"说。至明代楼英在《医学纲目》中，将中风舌不转之症，称为舌喑；劳嗽失音者，称为喉喑。故风寒外袭和风热犯肺成为喉喑之两大病因病机。大凡病邪急者称急喉喑；因肺脾肾虚损致喉厌受损而声音不出者为慢喉喑。

此案之小儿素体禀赋不足，肺肾气虚，抗病力弱，复因外感，因嗽致喉喑，故公有"通喑煎"之用。方中川贝母苦泄甘润，微寒清热，善能润肺止咳化痰，又能清泻胸中郁结之火气，清利咽喉，而开喉喑之症；核桃仁甘润，功于补肾敛肺，

润喉通喑；款冬花利咽快膈，为润肺止咳之良药，不论外感内
伤，寒热虚实，皆可用之；蜂蜜甘平，入肺、脾、大肠经，功
于健脾滋肺润肠之功，故有润喉之用。四药同煎，则以养阴清
热，利喉清音之功，而愈喉喑。本方不论急、慢性喉喑皆可
用之。

　　《伤寒论》之"猪肤汤"，乃医圣张仲景为少阴病阴虚咽
痛而设方。公用之为愈后之调，方中取猪肤润肺肾之燥，解虚
烦之热；白粉、白蜜补脾润肺生津。三药合用以其清咽润喉之
功，而防喉喑再发。

附 录

果行毓德 救世济人
——柳吉忱及其学术思想简介
柳少逸

一

家父吉忱公，山东省栖霞县东林人。6岁入本族私塾，较系统地学习了四书五经。及至民国入高小、中学接受现代教育，19岁毕业于烟台育才中学。其后，因患类风湿关节炎多次延医，均罔效。后幸得同邑晚清贡生、儒医李兰逊老先生诊治，用药仅二十余剂，内服兼外熨，而病臻痊愈。诊治间，谈经说史，评论世事，深得先生赏识。于是，先生进言家父习医："儒之从政，医之行道，皆以救世济人为其责任者也。昔范文正公作诸生时，辄以天下为己任，尝曰：'异日不为良相，便为良医'。盖以医与相，迹虽殊，而济人利物之心则一也。社会动乱，尔当学医，以济世活人。"家父欣然应之，从而成为李老先生晚年的入门弟子，并赐号"济生"，济世活人之谓也。

兰逊公精通经史，熟谙岐黄之学，兼通律吕诸子百家。其于医学，深究博览，采精撷华，独探奥蕴，卓然自成一家。先生立法谨严，通达权变，常出奇有制之师，应无穷之变。在随师期间，见先生用"阳和汤"治疗多种疾病，弗明不解，请师释迷，问曰"昔日弟子患痹，师何以阳和汤愈之？"师曰：

"王洪绪《外科全生集》用治鹤膝风，列为阳和汤主治之首，君疾已愈，当晓然于心，王氏非臆测附会之语也。"又问："某君腰疾，师诊为痛痹，不予乌头汤，而以阳和汤愈之，恭听师言"。师曰："景岳尝云：'此血气受寒则凝而留聚，聚则为痹，是为痛痹，此阴邪也'，诸痹者皆在阴分，亦总由真阴衰弱，精血亏损，故三气得以乘之。经曰'邪入于阴则痹，正谓此也。是以治痹之法，最宜峻补真阴，使气血流行，则寒邪随去。若过用风湿痰滞等药，再伤阴分，反增其病矣'。故今用治痹，非出臆造也。"

　　家父在先生指导下，首先阅读了《内经》《难经》《伤寒论》《金匮要略》及《神农本草经》等经典著作，并选读了一些名家注释，同时熟诵了后世本草、药性诸书。其后又学习了《千金方》《外台秘要》《景岳全书》《温热经纬》《温病条辨》及"金元四家"诸家之学。先生以"读书者，尚能细心研读自有深造逢源之妙"为启迪。先生晚年辑生平所治验案若干卷付家父。公循以治病直如高屋建瓴，节节既得，所当无不奏效，故尽得先生真传。

　　1930年春，家父曾考入天津于稼谦国医班学习3年。因公通晓英语，其间曾应舅父之邀，去香港经商、业医。1935～1938年毕业于上海恽铁樵国医班。因受恽氏学术思想影响，家父临证师古不泥古，参西不背中，在辨病与辨证，中西医结合治疗多种疾病中，取得可喜成果。"七七事变"后，日军侵入胶东，家父于1941年参加了抗日工作，并化名"罗林"，以教师、医师身份为掩护开展抗日活动。其间曾开设"济生药房"，以医药为掩护，从事地下革命活动。新中国成立后，曾先后任栖东县立医院院长，栖霞县医院业务院长，莱阳专署中医药门诊部主任，烟台市莱阳中心医院中医科主任等职。

二

家父吉忱公尝嘱于医者曰："贵临机之通变，勿执一之成模。"成模者，规矩也；通变者，运巧也。不能运巧，则无所谓规矩。家父栖身医林几十载，深感于"神行于规矩之中，巧不出规矩之外"，尝云："中医学理论无一不是常规，临床实践处处有技巧，若津津于常规，则作茧自缚；因证用方，则出神入化。故既要重规矩，又要运巧制宜，庶几左右逢源。"湿与热，是病理变化的反应，又同属六淫范畴，《内经》《金匮》及历代文献均有治疗规范。鉴于湿分内外，热有表里，湿能化热，热能转湿，故临证则须运巧。其在临床中，根据季节、时令、气候变化和冷热失常，进行推理诊断、辨证求因与审因论治。临证从整体观念出发，脉证合参，分清虚实及外邪偏胜或正气偏虚，作为临证处方用药准则，因势利导，拨乱反正而愈病，并根据多年临床实践，归纳出"湿热证治十九法"。

辨证论治是中医学术特点的集中表现。对于现代医学诊断的疾病而言，中医治疗的主要依据仍然在于证，且不可受西医诊断之限，胶柱鼓瑟，束手受败。如静脉血栓形成与血栓性静脉炎，家父认为同属中医"脉痹"范畴。二者虽均为湿热、瘀血痹阻脉络所致，然验诸临床，前者为瘀血阻络而致湿热蕴滞，故"瘀血"为病的主要矛盾，而"湿热"则居次要矛盾。治宜活血通脉，佐以清热利湿。1973年3月某部队医院接诊一右股静脉栓塞引起下肢淋巴水肿患者，处理意见为手术治疗。因患者不同意施行手术，故请家父会诊。患者患部水肿，皮色白而光亮，舌苔黄，脉沉数，为湿热之候；舌质紫暗尚具瘀斑，故血瘀为致病之主证。遂以上法治之，处以当归、川芎、赤芍、牛膝、桃仁、红花、防己、忍冬藤、白芷、牡丹皮、甘草。服药3剂而痛止，5剂而肿消过半，30剂而病臻痊愈。血栓性静脉炎，为湿热蕴结，引起络脉瘀阻，故"湿热"为主要矛盾，而"瘀血"为次要矛盾。治宜清热利湿，佐以活血通脉。1974年12月，家父曾接诊一左下肢血栓性静脉炎患者，患病二十余日，几经治疗罔故。患肢皮肤灼热、潮红、肿胀，口干不欲饮，便秘，舌质深红苔黄腻，脉滑数。遂以清热利湿、活血通络法治之。处以双花、元参、当归、赤芍、牛膝、苡米、苍术、木瓜、黄柏、泽兰、防己、土茯苓、甘草，迭进20剂，肿势尽消，但患肢仍拘挛灼痛。又以原方去苍术、黄柏、苡米诸药，加鸡血藤续服5剂，病情悉除。

古人尝云："兵无常势，医无常形，能因敌变化而取胜，谓之神将；能因病变化而取效，谓之神医。"兵家不谙通权达变，无以操出奇制胜之师；医家不能圆机活法，无以操出奇制胜之功，其理同也。药贵合宜，法当权变，知常达变，着手回春；拘方待病，适足偾事。脑囊虫病，实为临证难愈之疾。家父于前人之验，潜心体验，持循扩充，屡获效验。如一孙姓男性患者，遍体黄豆粒大之圆形结节，质地不坚，推之不移，不痛不痒，且时发痫证，舌质淡红，薄白苔，脉沉缓。经皮下结节活体切片检查，确诊为脑囊虫并发癫痫。即以豁痰开窍、杀虫定痫为法而施治；半夏、陈皮、茯苓、白芥子、胆星、全蝎、僵蚕、榧子仁、郁金、远志、苡米、甘草水煎服，并以磁朱丸佐服。迭进20剂，结节消失1/3，痫证仅半月一发。即于原方加竹沥冲服，续服30剂，皮下结节消失殆尽，痫证偶发。拟健脾化痰、宁心定痫之剂。复进30剂，诸症悉除，身体康复，一如常人。囊虫病由绦虫的幼虫囊尾蚴，寄生于人体组织而发病。脑囊虫病的临床主症为癫痫、失明。癫痫常反复发作，故其治法，宜先杀虫理气，后健脾养胃。囊虫病皮下结节，治宜化痰利湿，软坚散结；脑囊虫发作癫痫者，治宜豁痰开窍，杀虫定痫；平时治宜健脾化痰，杀虫散结。总之，以消补兼施，扶正祛邪为大法。

破伤风是一种严重急性外科感染性疾病，中医学根据其症状和途径，而有众多的病名。究其病因病机，家父认为皆由风毒经创口乘隙侵入肌腠经脉，营卫不得宣通，筋脉失濡而致诸证，甚则内传脏腑，毒气攻心，痰迷心窍，致病情恶化。故立祛风解痉、化痰通络之法。验诸临证，因《医宗金鉴》之玉真散祛风之力虽强，而解痉之功则逊，故合入"止痉散"，则祛风解痉之效倍增，合二方加味，立"加味玉真散"（胆星、白附子、防风、白芷、天麻、羌活、蜈蚣、僵蚕、蝉蜕、鱼鳔胶、钩藤、朱砂、甘草）作汤剂服，临证化裁，每收效于预期。

脑积水，与中医学"解颅"一证相牟。因其前囟宽大，头颅若升似斗，故俗称"大头星"，实属难愈之证。肾主骨生髓，脑为髓海，肾气亏损，脑髓不足，致后天气血亏损而发解颅。续发于温病者，多由热灼营阴，肝风内动，循行不利，脉络受阻，则青筋暴露而水湿停滞。在临床中，家父以常法内服补肾地黄丸（脾胃虚弱者用扶元散），而变通"封囟散"，立"加味封囟散（柏子仁、南星、防风、白芷、羌活、猪胆汁）"外敷（本方入选高等医学院校教材《中医儿科学》），治愈小儿脑积水三十余例。"封囟散"方出《医宗金鉴》，意在疏风、温通、利湿、消肿，加白芷芳香透窍，有疏风、温通、胜湿之功；羌活辛平味苦，祛风燥湿，散血解痉，有治"颈项难伸"之能。加味封囟散养血解痉，利湿消肿治其标；设补肾地黄丸补肾益髓、益气养血培其本，标本兼治，内服外敷合用，协同奏效，俾肾强髓密，气充血足，痉解络通，囟封颅合，肿消水除。临床经验：先天亏损、气血两虚者易治，预后佳良；后天温热诸疾继发者难治，预后较差。1989 年一中年女子告知，

30 年前因脑炎续发解颅，病情重笃，濒于危殆，经公治愈后，至今神志正常，智力良好，是以后天温热病续发解颅者，亦不能率以预后不良，而贻误病机。

夫六淫七情相同，而罹受之人各异，禀赋有厚薄，质性有阴阳，性情有刚柔，年岁有长幼，形体有劳逸，心情有忧乐，天时有寒热，病程有新久。家父认为：临证当洞悉天地古今之理，南北高下之宜，岁时气候之殊，昼夜阴晴之变，方能谙达病机，把握治疗。此即五运六气、子午流注学说在临床中的现实意义。如 1966 年下半年烟台地区病毒性肝炎流行，循以常法茵陈蒿汤疗效不著。岁值丙午，少阴君火司天，阳明燥金在泉。在治疗上则宗《内经》"阳明在泉，湿毒不生，其味酸、其气湿、其治以辛甘苦"的治疗原则，主以辛开苦降之剂，佐以甘味健脾之药，于是郁火得清，湿热得除，中州枢转，病臻痊愈。其后于 1972、1978 年该地区病毒性肝炎又为流行高峰年份，发病季节又均在古历七月份左右，其地支又均分属子、午，为少阴君火司天。"其化以热"，"热淫所胜，怫热至，火行其政"，"四之气，溽暑至，大雨时行，寒热互至，民病寒热，嗌干、黄瘅"，俱湿热蕴蒸之候，家父乃治以辛苦甘味诸药而获大效。

他如冠心病，属中医学"胸痹""心痛"范畴。此病本虚标实，虚实错杂。痰浊为病变前提；气滞血瘀为病变结果。家父临证依据"急则治其标，缓则治其本"和"间者并行，甚者独行"的治则，根据不同阶段，各有侧重。将"通"与"补"两大治法有机地联系和密切结合，或标本兼治，扶正祛邪；或先通后补；或先补后通；或通补兼施。"不通则痛"为痛证共同机理，然通有多法：调气以和血；调血以和气；上逆者使之下行；中结者使之旁达；虚者助之使通；寒者温之使通，无非通结而已。本虚应针对阴阳气血、脏腑的不同虚证表现，采取相应的补法。早期病急，疼痛剧烈，治标为主，以通为用，治本为辅。病情缓解或稳定，则通补兼施，标本兼治。后期补虚纠偏以固本，而有"冠心病临证十法"传世。家父认为："临证若不识标本缓急，妄投芳香开窍之品，滥使活血化瘀之剂，则耗血伤阴，损气败阳，沉弊滋多，适足偾事。"

再如对高血压病的临床治疗中，鉴于引起高血压病之眩晕、头痛的主要因素是"阳亢"，治疗的当务之急是"潜阳"，故将"潜阳法"作为一个重要法则（但不是唯一法则）来探讨。鉴于阳亢之由多端，潜阳之法不一，故方药亦因之而异。所谓治标潜阳法，即"阳亢"为标证、兼证的方法。痰火蕴伏，扰动肝阳者；肝脾同病而阳亢者；及阴阳俱虚而阳亢者；尤其后者，似与理不通，但临床上屡见不鲜。"阳无阴则不长，阴无阳则不生"。肾阳不足或肝旺于上肾亏于下，必波及肾阳，反之亦然。家父拟加味真武汤，验诸临证，每收卓效。方由真武汤加石决明、杜仲、桑寄生、桑椹等药而成。其特点是附子与石决明等潜阳药物同用，附子为回阳救逆之必须；石决明为镇肝潜阳之要药。二药合用，交济阴阳，以求其平秘，药效殊异，确有异曲同工之妙。潜阳诸剂，潜降药物首当其冲，对高血压病而见肝阳上亢者，大有攻关夺邑、功效直截之誉。然潜阳药物质地沉重，药性沉降，且临证处方用药剂量较大，长期服用，易出腹泻之弊端，故临床上要中病即止，不可久用。

三

自 1954 年起，家父受莱阳专员公署指派，负责胶东地区的中医培训工作，开创了新中国成立后中医教育之先河。他先后主办了七期中医进修班，并亲自讲授《内经》《伤寒论》《金匮要略》《神农本草经》、温病学和医学史等课，为全地区培养了大批中医骨干。一部分成为筹建山东省中医药学校的骨干教师；一部分成为筹建半岛地、县级医院的骨干中医医师。1960 年又受聘于山东省莱阳中医药学校讲授温病学，结合个人临床经验和心得，阐发温病学源流、病因病机、辨证方法及方药，发挥己见，注重实践，内容广博，并示所编"温病舌诊歌诀"，让学生诵记。以"伤寒为法，法在救阳；温病为法，法在救阴"两大法门启迪学生，并倡临证应治寒温于一炉，方不致墨守成规，胶柱鼓瑟。由博返约，深入浅出是其教学特点。60～70 年代又教子课徒十余人。《礼记·学记》云："凡学之道，严师为难"，在授课带教中，常以清·林佩琴语训之："学者研经，旁及诸家，泛览沉酣，深造自得，久之源流条贯，自然胸有主宰。第学不博，无以道其变；思不精，无以烛其微。惟博也，故腕行于应，则生面别开；惟精也，故悟彻于玄，而重关直辟。"故山东诸多名医多出自其门下。

1955 年，家父为山东中医学会理事，后为烟台地区中医学会副理事长，主任中医师，莱阳市历届政协委员。1980 年为莱阳市政协常委及文史组副组长。公勤于笔耕，著述颇丰。诊务教学之暇，结合个人多年实践，先后著有《内经讲稿》《伤寒论讲稿》《金匮要略讲稿》《温病学讲稿》《本草经讲稿》。尚著有《风火简论》《中医外治法集锦》《济众利乡篇》《热病条释》《柳吉忱医疗经验》《脏腑诊治纲要》《周易卜筮》等书。并撰写了"运气学说之我见""哮与喘的证治""癫狂痫痴的证治""崩漏治验"等几十篇学术论文。

家父喜咏诗句"老夫喜作黄昏颂，满目青山夕照明"，一生勤奋，堪为师表，栖身医林几十载，虽届耄耋之年，尚有"老骥伏枥，志在千里"之暮年壮志。1983 年 2 月因年迈而离休，对登门求医者，仍以医德为重，以"济生"为己任，以解除患者痛苦为最大的欣慰。1987 年受山东中医界重托，与余创办山东扁鹊国医学校，并为首任校长。

家父名毓庆，源自《周易》"蒙，君子以果行毓德"；字吉忱，乃祥和诚挚之谓也；以其一生恪守孔子"宽裕温柔足以有容"，"发愤刚毅足以有执"之教而以字行；兰逊公赐号济生，亦取《周易》"天行健君子以自强不息"，"地势坤君子以厚德载物"之意也。"万物并育而不相害，道并行而不相悖"的中庸之道为其一生之立身；发愤忘食，乐而忘忧，仁以为己任是其一生之立品。故当外虏入侵之时，公虽一介书生，但仍舍生忘死从事抗日工作，彰显其为国家、为民族之爱国主义精神。

——摘自中国中医药出版社《名老中医之路续编·第一辑》